AF469357

ÉTUDE MÉDICO-PSYCHOLOGIQUE

SUR

LA CROYANCE AUX SORTILÉGES

A L'ÉPOQUE ACTUELLE

ÉTUDE MÉDICO-PSYCHOLOGIQUE

SUR LA

CROYANCE AUX SORTILÉGES

A L'ÉPOQUE ACTUELLE

PAR

Le Dr Caliste CAVALIER

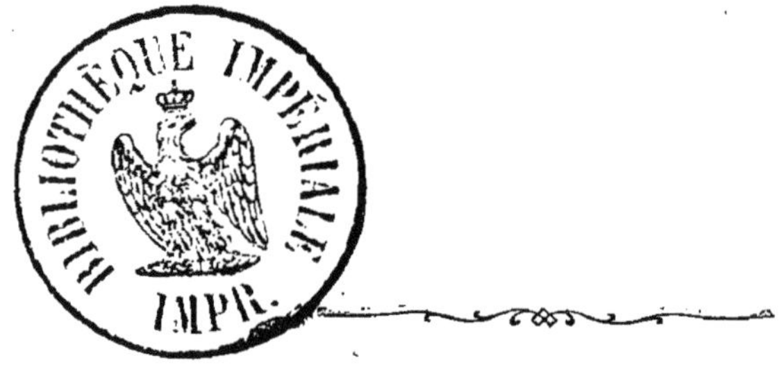

MONTPELLIER
TYPOGRAPHIE DE BOEHM & FILS, PLACE DE L'OBSERVATOIRE
Éditeurs du MONTPELLIER MÉDICAL.

1868

ÉTUDE MÉDICO-PSYCHOLOGIQUE

SUR

LA CROYANCE AUX SORTILÉGES

A L'ÉPOQUE ACTUELLE

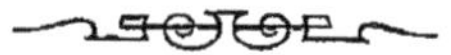

OBSERVATIONS.

Les observations, au nombre de quinze, que nous publions en tête de cette *Étude*, ont pour la plupart une étendue si considérable, qu'il y aurait eu des inconvénients majeurs à les introduire dans le corps même du travail. Cette intercalation aurait interrompu d'une manière fâcheuse l'enchaînement des idées, qui est la première condition de tout exposé scientifique.

La collection que nous donnons ici est composée d'un ensemble de documents scientifiques afférents à notre sujet ; nous aurons à les invoquer souvent, soit pour en fournir l'interprétation ou pour établir des rapprochements, soit encore pour appuyer des considérations qui sans cela paraîtraient trop spéculatives. Ces observations seront donc rappelées en maintes circonstances d'après les particularités différentes qui les caractérisent et qui sont de nature à éclairer les diverses questions que nous aurons à débattre. Sous ce rapport encore, il était préférable de les relater au début et une fois pour toutes.

Ce recueil est presque entièrement formé d'observations puisées dans le service médical de l'Asile d'aliénés de Montpellier ; trois d'entre elles seulement sont extraites des *Annales médico-psychologiques ;* nous devons, en outre, à l'obligeance de notre expérimenté collègue et excellent ami, M. le Dr Campagne, médecin en chef de l'Asile public d'aliénés de Montdevergues, une observation des plus intéressantes, et qu'il a recueillie dans son important service. Ces dernières présentent des particularités qui ne se retrouvent pas dans celles que nous avons recueillies nous-même. Néanmoins nous nous sommes vu dans la nécessité de les résumer aussi fidèlement que possible, leur étendue nous y a obligé ; mais nous avons eu le soin de conserver textuellement tous les passages qui se rapportent directement au sujet que nous traitons et qui peuvent servir à l'élucider.

Chacune des observations contenues dans ce recueil a sa valeur propre ; elle offre des détails spéciaux ou un enchaînement de faits qui fourniront matière à des interprétations ultérieures, et qui serviront de base aux développements exigés par l'examen des principales questions que renferme le sujet : conditions de production du *délire des sortilèges,* sa constitution symptomatique, ses relations avec les diverses formes de délire qui l'avoisinent, et enfin ses conséquences au point de vue de l'individu et de la société.

Nous n'avons pas actuellement à entrer dans l'appréciation raisonnée des faits qui distinguent chacune de ces observations ; de telles explications feraient double emploi ou seraient tout au moins sans profit actuellement. Tout en nous abstenant d'interprétations inutiles à cette place, nous croyons nécessaire d'indiquer l'ordre dans lequel nous avons mis ces documents et le caractère principal de chacun d'eux.

Nos observations comprennent trois groupes :

En premier lieu se trouvent sept histoires médicales fournissant des exemples caractéristiques du délire des sortiléges. On y voit deux cas d'œnisme d'intensité inégale, réalisés l'un et l'autre sur des sujets atteints d'imbécillité incomplète et à des degrés différents ; — un cas d'alcoolisme chronique considérable avec des exacerbations provoquées par de nouveaux abus de boissons et avec une intelligence médiocre; — un cas d'imbécillité simple et incomplète ; — trois faits d'épilepsie ayant déterminé des effets différents et des effets semblables chez ces divers malades, particularité que nous aurons à faire ressortir.

Dans le second groupe, nous avons disposé un exemple de chacun des principaux délires qui ont des rapports, à divers titres, avec le délire des sortiléges : délire hypochondriaque, délire des persécutions, délire démonopathique à possession; chacun de ces cas est simple, en ce sens qu'il est exempt de conceptions se rattachant aux autres délires.

Nous avons placé dans un dernier groupe des exemples de délires qui, tout en ayant au premier aspect la même forme que ces derniers délires, s'en éloignent considérablement en réalité, comme nous aurons à le montrer. Ce sont deux observations d'érotisme avec croyance à des sortiléges d'un ordre particulier ; — un cas de lypémanie démoniaque simple, c'est-à-dire sans possession ni obsession prédominantes ; — et un exemple de délire religieux dans lequel les tendances bonnes et mauvaises paraissent se combattre.

Quant aux autres particularités, il est inutile de les mentionner ici, parce qu'elles seront amplement discutées dans le cours de cette étude.

Nous clorons cette collection par l'histoire singulière d'une famille dans laquelle la sorcellerie pour ainsi dire involontaire est héréditaire depuis très-longues années.

PREMIÈRE OBSERVATION.

Délire lypémaniaque avec croyance à un ensorcellement. — Intelligence un peu bornée. — Œnisme chronique faible ; tendance au suicide très-prononcée.

Ferdinand A..., né et domicilié à Alais, âgé de 27 ans, est entré à l'Asile d'aliénés de Montpellier le 30 septembre 1868. Après avoir exercé la profession de cultivateur, il a été employé aux chantiers du chemin de fer d'Alais en qualité d'ouvrier terrassier.

Ce malade est doué d'un tempérament sanguin et d'une forte constitution ; sa peau est brune et colorée ; la circulation capillaire cutanée paraît très-riche; en général le système sanguin est très-développé chez lui. Sa taille est moyenne, son attitude nonchalante, du moins actuellement; on remarque de la lenteur et une sorte d'indécision dans les mouvements généraux seulement, car il n'existe aucun symptôme de paralysie. Sa physionomie exprime l'hébétude, ou mieux une sorte de torpeur ; ses yeux sont brillants et ses conjonctives injectées. Jeune, il a eu un caractère placide et sournois, il était peu communicatif; plus tard ses allures n'ont pas changé, et il a continué à être morose et taciturne ; cependant il n'avait jamais eu d'accès d'aliénation mentale. Son intelligence s'est montrée ingrate de bonne heure : il a été à l'école, mais il y a fait peu de progrès, car il sait à peine lire et écrire. On doit le considérer, en somme, comme ayant une intelligence notablement bornée, quoiqu'on ne puisse le taxer d'imbécillité.

Les renseignements que nous avons pu recueillir sur le caractère, les mœurs et les maladies des ascendants, sont assez intéressants, quoique malheureusement incomplets :

La mère de Ferdinand A... est une femme très-bornée ; elle aime à vivre seule et ne sort que très-raremant de sa maison ; elle est très-impressionnable, et ce qui tendrait également à faire croire qu'elle a l'esprit un peu dérangé, c'est que, encore aujourd'hui, c'est-à-dire à l'âge de 70 ans, elle est très-jalouse de son mari, qui est aussi fort âgé. Elle avait des varices qui ont dégénéré depuis une quinzaine d'années en ulcères chroniques. Sa grand'mère maternelle était une femme nerveuse ; elle est morte à 60 ans d'une attaque d'apoplexie foudroyante.

Son grand-père maternel était un homme gai, jovial, aimant à plaisanter et grand buveur ; il mourut aussi d'une attaque d'apoplexie à l'âge de 75 ans. Une sœur de sa mère a des attaques d'épilepsie. Son père est un homme d'un grand bon sens; il est sujet aux douleurs rhumatismales. Rien de notable ou de connu en fait de maladies héréditaires du côté du grand-père paternel, ni chez les autres membres de sa famille.

Ferdinand, d'après les renseignements qui nous ont été donnés par son frère et son cousin-germain, n'a jamais éprouvé de maladies graves, si ce n'est la teigne à 6 ou 7 ans, et une pleurésie à 25 ans. Il n'aurait jamais fait d'excès d'aucune sorte; néanmoins, ses parents donnent à entendre que, sans être un ivrogne, Ferdinand s'adonnait au vin, qu'il se grisait quelquefois, et ils nous disent qu'en dernier lieu, au début de sa maladie, il en buvait beaucoup plus, mais qu'ils n'osaient le contrarier, de peur de l'agiter.

La maladie mentale remonte à cinq mois. A cette époque, on remarqua qu'il était plus triste et plus taciturne encore que d'habitude. Préoccupé de ce changement, son père lui demanda s'il était malade; Ferdinand, qui avait l'habitude de ne pas communiquer ses impressions même à ses parents, lui répondit qu'il se portait bien et qu'il était dans son état ordinaire; il refusa les soins qu'on voulait lui donner.

Quelque temps après il eut des difficultés avec un contre-maître des chantiers du chemin de fer, où il travaillait comme ouvrier. D'après lui, ce contre-maître lui aurait porté préjudice au sujet de quelque gratification que la Compagnie accordait aux ouvriers en sus de leur paie journalière. Cette contrariété ou vexation provoqua chez lui une colère sourde et concentrée : il n'osa rien dire au chantier devant ses camarades, à cause de sa timidité habituelle; mais le soir, dans sa famille, il se plaignit et se répandit en menaces à l'égard de ce contre-maître et d'un ouvrier avec lequel il travaillait, et qui, disait-il, l'accusait de paresse et lui reprochait de voler ainsi l'argent de la Compagnie.

Par suite de ces circonstances, Ferdinand devint encore plus taciturne; il fut plus solitaire, aima à se promener seul, et finit par fuir complètement la société de ses camarades. C'est à partir de cette époque qu'il se plaignit de temps en temps de violentes céphalalgies; parfois il agitait violemment la tête ou s'y donnait des coups de poing, en disant : « Mon Dieu, que je souffre ! qu'est-ce que j'ai là-dedans ! » Ces douleurs de tête étaient continuelles; mais en outre il survenait à des intervalles irréguliers des exacerbations qui le rendaient comme furieux. On remarqua en même temps qu'il avait assez souvent des saignements de nez, et on se rappela alors qu'un ou deux mois avant qu'il tombât dans cet état, il éprouvait des épistaxis dont on ne peut nous indiquer la fréquence, mais qui étaient, dit son frère, plus réitérées et plus abondantes que celles qu'il avait en dernier lieu. Il paraît d'ailleurs que, pendant sa jeunesse particulièrement, il était sujet aux hémorrhagies nasales, pas très-souvent toutefois. Elles ont beaucoup diminué plus tard, elles ne se reproduisaient plus que de loin en loin.

Enfin, ses idées commencèrent à se troubler manifestement, il déraisonna et parla de se tuer pour mettre fin à ces douleurs si violentes. En effet, pour exécuter ce projet, il demanda de l'arsenic à un pharmacien qui lui en refusa; un autre jour il voulait un fusil, en disant: « Je saurai en finir bientôt avec ces souffrances ». Pour s'assurer jusqu'à quel point il disait vrai, ses parents, qui le savaient très-poltron, lui donnèrent un fusil muni simplement d'une capsule; il le rendit en souriant, et il ajouta qu'il avait voulu plaisanter en faisant une pareille demande. Mais une autre fois, s'étant saisi de cette arme, il en appuya le canon sous son menton, et fit partir la détente avec son pied. Depuis lors, contrarié de ce qu'on l'avait trompé, il fut pris d'une haine violente contre son père, et il l'accusa d'être la cause de tous ses maux. A partir de cet incident, ses parents le surveillèrent plus attentivement, dans la crainte qu'il ne se suicidât.

Ferdinand, se voyant ainsi observé, ne parla plus de se tuer; mais un jour qu'il était avec ses parents dans une chambre dont les fenêtres étaient ouvertes, il chercha à se précipiter sur le pavé, et on eut tout juste le temps de le retenir.

Il conservait habituellement un silence à peu prés absolu et restait presque constamment morne, pensif; il paraissait absorbé par des idées qu'il ne faisait pas connaître, et par des souffrances que de temps en temps il déclarait intolérables.

Son état ne fit qu'empirer, il tomba dans une sorte d'apathie extrême; il demeurait des heures entières à la même place et il gémissait sans cesse; son appétit diminua progressivement. Il devint agité pendant la nuit et ne dormit plus comme à l'ordinaire, il rêvassait et était sujet aux cauchemars; il avait tellement peur de se trouver seul dans l'obscurité, qu'on fut obligé de le faire coucher avec son frère. Ferdinand se levait et se couchait en même temps que ce dernier, de manière à ne jamais se trouver isolé. Quelquefois il se réveillait pendant la nuit, sous l'impression de la plus grande terreur; il se rapprochait alors de son frère et l'étreignait convulsivement. On n'a jamais pu lui faire dire ce qu'il éprouvait dans ces moments-là.

Il paraît avoir eu des hallucinations de l'ouïe, car de temps en temps il sortait de son immobilité et de son apathie, pour demander quelle était la personne qui causait à côté de lui, alors qu'aucun individu ne disait mot; ou bien lorsqu'il était seul avec sa mère qui gardait le silence, il lui adressait subitement cette question : « Qu'est-ce que vous dites? »

Un jour il se leva précipitamment en assurant qu'il entendait injurier son frère sur une place d'Alais, et qu'il voulait aller à son secours; mais il se calma lorsqu'on lui eut fait observer qu'il devait avoir mal entendu, puisque son frère était à Nimes à cette heure-là.

Enfin il déclara ouvertement que ses souffrances horribles étaient dues à la *magie*. On ne sait depuis combien de temps il avait cette conviction ; mais, d'après les symptômes déja relatés et d'après l'évolution de la maladie, nous sommes très-porté à croire que cette conception délirante remontait assez haut : sa taciturnité et sa méfiance l'empêchaient probablement d'exprimer sa pensée à cet égard. Les scènes qu'il faisait à son frère pendant la nuit, lorsqu'il l'étreignait sous l'influence manifeste d'un sentiment de terreur, se rattachaient, suivant toute apparence, à l'idée d'une persécution mystérieuse de la part de quelque magicien imaginaire.

Quoi qu'il en soit de cette conjecture, qui nous paraît fondée, on l'entendit un jour s'écrier qu'il fallait nécessairement qu'on l'eût *ensorcelé*, et qu'il devait y avoir quelqu'un dans le pays ***qui lui avait fait les cartes.*** Aujourd'hui, lorsqu'on l'interroge sur ce sujet, il répond qu'il ne connaît pas celui qui lui a jeté un sort, qu'il ne sait pas comment il s'appelle, ni de quel pays il est, mais qu'il doit avoir subi son influence, ***puisqu'il l'a entendu dire par des gens d'Alais.***

Ferdinand ne travailla bientôt plus ; il passait les journées à gémir et à se plaindre de son mal, à se désespérer et à dire qu'il était perdu, à accuser de ses souffrances tantôt ses parents, tantôt un sorcier. Il tomba bientôt dans une tristesse plus grande encore, de laquelle il ne sortait que pour entrer dans des accès d'agitation qui duraient de cinq à six heures. Pendant cette période, il se plaignait avec une sorte de fureur des douleurs atroces qu'il éprouvait dans l'intérieur de la tête, et alors il se la meurtrissait à coups de poing et la heurtait contre les murailles ; c'est dans ces moments qu'il cherchait à attenter à sa vie. Cet état empirant, ses parents le conduisirent à l'Asile d'aliénés de Montpellier, le 30 septembre 1868.

Il est placé d'abord dans la section d'observation. Il se promène aussitôt dans la cour avec lenteur, comme un homme qui se laisse aller et qui souffre. Il pleure en gémissant continuellement ; de temps en temps il se frappe la tête, ou bien il s'arrête pour prier un infirmier de le laisser sortir, afin qu'il puisse rejoindre son frère.

Le lendemain de son entrée, Ferdinand n'a presque pas mangé à ses repas ; sa langue est saburrale, il déclare être constipé depuis quelques jours. Les conjonctives sont injectées ; l'ouverture pupillaire reste normale. Le pouls radial est fort et plein, le pouls temporal très-fréquent. Ce malade ne cesse de gémir et de pleurnicher, en répétant toujours cette phrase : « Ah mon Dieu ! que je souffre ! que vais-je devenir ?» Il continue à accuser de violentes douleurs à la tête. Il n'a pas dormi et il a passé la nuit assis sur son lit en gémissant et en pleurant. Les paroles d'encouragement semblent sans effet sur son moral.

On ordonne un bain ordinaire de 20 minutes à 32° cent., un pédiluve sinapisé à 8 h. 1/2 du soir, deux pilules d'Anderson et la tisane de pruneaux. A la sortie du bain, on examine son corps des pieds à la tête. On ne remarque rien de particulier, si ce n'est des paquets de veines variqueuses à la partie moyenne des gastro-cnémiens. Cette infirmité, qui est héréditaire dans la famille de sa mère, l'a fait exempter du service militaire.

Le cœur offre des contractions énergiques; les poumons, les organes de la digestion, etc., etc., sont soumis à un examen qui ne révèle rien d'anormal.

La nuit suivante a été plus calme; Ferdinand a eu trois selles dans la matinée; ses traits sont moins tendus, quoiqu'il se plaigne toujours des mêmes douleurs.

Le 4 octobre, il ne semble préoccupé que de son mal; rien de ce qui se passe autour de lui ne paraît l'intéresser; il faut lui adresser trois ou quatre fois la même question pour l'obliger à quitter ses préoccupations et obtenir une réponse; ses phrases sont toujours très-brèves, et restent parfois inachevées. Dans la journée du lendemain, il demande plusieurs fois aux infirmiers l'autorisation de sortir. Ce jour-là nous soumettons Ferdinand à un examen plus complet encore que les jours précédents. Pour atteindre ce but, nous le faisons venir dans une pièce séparée où nous l'interrogeons soigneusement. Voici, en résumé, les résultats de notre examen :

Ce malade a une attitude indifférente, sa physionomie continue à exprimer cette sorte de torpeur que nous avons déjà signalée; peut-être est-elle plus accentuée encore ce jour-là. Son visage est coloré en rouge-brun et présente l'apparence d'une pléthore capillaire locale. Ses conjonctives restent injectées et ses yeux sont fort brillants, quoiqu'exprimant une grande fatigue; il ne témoigne aucun étonnement de notre démarche auprès de lui.

Nous le questionnons avec la plus grande attention, en insistant sur chacune de nos demandes, y revenant à plusieurs reprises, et enfin en cherchant à le stimuler de toute manière, mais toujours avec mesure. Nous n'obtenons que des réponses peu intelligibles. Sa parole est lente, la coordination de ses idées et de ses souvenirs, ainsi que leur énonciation, paraissent lui donner de la peine et exiger de grands efforts qu'il ne peut soutenir que quelques instants. Il résulte de cet état intellectuel que ses réponses n'ont quelque justesse qu'au début de chaque phrase. Par moment il recule devant l'effort qu'il faudrait faire pour répondre, et alors il observe un mutisme complet; nous avons remarqué en outre qu'il se contredisait souvent dans ses dires et qu'il n'avait pas l'air de faire attention à ce qu'il disait; tout lui paraît indifférent.

Ce que nous avons appris de lui directement, pendant cette longue conversation, se réduit, en somme, à peu de chose. Notre observation personnelle a été moins stérile : nous avons acquis la conviction que, par suite de l'état particulier des fonctions de l'encéphale,—état dont la céphalalgie est un des symptômes,—ses idées sont dans une confusion extrême et tout son être est profondément alourdi au physique comme au moral. Nous pensons que c'est de là précisément que dérive la torpidité que nous avons déjà signalée. Son désir de suicide est motivé, du moins en partie, par la céphalalgie atroce qui le torture et dont il veut se débarrasser même au prix de la vie; mais tout porte aussi à penser que la tendance suicidique est en partie impulsive, comme cela s'observe assez souvent en pareil cas.

Plus tard, et dans la même journée, il a essayé de monter sur un arbre; on a pu l'empêcher de réaliser ce projet, mais un instant après il s'est mis à heurter avec rage sa tête contre la muraille, en disant que les douleurs qu'il éprouvait étaient intolérables. L'appétit est médiocre, néanmoins Ferdinand a dormi pendant la nuit suivante. On ordonne, pour le 6 au matin, un pédiluve sinapisé, immédiatement suivi de l'application de quinze sangsues à la partie interne des cuisses.

Telle est la situation fâcheuse dans laquelle se trouve actuellement ce malade; il y a lieu de craindre une nouvelle aggravation dans son état.

L'observation qu'on vient de lire n'offre pas de systématisation complète fondée sur la croyance à un ensorcellement. Cette conception n'est pas ici essentiellement prédominante, quoiqu'elle ait une importance réelle dans l'ensemble des perturbations psychiques; ce n'est donc pas comme type de délire des sortiléges que nous rapportons cette histoire. En dehors de plusieurs particularités dignes d'attention, telles que l'hérédité, médiocrement puissante peut-être mais réelle, de la faiblesse intellectuelle, médiocre aussi mais manifeste, d'abus de vin, etc.; en dehors de ces particularités diverses, sur lesquelles nous reviendrons plus tard en détail, nous remarquons trois faits considérables :

En premier lieu, la tendance très-prononcée au suicide, tendance en partie motivée, en partie impulsive; — en deuxième lieu, l'idée d'une persécution réalisée par le moyen de sortiléges, et la propension à réagir contre ceux sur lesquels tombent ses soupçons se fait jour, propension révélée par des menaces sourdes; —enfin, en dernier lieu, la connexion de ces deux ordres de faits, connexion qui paraît assez caractéristique, et que l'on remarque fréquemment dans les cas de délire analogue; leur mode de succession le plus ordinaire alors doit être noté : généralement la tendance au suicide se présente la première; et c'est précisément ce qui s'est produit dans l'observation dont nous nous occupons actuellement.

OBSERVATION II.

Croyance à un sortilége.—Imbécillité incomplète.—Œnisme chronique faible. — Illusions de la vue et probablement hallucinations. — Homicide. — Ordonnance de non-lieu.

Antoine S..., qui fait le sujet de cette observation, a attiré l'attention sur lui par un meurtre que rien n'expliquait au premier abord. Une instruction judiciaire fut ouverte, et plus tard une sorte d'enquête médico-légale fut entreprise; un rapport étendu en exposa les résultats de nature à éclairer la justice. Nous reproduisons ce document, qui renferme de nombreux détails sur la constitution physique et morale de cet individu et sur ses antécédents. Cependant, comme nous avons eu postérieurement connaissance de plusieurs particularités qui achèvent de caractériser la nature physique et morale et les antécédents de S..., nous croyons devoir, avant toutes choses, donner ce complément.

La mère d'Antoine s'est trouvée veuve de bonne heure, et elle a eu beaucoup de peine à élever sa famille, composée de plusieurs enfants; son mari, mort d'une pneumonie, était un excellent travailleur, dont l'esprit ne présentait rien d'anormal. La mère d'Antoine S... a l'intelligence évidemment affaiblie; elle ignore son âge, mais elle paraît avoir au moins 70 ans; elle est fortement constituée d'ailleurs, et s'est toujours bien portée. Ses enfants, les frères d'Antoine S..., ont tous joui d'une bonne santé, tant au moral qu'au physique. Il ne nous a pas été possible de savoir quel est le degré de développement des facultés intellectuelles de chacun d'eux. Il ne nous a pas été possible non plus d'avoir des renseignements sur le reste de cette famille au point de vue héréditaire.

Quant à Antoine S..., il a toujours été regardé comme très-peu intelligent. Il semblait fuir la société des jeunes gens de son âge; il ne se liait guère avec aucun d'eux et ne partageait que rarement leurs jeux et leurs plaisirs. Il semblait dominé par une certaine timidité et une sorte de méfiance qui le tenait éloigné de toute réunion. Plus tard, il est devenu moins insociable, à mesure que les années sans doute lui ont donné un peu plus d'assurance. Le dimanche, il allait quelquefois jouer aux boules sur la place du village avec les hommes de sa classe; mais il préférait de beaucoup la chasse, où il se montrait bon tireur.

Il a été toujours enclin à la tristesse; il était impressionnable et parlait très-peu. Antoine S... était l'aîné de sa famille, et il a contribué largement par son travail à élever ses frères et ses sœurs. Il était, en effet, très-laborieux, et il ne manquait pas de remettre à sa mère tout l'argent qu'il gagnait. Sa conduite a été d'ailleurs bonne, et ses parents n'avaient jamais eu à se plaindre de lui. Il est resté célibataire, autant par goût sans doute que par nécessité. Les autres particularités essentielles de la vie d'Antoine S... se trouvant mentionnées dans le rapport médico-légal, que nous reproduisons textuellement, nous croyons inutile de les relater dans ce récit abrégé de la première partie de cette existence malheureuse.

Doué de peu d'intelligence, Antoine S... n'a vu la vie que par les côtés les plus âpres, les plus tristes et les moins propres à développer l'expansibilité qui lui manquait naturellement. Il s'est attaché d'autant plus au petit nombre d'idées qui ont pu être jetées dans son esprit, qu'il a rarement fait échange de pensées avec autrui. Avec cela, impressionnable et sans énergie, il était préparé à recevoir et à garder à jamais les croyances superstitieuses généralement répandues autour de lui. Aucune diversion d'esprit ou de cœur n'existait pour lui.

Rapport médico-légal[1]. — *Historique.* — Le nommé Michel, dit *le Lancier*, garde particulier d'un domaine important des environs, parcourait paisiblement à cheval, le 23 juillet 1861, une des rues de F..., village situé à quelques lieues de Montpellier. Plusieurs témoins entendirent alors deux coups de feu parfaitement distincts, quoique très-rapprochés l'un de l'autre; ils virent en même temps le garde Michel s'affaisser sur son cheval; ces mêmes témoins aperçurent aussitôt le nommé Antoine S..., d'abord placé sur le seuil de la porte de sa maison et muni d'un fusil, rentrer brusquement chez lui. Michel, frappé mortellement, succomba quelques heures après. Au milieu de l'impression que causait ce malheureux événement, plusieurs personnes racontèrent alors que, avant de s'engager dans la rue où est située la maison de S..., Michel s'était arrêté assez longtemps sur la place du village, pour causer avec une personne de sa connaissance; que pendant tout ce temps le nommé S..., qui se trouvait fortuitement sur cette place, resta assis sur une poutre, et ne cessa de considérer Michel sans le perdre de vue un seul instant; qu'aussitôt que ce dernier s'était dirigé vers la rue où il trouva la mort, S.... s'était

[1] La Commission d'expertise nommée par M. le juge d'instruction pour apprécier l'état mental de l'individu sujet de l'observation, était composée de MM. René et Dumas, professeurs à la Faculté de médecine, et C. Cavalier, médecin en chef de l'Asile public d'aliénés, *rapporteur*. — Je supprime, comme étant dénué d'intérêt, le préambule placé en tête de tout rapport médico-légal.

rendu promptement à sa maison en suivant une voie plus courte, et qu'il y avait guetté la venue du garde particulier.

Investi par M. le juge d'instruction du soin de faire l'autopsie de la victime, M. le professeur Dumas procéda à cette opération le lendemain à quatre heures du soir. Le rapport médico-légal rédigé à cette occasion par M. le professeur Dumas constate que Michel avait été atteint par les deux coups de feu ; deux blessures principales en étaient résultées : l'une à la partie antérieure et interne du creux de l'aisselle gauche et s'étendant jusqu'au moignon de l'épaule, et l'autre au côté gauche de la poitrine au-dessous du mamelon. Chacune de ces plaies était multiple; elles avaient été produites par deux charges de plomb du n° 6 ou 7. Des désordres considérables existaient à l'intérieur, parmi lesquels nous nous bornerons à mentionner la déchirure d'un grand nombre de vaisseaux importants et la perforation du ventricule gauche du cœur, lésions qui avaient déterminé une hémorrhagie considérable.

Antoine S..., signalé par des témoins oculaires comme l'auteur de ce fatal événement, fut arrêté bientôt par la gendarmerie. L'instruction judiciaire, commencée sur-le-champ, a recueilli des documents intéressants qui, mis à notre disposition par le magistrat instructeur, nous ont fourni des éléments importants pour notre conviction, et sur lesquels nous aurons à revenir souvent dans le cours de ce rapport.

Quelques doutes s'étant élevés au sujet de l'intégrité des facultés intellectuelles de l'inculpé, M. le juge d'instruction a cru devoir faire procéder à une expertise médico-légale, dont nous sommes chargés depuis le 15 août dernier. Les circonstances de la cause exigeant un examen approfondi, nous déclarâmes bientôt que nous ne pouvions que très-imparfaitement remplir notre mission tant que l'inculpé resterait dans la prison, et nous demandâmes en conséquence qu'il fût transféré à l'Asile d'aliénés de Montpellier. Cette mesure, réalisée le 19 août, conformément à une ordonnance de M. le juge d'instruction, nous a permis de donner à nos investigations tous les développements nécessaires. Nous avons exercé par nous-mêmes et fait exercer par les employés de l'établissement une surveillance active, de telle sorte qu'aucune particularité intéressante n'a pu nous échapper. Nous avons varié nos moyens d'observation, et nous avons même soumis l'inculpé à diverses épreuves dont il sera question plus tard.

L'inculpé, Antoine S.... dit *le Fallet*, est âgé de 36 ans; il n'a jamais quitté le village de F..., où il est né et où il exerçait la profession de cultivateur; il travaillait à la journée. Son enfance, sur laquelle nous n'avons que des renseignements incomplets, paraît s'être écoulée sans accidents appréciables. Il n'a appris ni à lire ni à écrire, et il ne connaît d'autre métier que celui de simple cultivateur. Il a atteint ainsi l'âge de 35 ans, menant une vie tranquille. Parfois il se livrait avec assez de plaisir à divers jeux villageois, où il faisait assez bien sa partie; d'autres fois, sans qu'on pût connaître les motifs qui le guidaient, il se tenait à l'écart ou bien se contentait du rôle de spectateur muet.

Son intelligence a toujours été peu développée, et il était reconnu dans le village que S... était notablement borné. Sa conduite était assez régulière; mais, il importe de le faire remarquer, il faisait assez souvent des excès de boisson; l'ivresse n'était pas rare chez lui, c'est ce qui résulte de la déclaration explicite de plusieurs témoins. Il paraît aussi avoir été naturellement indolent, sans grande prévoyance, et même porté à la paresse. Resté célibataire, il a demeuré constamment avec son frère, qui est marié. Antoine S... a joui jusqu'à ces derniers temps d'une excellente santé. Son existence s'est passée ainsi sans événements importants. Il travaillait tantôt pour un propriétaire, tantôt pour un autre; d'autres fois il cultivait les quelques pièces de terre qu'il possède en commun avec son frère et sa mère.

A l'époque de la Pentecôte de l'année 1860, il était employé, à la journée, au château d'Agnac. Le lendemain de cette fête, il était occupé avec quelques autres journaliers à la rentrée des fourrages. « Le travail étant très-fatigant, dit le régisseur du domaine, Michel, garde particulier, vint me prier, à la demande des travailleurs, de vouloir bien leur donner un peu de vin. Je remis les clefs de la cave à Michel, en lui disant de prendre un demi-décalitre de vin dans un tonneau que je lui indiquai, ce qu'il fit; Antoine S... but comme les autres. Le lendemain j'appris qu'il s'était complètement grisé la veille, n'avait pu rentrer chez lui, et avait couché en plein air. Depuis lors, il ne vint plus travailler à la campagne, parce que, disait-il, il était malade. »

En effet, l'inculpé non-seulement cessa de se rendre au château d'Agnac, où il savait pourtant que l'on comptait sur lui, mais encore il ne travailla que très-irrégulièrement. Bientôt même il abandonna toute occupation, parut indifférent à tout, et contracta l'habitude de rester au lit jusqu'à midi ou une heure. Aux questions qu'on lui adressait au sujet de son nouveau genre de vie, il ne faisait aucune réponse, ou bien il disait : Je suis malade. Il évitait toute explication au sujet de sa maladie, car il était naturellement taciturne et méfiant, et sa taciturnité et sa méfiance avaient acquis les plus grandes proportions. Cependant il a été plus explicite avec certaines personnes; il a affirmé que c'était le vin qu'on lui avait fait boire à la campagne d'Agnac qui l'avait rendu malade; des témoins assurent même qu'il avait proféré des menaces contre plusieurs de ceux qui, assistant à cette scène, avaient bu avec lui, et notamment contre le garde Michel.

S... se regarda dès-lors comme sérieusement malade, et, afin de trouver du soulagement aux maux qu'il éprouvait, il s'adressa souvent à un médecin de la localité; il se rendit même à Montpellier pour consulter un professeur de la Faculté de médecine. Mais voyant que les médecins *ne pouvaient le guérir*, suivant ses expressions, il eut recours à un homme qui exerçait illégalement la médecine, il vit plusieurs fois ce médicastre, qui lui prescrivit divers remèdes et lui fit débourser pour le prix de ses soins plus de 50 francs. « Il me disait qu'il me guérirait, mais il ne l'a pas pu.» (Interrogatoire d'Antoine S...) L'inculpé devint de plus en plus capricieux dans ses rapports avec les personnes de sa connaissance, « ne voulant pas répondre aux uns et parlant aux autres ». A cet égard, il n'y avait même rien de régulier; « il était fantasque ». Il faisait souvent dans la campagne de longues promenades tout seul; d'autres fois il y restait assis et presque immobile pendant plusieurs heures. Il servait quelquefois de jouet à un certain nombre de personnes du village, et particulièrement aux enfants, mais il ne ripostait jamais. Il avait fini par se refuser à tout travail.

Cette situation se prolongea ainsi pendant quatorze ou quinze mois;

pour l'inculpé, elle s'aggravait de jour en jour, enfin elle lui parut sans doute intolérable.

Le 23 juillet, S... était au milieu de la place du village, assis sur une poutre; il était là regardant à droite et à gauche depuis une heure et demie environ. « Vers trois heures et quart, Michel le garde (dit le Lancier) arriva conduisant deux chevaux. Quelqu'un l'appela et causa avec lui sur la place même pendant près d'une demi-heure; le Fallet (Antoine S...) était toujours assis, regardant attentivement dans la direction du Lancier. Tout d'un coup il se leva, passa devant le Lancier sans lui rien dire, et gagna précipitamment du côté de sa maison. A moins de courir, il ne pouvait marcher plus vite. Quand il passa près de nous, nous lui parlâmes, mais il ne nous répondit pas; une minute après, le Lancier suivit la même direction, et presque aussitôt nous apprîmes qu'il venait d'être tué par le Fallet. » (Déposition d'un témoin.) En effet, Antoine, qui avait eu le temps de se munir d'un fusil, se plaçant sur le seuil de sa maison, tira presqu'à bout portant deux coups de feu presque instantanés sur Michel dit le Lancier. Plusieurs personnes furent témoins de ce fait; elles virent l'inculpé rentrer immédiatement chez lui et fermer aussitôt la porte de sa maison. La victime succomba quelques heures après l'événement.

La brigade de gendarmerie immédiatement prévenue se rendit sur les lieux pour procéder à l'arrestation de l'auteur de cette mort. Les gendarmes pénétrèrent dans la maison, et se plaçant au bas de l'escalier, ils appelèrent l'inculpé, qui se trouvait au premier étage. Le brigadier de gendarmerie, dans son procès-verbal, rapporte les particularités de l'arrestation en ces termes: «S.... de suite nous a répondu et s'est rendu à nous sans aucune défense; nous nous sommes de suite assuré de sa personne et l'avons conduit à la mairie dudit village, où étant, nous lui avons demandé les motifs qui l'avaient porté à commettre le crime dont il s'était rendu coupable. Il nous a répondu d'une manière tout à fait incomplète. Seulement, il nous a dit que depuis le lundi de la Pentecôte 1860 il avait conservé une haine contre le nommé Michel, par suite que ce jour-là, se trouvant au domaine d'Agnac en compagnie de plusieurs autres personnes, il lui aurait fait boire dans une bouteille du liquide qui l'aurait rendu malade depuis cette époque, c'est-à-dire que cette boisson lui aurait occasionné l'abrutissement dont il est atteint. L'ayant ensuite pressé de questions, il est resté dans un silence complet, balbutiant sans cesse : C'est depuis qu'il m'a fait boire que je suis malade. »

S... a été conduit à la prison de Montpellier, où il est resté environ trois semaines. Nous n'avons pu recueillir que peu de renseignements sur son attitude pendant ce laps de temps. Nous savons cependant qu'après avoir donné des réponses assez intelligibles à M. le juge d'instruction lors du premier interrogatoire, il s'est refusé ultérieurement à entrer dans aucun détail, conservant un mutisme presque complet ou se bornant à prononcer quelques phrases peu compréhensibles. Nous savons en outre qu'il ne s'est rien passé d'important durant son séjour, d'ailleurs assez court, à la prison, et qu'en général ses allures ont été à peu près celles que nous avons observées à l'Asile des aliénés, et dont nous avons à nous occuper spécialement.

Examen médical de l'inculpé. — S... est entré à l'établissement des aliénés le 19 août 1861 ; vingt-cinq jours s'étaient écoulés depuis l'événement. Afin de faire reposer nos conclusions sur des bases plus certaines, nous avons dû demander que la maintenue de cet individu à l'Asile fût prolongée jusqu'à l'époque actuelle, mesure qui a été réalisée.

Établissons d'abord ce que l'inculpé a été pendant les premiers temps de son séjour, nous indiquerons ensuite les changements qui ont pu survenir dans sa manière d'être.

Antoine S... est âgé de 36 ans, il est d'un tempérament lymphatico-sanguin et d'une taille un peu au-dessous de la moyenne; son développement corporel décèle une bonne constitution et une force physique en rapport avec ses travaux habituels. Ses membres sont robustes, sa poitrine large, sa taille bien prise, sa station solide; mais sa démarche est pesante, disgracieuse et en quelque sorte peu sûre, comme s'il y avait maladresse dans les mouvements. Il est habituellement un peu voûté et tient presque constamment la tête baissée et fortement penchée sur la poitrine, comme s'il était indifférent où même étranger à ce qui l'entoure. Il paraît affectionner les mêmes places ; il y reste assis, à demi-courbé sur lui-même, la plus grande partie de la journée. Il y a évidemment, chez lui, beaucoup d'indolence ou même d'inertie. Quand il se promène, il semble comme embarrassé de ses mains, et il les met dans ses poches; plus souvent il place ses avant-bras au-devant de sa poitrine, où il les maintient par la pression réciproque des mains. Il paraît au premier abord ne faire aucune attention à ce qui se passe autour de lui; cependant un examen plus attentif permet de saisir les regards furtifs et méfiants qu'il jette rapidement à droite et à gauche.

La boîte crânienne a une capacité relativement peu considérable; le front est bas, déprimé, rétréci; l'angle facial sensiblement fuyant; l'occiput, aplati d'arrière en avant, est presque vertical surtout dans sa moitié supérieure; les régions temporales ont par contre le développement normal. Il résulte de ces dispositions anatomiques que le crâne est, suivant le plan horizontal, plus arrondi qu'à l'ordinaire. Le sinciput est déprimé; la voûte crânienne est aplatie, moins convexe qu'à l'état normal; elle forme un plan un peu incliné d'avant en arrière et de bas en haut. Le visage est ovale par suite de l'aplatissement du front, du développement des os malaires et de l'horizontalité de l'os maxillaire inférieur. Les cheveux sont secs, notablement dressés; ils sont implantés assez bas sur le front, qui a véritablement peu de hauteur.

Son visage, quoique notablement bruni par le soleil, est coloré et témoigne d'une circulation capillaire assez riche. Sa physionomie est sans expression et comme hébétée; elle ne s'anime nullement quand il regarde ou même quand il parle; les traits restent relâchés. Le faciès semble déceler une activité intellectuelle minime et la prédominance des instincts bestiaux. Dans les premiers temps du séjour de l'inculpé à l'Asile, on observa une dilatation anormale des pupilles. Cette dilatation n'était pas habituellement semblable dans les deux yeux; quoique notable, ordinairement elle présentait d'assez grandes variations; actuellement ce phénomène est moins marqué. Nous avons constaté une particularité qui est évidemment naturelle chez cet individu, et qui n'a pas fait défaut: dès le commencement nous avons remarqué un clignotement presque continuel des paupières, surtout quand l'inculpé lève les yeux pour regarder; ce phénomène se produit même quand la clarté est faible; les yeux deviennent facilement larmoyants. En outre, il remue souvent les lèvres ; tantôt il paraît marmotter quelques paroles, d'autres fois les mouvements labiaux sont automatiques, peut-être convulsifs, et de même ordre que ceux que nous venons d'indiquer pour les paupières.

D'autres actes physiologiques paraissent s'exécuter normalement. L'appétit est régulier, sans voracité; les fonctions digestives ne sont pas notablement troublées; les selles ont lieu convenablement, cependant il y a un peu de tendance à la constipation; les sécrétions et les excrétions ne paraissent avoir subi aucun changement appréciable. L'hématose se fait bien; la circulation présente cependant des symptômes qu'il est nécessaire d'indiquer : le pouls est dur, vibrant, un peu petit, sans fréquence; l'auscultation, appliquée au cœur, nous a révélé les signes d'une hypertrophie ventriculaire notable; il y a bruit de souffle léger aux deux temps avec peu de rudesse, mais les bruits du cœur sont retentissants et s'entendent même en arrière; l'impulsion de cet organe sur les parois thoraciques est forte et étendue, etc. La calorification est normale ; toutefois nous avons observé une tendance assez manifeste au refroidissement ; le système cutané est rude au toucher, la transpiration peu abondante. La sensibilité générale paraît relativement assez vive. Mentionnons un fait à l'appui de cette remarque : un jour, ayant été piqué par une mouche, il se gratta pendant fort longtemps, quoiqu'il n'y eût aucune trace de piqûre. Quant à la sensibilité spéciale, nous n'avons pu rien saisir de particulier, l'inculpé refusant à cet égard toute explication; il est pourtant évident qu'il entend et qu'il voit bien. Y a-t-il actuellement quelque perversion dans les fonctions sensorielles? Nous ne pouvons rien affirmer à ce sujet ; cependant nous croyons utile de rappeler à cette occasion la dilatation des pupilles et les contractions involontaires des paupières que nous avons déjà mentionnées. Le sommeil est profond ; il est nécessaire de secouer l'inculpé pour le réveiller presque chaque matin. Pendant la nuit, il reste parfaitement tranquille au lit et ne se lève jamais pour aucun besoin.

Antoine S... vit dans l'isolement le plus complet au point de vue des rapports sociaux ; il se promène toujours seul. Il ne paraît faire aucune attention à ce qui se passe autour de lui ; cependant un examen plus attentif permet de saisir les regards furtifs, méfiants, qu'il jette rapidement à droite et à gauche ou sur les personnes qui s'approchent de lui. D'autres fois il promène sa vue tout autour, comme s'il cherchait à savoir, pour en tirer profit, ce qu'on fait auprès de lui. En général ses mouvements, quand ils semblent dérivés d'une certaine spontanéité, se rapportent à des sentiments de méfiance, de crainte; les manifestations de ce genre se rattachent presque toujours chez lui à des idées de sécurité individuelle. Ces sentiments, ces impulsions, quoique évidents pour un observateur attentif, sont à peine révélés; à l'Asile, ils ne se sont jamais traduits en actes décisifs. Antoine a du reste des habitudes de propreté convenables pour un homme de la campagne.

L'inculpé n'a jamais eu aucune espèce de rapport avec les malades de l'établissement, ni même avec les gardiens; il n'a jamais adressé spontanément la parole à personne, ni témoigné le désir d'entrer en société avec qui que ce soit. Il vit tout à fait à part, et comme s'il était seul dans la maison. Cependant il s'est conformé, dès le début, aux usages de l'établissement, mais sans rien dire et comme avec indifférence. Quelquefois, quand il s'agit de répondre à quelque appel général, pour les repas par exemple, ou pour le coucher, il n'a pas l'air d'avoir entendu; mais aussitôt qu'on le prend par le bras, il obéit sans faire la moindre difficulté. Un fait analogue mais plus caractéristique a été remarqué : pendant le premier mois, Antoine S... ne retrouvait jamais le soir son lit placé dans un dortoir où couchent seulement une vingtaine de personnes; le gardien devait intervenir régulièrement. Le matin, en retournant à sa section, il a montré une grande facilité à s'égarer jusqu'à ces derniers temps; aujourd'hui il retrouve son chemin plus aisément, et il n'est plus nécessaire de lui indiquer son lit.

Depuis son entrée à l'Asile, il n'a jamais demandé aucune nouvelle de sa famille, de son pays, et n'a jamais sollicité l'autorisation de voir ses parents, ni même de leur envoyer une lettre. Est-ce indifférence? est-ce crainte? Nous n'avons pu le savoir. Il n'a jamais d'ailleurs adressé aucune réclamation sur quoi que ce soit, ni porté de plainte contre aucun malade, et il a eu cependant plusieurs fois l'occasion de présenter des griefs légitimes.

Pendant les premiers mois de séjour, il était très-exact à faire ses prières, il se mettait alors à genoux ; au moment du coucher notamment, il restait d'ordinaire plus de vingt minutes à prier dans cette attitude. Depuis quelque temps, et sans qu'on ait pu connaître la raison de ce changement, il a cessé totalement d'accomplir ses devoirs religieux, quoiqu'il conserve soigneusement une sorte de scapulaire auquel il paraît tenir beaucoup ; on est obligé de vaincre une assez grande résistanee de sa part pour parvenir à manier ou simplement à considérer cet objet de piété ou peut-être de superstition pour lui, car nous n'avons pu savoir quelle idée il y attache. Un fait qui s'est passé, il y a quelque temps, à l'Asile, et qui paraît dérivé du même ordre de sentiments, doit être pareillement mentionné : on l'a vu un jour se mettre en prière aussitôt aprés avoir changé de chemise. La manière dont il se livra à cet exercice de piété fut si bizarre, que l'on est autorisé à penser qu'il attribuait au simple changement de chemise une signification superstitieuse. Malgré toute cette apparente ferveur, il n'a jamais témoigné le désir d'assister aux cérémonies religieuses qui se font à la chapelle de l'Asile.

L'inculpé n'a pas évidemment le caractère méchant ; il n'est pas irritable. Dans l'établissement, quoiqu'il ait été tourmenté sans motif par d'autres malades, il n'a jamais réagi. Un de nos aliénés les plus taquins, qui tient à s'assurer, souvent à ses dépens, jusqu'à quel point les nouveaux-venus sont irritables, et qui emploie, dans ce but, les moyens que sa malice intelligente lui suggère comme étant les plus désagréables à ceux qu'il veut éprouver, n'a pas manqué de s'attacher à tourmenter l'inculpé. Les paroles les plus piquantes ne produisant aucun effet, le malade dont nous parlons a été jusqu'à donner quelques tapes à Antoine S... Ce dernier, qui aurait pu facilement avoir raison de son agresseur, n'a pas riposté ; il a même fait semblant de n'avoir rien vu, ni rien senti.

Nous avons dû présenter d'autant plus minutieusement les résultats de notre observation directe, que l'inculpé s'est refusé constamment et avec une rare obstination à fournir aucune explication à son sujet. Quelque moyen que nous ayons employé, nous n'avons jamais pu rien obtenir d'explicite. Quand on l'interroge et quelle que soit la question qu'on lui pose, il se borne d'abord à répondre : *Je suis malade...* ; puis, peu de temps après, il complète sa phrase en disant :

Je suis malade, je vais mieux; après avoir prononcé ces mots, il garde le silence le plus tenace. Une seule fois, en exerçant une intimidation plus accentuée sur lui, nous sommes parvenus à lui faire répéter, après une longue hésitation de sa part, ce qu'il avait déjà dit tant de fois avant son entrée à l'Asile : que c'était la bouteille que lui avait fait boire le Lancier qui l'avait rendu malade; mais lorsque nous lui demandâmes : *Avez-vous tiré deux coups de fusil sur le Lancier?* il nous répondit : *Je ne sais pas ce que vous voulez me dire, j'étais à la maison.*—D. *Quel effet vous produisit cette bouteille?—Je n'en sais rien, j'étais malade.*—D. *Dites-nous la vérité?* — *J'étais à la maison; je resterai à l'hôpital tant que vous voudrez.*

Il n'est pas douteux cependant que S..... n'ait assez d'intelligence pour faire d'autres réponses, et qu'il n'y ait parti pris chez lui. Nous devons ajouter, à l'appui de cette interprétation, qui est devenue pour nous une certitude, qu'au début de tout interrogatoire, et même à l'occasion de tout mouvement insolite qui a lieu auprès de lui, il lance un regard prompt, assez vif, essentiellement scrutateur et jusqu'à un certain point intelligent; en même temps sa physionomie exprime la méfiance.

Ses habitudes de propreté, ses allures, dénotent aussi irréfragablement un degré beaucoup plus élevé d'intelligence que ne sembleraient l'annoncer les réponses stupides qu'il fait toujours et à tout propos. Dans une circonstance remarquable il a montré une impressionnabilité légitime rationnelle, en contradiction avec son attitude antérieure. Un gendarme devenu aliéné fut conduit, encore revêtu de son costume militaire, dans la section où se trouvait placé l'inculpé. Ce dernier éprouva aussitôt une vive émotion, il rougit subitement, et sa physionomie exprima pendant quelques instants un bouleversement d'esprit manifeste. Cet incident n'eut pas d'ailleurs d'autre suite. Nous aurons à apprécier à fond la valeur de ces faits importants, que nous devons nous borner actuellement à constater.

La manière d'être d'Antoine S... n'a pas éprouvé de changement notable pendant les cinq mois de séjour qu'il a fait à l'Asile : même attitude, mêmes allures, même indifférence, même taciturnité, etc. Cependant, au début, sa physionomie révélait plus d'égarement ou d'impressionnabilité; maintenant l'affaissement, l'indifférence semblent plus accusés. Un changement corrélatif s'est produit aussi au physique. Dans les premiers temps, il pâlit et maigrit même, plus tard les forces ont repris le dessus et, à présent, il a acquis plus d'embonpoint qu'il n'en a jamais eu peut-être. Le changement considérable dans son genre de vie, conséquence de sa séqnestration, explique l'affaiblissement momentané qui s'est d'abord produit; un commencement d'acclimatation s'étant réalisé sans trop de peine, la santé s'est fortifiée sous l'influence d'un régime régulier. L'acclimatation se réalisera-t-elle véritablement? Ses habitudes et son genre de vie antérieure nous inspirent des doutes sérieux à cet égard. En somme, au moral c'est le même homme, et cette circonstance capitale ne doit pas être perdue de vue.

Appréciation des faits. — Nous avons maintenant à discerner et à faire ressortir les éléments de conviction implicitement contenus dans les pages qui précèdent ou renfermés dans plusieurs des pièces de l'instruction judiciaire, que nous aurons à invoquer souvent, quoique nous ayons eu à regretter vivement, au point de vue médical, des lacunes importantes dans les témoignages, et notamment en ce qui concerne l'hérédité pathologique. Des détails plus précis et plus nombreux sur le mode d'être physique et moral de l'inculpé avant et après l'événement, sur les changements qu'il a pu subir dans ses habitudes, dans ses rapports avec ses concitoyens, etc., auraient eu une véritable utilité. Mais l'instruction judiciaire ne pouvait être dirigée spécialement dans le sens scientifique, on le conçoit facilement. Tels qu'ils sont pourtant, les documents judiciaires nous seront d'un grand secours.

Les experts se sont trouvés en présence de trois questions qui ressortissaient du mandat qui leur était confié : 1° L'inculpé avait-il, au moment de l'acte reproché, ses facultés intellectuelles dans un état d'intégrité tel qu'il doive être considéré comme pleinement responsable de cet acte? 2° Existait-il, au contraire, chez lui des désordres moraux constituant une maladie mentale de nature à effacer totalement l'imputabilité? 3° Enfin, doit-on considérer l'inculpé comme doué naturellement d'une intelligence bornée, il est vrai, mais suffisante pour lui attribuer une responsabilité mitigée? Quoique le mutisme presque complet et la manière de vivre concentrée de S... aient rendu plus difficile la solution de ces questions, déjà fort délicates en elles-mêmes, la durée et la fréquence de nos investigations nous ont permis d'établir des conclusions très-affirmatives. Mais avant de les formuler, nous croyons qu'il est absolument nécessaire d'exposer les motifs sur lesquels elles sont fondées.

1. *État mental de l'inculpé avant la scène d'ivresse à Agnac.* — Il ressort du récit rapide que nous avons précédemment exposé, que S... avait éprouvé un arrêt de développement notable dans ses facultés intellectuelles, pendant sa première enfance. Sans doute il avait pu apprendre le métier, d'ailleurs assez facile, de cultivateur ; mais son éducabilité s'était arrêtée là. Il avait peu de spontanéité, de vivacité intellectuelles ; il ne savait pas se tirer d'embarras et se soustraire aux plaisanteries pénibles qu'on lui infligeait de temps à autre ; parfois jouet des enfants, il ne réagissait jamais contre eux. Cependant il s'acquittait assez bien des travaux qu'on lui prescrivait et savait se conduire convenablement dans le cercle ordinaire de ses habitudes. Un témoin nous apprend même qu'il avait une certaine aptitude pour le jeu ; il se plaisait aussi à la chasse. Il était toutefois habituellement taciturne, et dans bien des circonstances il se montrait, au dire des témoins, fantasque et capricieux.

La conformation générale du corps et en particulier la forme de la tête, que nous avons eu le soin de décrire minutieusement, sont parfaitement en rapport avec un développement intellectuel insuffisant. Il est unanimement reconnu que les individus chez lesquels on observe directement un arrêt de développement moral, présentent presque tous une conformation vicieuse de la tête et plus particulièrement de la boîte crânienne. Cette circonstance, d'une haute importance au point de vue médical, vient à la fois confirmer la réalité d'une imbécillité plus ou moins intense et faire connaître en même temps la principale cause de cette imbécibillité. Chez Antoine S.., la déformation crânienne serait regardée comme considérable pour tout observateur habitué à ce genre de recherches. En outre, des excès de boissons assez fréquents ont contribué tout au moins à alourdir encore son esprit. Les conditions individuelles de l'inculpé étaient donc essentiellemnnt défectueuses, au point de vue mental.

2. *État mental après la scène d'Agnac.*—A la suite de cet événement, il se produisit un trouble moral qui fut apparent pour un grand nombre de personnes. « Il n'alla plus travailler à la campagne d'Agnac, parce que, disait-il, il était malade » (déposition d'un témoin). Dès le lendemain, il accusa une maladie qui paraît avoir pris, aux yeux de S..., des proportions de plus en plus grandes. Désirant ardemment obtenir sa guérison, il s'adressa un grand nombre de fois, nous l'avons déjà dit, à M. Maraval, médecin à F......; il consulta un professeur de la Faculté de Montpellier, et même à plusieurs reprises un médicastre de cette ville. Ainsi, à partir de la scène d'Agnac, l'inculpé était ou se croyait atteint d'une maladie grave. Quoique nous n'ayons pas toutes les données désirables à notre disposition, nous pouvons cependant essayer de déterminer de quel genre était l'affection qui le préoccupait si vivement.

Antoine S... faisait depuis longtemps et assez souvent des excès de boisson qui lui étaient particulièrement préjudiciables à cause de ses prédispositions spéciales. A Agnac, il s'enivra complètement et plus que ses camarades, quoiqu'il eût bu *comme eux*, affirment plusieurs témoins; il fut hors d'état d'aller jusque chez lui, et obligé, par suite, de passer la nuit en plein air. Affaibli par l'ivresse, il a dû plus facilement ressentir l'impression souvent défavorable que cause l'humidité de la nuit, surtout en été sous notre ciel si serein. Il paraît, en effet, avoir été atteint assez soudainement, et le mal semble avoir fait d'abord des progrès rapides, puisqu'au bout de peu de temps S... se vit dans la nécessité d'abandonner tout travail et de contracter de nouvelles habitudes: il prolongea son séjour au lit jusqu'à midi ou une heure, chose très-extraordinaire chez un paysan.

Sa mère nous fait connaître des particularités importantes qu'il est nécessaire de rapporter textuellement. Quoiqu'il ne nous appartienne pas en général de peser la valeur des témoignages, nous ne pouvons cependant nous empêcher d'ajouter une foi entière à la déposition de la veuve S..., qui respire la plus grande sincérité. Évidemment elle déclare tout ce qu'elle sait et comme elle le pense; elle ne manque pas, dans le cours de sa déposition, de dire, en jugeant d'après ses lumières, qu'*elle ne croit pas son fils fou, car elle ne lui a pas vu faire des folies*. Nous aurons plus tard à revenir sur les appréciations de ce genre données par plusieurs témoins. En attendant, nous croyons pouvoir invoquer sans restriction le récit des faits racontés par la veuve S... «Il y a environ quatorze mois (c'est-à-dire peu de temps après la scène d'Agnac), j'entendis mon fils Antoine, pendant la nuit, criant au secours; je montai dans sa chambre, et il me dit : Je ne sais pas ce que j'ai, mais j'ai envie d'éternuer et de me moucher, et je ne puis; mes entrailles me brûlent. Il me dit que le garde Michel l'avait fait boire, et que du moment qu'il avait bu ce vin, il n'avait plus été un homme.» Ce n'est pas une indisposition passagère, car maintes fois il s'est plaint d'éprouver des sensations analogues et notamment une brûlure. M. Maraval indique quelques nouvelles particularités. «J'ai été assez longtemps le médecin de S... La première fois qu'il me consulta, il me dit qu'on lui avait fait boire quelque chose, et que depuis lors il était malade. Je lui donnai des soins à plusieurs reprises; il n'avait pas de fièvre. J'eus à combattre principalement un état nerveux de l'estomac compliqué d'accès périodiques.» Ainsi l'inculpé éprouvait déjà des symptômes nerveux intenses qui le rendaient particulièrement malheureux. Il est à remarquer que les lésions nerveuses siégeant dans l'estomac ou le centre épigastrique ont souvent d'étroites relations sympathiques avec l'aliénation mentale encore à ses débuts, c'est-à-dire n'ayant pas encore acquis le caractère chronique qui la dépouille presque toujours du pouvoir de déterminer des symptômes réactifs. Tout le monde connaît d'ailleurs l'influence que l'encéphale exerce sur l'estomac, et réciproquement.

Ce n'est pas tout : la maladie du cœur, déjà notable, et que nous avons constatée chez Antoine S..., remonte très-probablement, à en juger par les symptômes actuels, à un temps assez éloigné, et il est permis de croire qu'elle commença à peu prés à l'époque qui nous occupe, ou qu'elle reçut alors une impulsion fâcheuse. On pourrait penser que l'intempérance de l'inculpé à Agnac et la nuit passée en plein air ont suffi pour faire éclater un mal encore latent, ou peut-être même pour le faire éclore, s'il n'était encore qu'en germe.

Quoi qu'il en soit de cette dernière influence, on est pleinement autorisé à considérer comme établi qu'après la scène d'Agnac notamment, l'inculpé a été atteint d'une affection sérieuse avec prédominance marquée de symptômes nerveux. Le Dr Maraval nous apprend que le malade n'avait pas de fièvre : or l'on sait que généralement les maladies nerveuses ont pour caractère principal d'être dépourvues de cet élément morbide. Il est donc incontestable qu'une maladie plus spécialement nerveuse existait depuis longtemps chez Antoine S...., lorsqu'il tira les deux coups de feu sur le garde Michel. Ce fait important ne doit pas être perdu de vue.

La maladie que nous cherchons à connaître avait-elle déterminé en même temps une perturbation pathologique dans l'ordre moral? Le changement considérable survenu dans ses habitudes, dans sa manière de vivre, sa répugnance pour toute occupation, sa taciturnité singulièrement augmentée, ses caprices sensiblement accrus, au dire d'un témoin, sa préoccupation qui paraissait constante; toutes ces circonstances sont bien de nature à inspirer des doutes sérieux sur l'intégrité des facultés intellectuelles. Car on sait qu'un des meilleurs signes des perturbations profondes et encore peu manifestes de ces facultés se tire du changement brusque et non motivé dans les habitudes et la manière de vivre. Tous les cliniciens sont d'accord pour proclamer cette grande vérité. Mais il y a plus que cela : non-seulement l'inculpé parle de sa maladie, dont la gravité l'afflige à un si haut degré qu'elle paraît l'absorber, mais encore il indique fréquemment ce qu'il considère comme le point de départ du mal. Il devient plus sombre, plus taciturne, plus capricieux; la plupart des témoins s'accordent à affirmer qu'il était bizarre dans ses amitiés, qu'il parlait aux uns et ne parlait pas aux autres, etc. Ces procédés étaient évidemment inspirés par un sentiment puissant de crainte qui finit par devenir presque général, car un voisin nous dit : « Depuis quelque temps, il ne parlait plus à personne.» Il fut de plus en plus malheureux, et il proféra des menaces contre plusieurs personnes qui s'étaient trouvées avec lui à Agnac, et particulièrement contre le garde Michel, menaces qu'il finit par réaliser. Ces particularités sont propres à établir une présomption sérieuse de maladie mentale.

Comme il s'agit, en définitive, d'apprécier l'état intellectuel de S... à l'époque même de l'acte incriminé, il importe d'étudier avec soin, au point de vue médico-légal, les principales circonstances de cet événement qui concernent directement l'inculpé.

3. *État mental au moment de l'homicide.* — Antoine S..., en se rendant chez lui pour attendre le garde Michel, passa si précipitamment, «qu'à moins de courir, dit un témoin, il ne pouvait marcher plus vite». On lui parla, mais il ne répondit pas. Un autre témoin ajoute : «En voyant sa physionomie *inquiète* et *égarée*, je dis à mes voisins : Si le Lancier passe aujourd'hui devant la maison d'Antoine, il arrivera quelque chose». Le visage de l'inculpé devait être bien profondément bouleversé pour que, malgré une précipitation si grande de sa part, un témoin ait pu en être frappé assez fortement pour en augurer quelque sinistre événement. Peu de minutes après, en présence d'un assez grand nombre de voisins et sans se préoccuper d'eux, il tire, à quelques mètres de la victime, les deux coups de feu presque instantanément ; il rentre aussitôt et met le verrou à sa porte. Toute cette série de mouvements dénote une de ces impulsions soudaines, irrésistibles, et qui ne permettent de prendre aucune de ces précautions dont l'assassin le plus audacieux, mais restant maître de lui, manque rarement de s'entourer. S..... est demeuré sur la place à contempler Michel, et cette longue contemplation l'a sans doute impressionné si vivement, qu'elle lui a donné une énergie aveugle qui paraît presque incompatible avec son naturel. Sa physionomie égarée est la fidèle image de ce qui se passait dans son esprit. Il n'est pas jusqu'au verrou tiré à la porte de sa maison qui ne révèle une série de mouvements impétueux et tout à fait irréfléchis. L'inculpé ne fait aucune tentative pour s'échapper, puis il ne résiste nullement aux gendarmes qui peu de temps après viennent opérer son arrestation; à leur appel, il descend docilement l'escalier de sa maison ; aussitôt, à la suite d'une interpellation du brigadier, il répète une fois de plus son éternelle accusation contre Michel. Toutes ces circonstances sont vraiment extraordinaires, surtout réalisées de cette manière : on ne les observe guère ainsi que chez ceux qui habitent les asiles d'aliénés ou qui méritent d'y être séquestrés.

On peut se demander, en outre, comment S..., qui savait manier un fusil, puisqu'il avait été assez bon chasseur, n'avait pas cherché à guetter Michel dans la campagne, ce que devaient rendre facile les tournées incessantes de ce garde; en agissant de cette façon, il aurait eu du moins quelques chances de rester inconnu. Évidemment pour nous, d'après la manière dont les choses se sont passées, il y a eu obéissance passive à des impulsions brutales et presque aveugles.

Comment d'ailleurs l'inculpé, toujours si taciturne, n'aurait-il, depuis quelque temps, guère pris la parole que pour se dire malade, se plaindre de Michel et de quelques autres, et proférer ouvertement des murmures de mort contre eux ? Tout le village connaissait ces impropos, et cependant personne ne paraissait y attacher aucune importance, parce qu'on ne prenait guère *le Fallet* au sérieux.

Pour savoir jusqu'à quel point un acte est le résultat d'une perturbation morbide de l'intelligence, il faut rechercher si cet acte est conforme à la nature morale, aux habitudes, aux manières de l'individu qui en est l'auteur. Or, ici rien de pareil : aucun témoin n'a parlé de tendances méchantes ou agressives de S... ; nous avons vu qu'il servait parfois de jouet aux mauvais plaisants, même aux enfants, et qu'il ne ripostait jamais. A l'asile d'aliénés, poussé à bout et frappé par un malade des plus tracassiers, il est resté parfaitement impassible et comme indifférent, quoiqu'il eût pu se défendre avec avantage. Le contraste entre la gravité extrême de l'acte incriminé et l'audace que sa perpétration a exigée, d'une part, et la douceur habituelle ainsi que le manque d'énergie de S..., d'autre part, ce contraste, disons-nous, a une haute valeur pour l'élucidation de la question qui nous occupe, surtout si l'on considère la futilité, on peut même dire l'extravagance du mobile qui l'a entraîné.

Dans le cours de son existence, Antoine S... n'avait eu que peu de rapports avec Michel, soit parce qu'il n'avait que rarement travaillé à Agnac, soit parce qu'il était naturellement peu communicatif, comme le sont presque tous les individus à intelligence bornée. Il n'avait jamais eu aucune discussion avec le Lancier, aucun intérêt matériel ne le guidait, aucune passion violente ne l'animait, en dehors du seul mobile qui a armé sa main. «Existait-il entre votre mari et Antoine S... aucun motif de haine quelconque ?» demandait M. le juge d'instruction, et la femme de la malheureuse victime répondait : « Je n'en connais pas, et mon mari n'en a jamais parlé. » De son côté, l'inculpé, dans son interrogatoire, répond au magistrat qui lui demandait s'il avait «quelque motif de haine et de vengeance envers Michel, dit le *Lancier* » : « Non, seulement il m'a fait boire la bouteille, et depuis je suis malade. » Michel jouissait d'ailleurs de l'estime générale, et tous les témoins s'accordent à dire qu'il la méritait sous tous les rapports.

Peu de temps après la scène d'Agnac, l'inculpé a parlé souvent de la maudite bouteille, et immédiatement après son arrestation, quelque instants après l'acte, il l'a encore rappelée devant le brigadier de gendarmerie et le commissaire de police. Enfin, un peu plus tard, dans l'interrogatoire que lui a fait subir M. le juge d'instruction, il a été plus explicite encore et a repris la chose de plus haut. Ses paroles si caractéristiques ont une haute importance pour la solution du problème qui nous occupe.

« Le jour de la Pentecôte de l'année dernière, j'étais allé au mas où habitait le Lancier. Le soir, je voulus allumer ma pipe au tison de la cheminée, mais je m'aperçus que la femme du Lancier, qui faisait bouillir quelque chose dans une casserole, voulait me le jeter à la figure. On me présenta la chandelle, mais cela ne me convint pas ; je couchai là avec Étienne Poujol. Le lundi de la Pentecôte, le Lancier mit une bouteille sur la table, je bus à la bouteille. Je remarquai que personne ne but après moi. Il y avait là Étienne Poujol, sa sœur, sa belle-sœur et deux autres de Saint-Jean-de-Védas, qui tournèrent tous le dos quand je bus. Depuis lors, je suis malade et ne puis pas travailler......

» *D*. Qu'y avait-il dans cette bouteille ?

» *R*. Quelque chose de rouge, mais ce n'était pas du vin. »

Nous ne nous arrêterons pas actuellement à faire ressortir tout ce que ce langage a de caractéristique dans la forme, quant au fond des idées, et aussi quant à leur enchaînement. Précédemment, en consultant M. Maraval, son médecin, il avait encore allégué la bouteille comme la cause de son mal. Enfin, partout et toujours, avant comme après l'événement fatal, il a constamment proféré les mêmes affirmations et presque identiquement dans les mêmes termes. A l'Asile, dans ces derniers temps, il a répété la même assertion. Il est donc parfaitement incontestable que cette conviction a été le seul mobile qui l'a poussé à tirer sur le Lancier. Un acte aussi grave que celui qui est reproché à l'inculpé est évidemment hors de proportion avec le motif qui l'a imposé ; un tel désaccord ne paraît pouvoir se produire que dans le cas où il existe des désordres considérables dans les facultés intellectuelles. Nous aurons à nous appesantir davantage sur cette considération, que nous nous bornons à signaler en passant.

Les faits nombreux que nous avons relatés et appréciés au point de vue médico-légal, nous conduisent à admettre qu'à l'époque même de l'acte incriminé, les facultés intellectuelles de S... présentaient des désordres importants dans leur exercice. Essayons maintenant de déterminer à quelle catégorie de perturbations pathologiques appartiennent ces lésions mentales si considérables.

4. *De l'existence d'une folie caractérisée.*— Nous l'avons dit bien des fois, l'intelligence de l'inculpé était naturellement bornée. Cette faiblesse intellectuelle constitutionnelle était assez intense pour mériter, à peu de chose près, le nom d'imbécillité. Nous avons même quelque raison de supposer que, dans ces dernières années et antérieurement à l'affaire d'Agnac, la faiblesse intellectuelle s'était accrue, probablement par suite des excès de boisson auxquels cet individu se livrait fréquemment, au dire d'un grand nombre de témoins.

Mais ce n'est pas tout; cette intelligence, déjà si pauvrement douée, subit de nouvelles atteintes. La scène d'ivresse d'Agnac, suivie de cette nuit passée si imprudemment en plein air, paraît avoir exercé une grande influence sur cette nouvelle phase de l'existence de cet individu. Une affection nerveuse se déclara, accompagnée bientôt ou peut-être même déjà précédée d'une maladie du cœur appréciable. De cet ensemble de maux résultèrent des sensations nombreuses et pénibles, qui eurent tantôt leur point de départ, tantôt leur point d'arrivée dans le cerveau. Antoine S... éprouva une chaleur intérieure qui le brûlait, particulièrement à la région épigastrique; il sentit ses forces diminuer : « *C'est depuis que j'ai bu cette bouteille que je ne peux plus travailler*, disait-il souvent; *depuis lors je ne suis plus rien, je ne suis plus un homme.* »

Ainsi, de même que la plupart des aliénés dont la maladie mentale en est encore à la période d'augment, l'inculpé avait en partie conscience de la gravité de son état; il sentait diminuer ses forces physiques et intellectuelles, et il voyait se produire son annihilation physique et morale; car, dès le début, la tendance vers l'affaiblissement radical du dynamisme physique et moral, c'est-à-dire vers l'abrutissement, pour nous servir d'une expression vulgaire, s'est révélée d'une manière incontestable. Cette tendance s'est dessinée de plus en plus; aujourd'hui les facultés intellectuelles sont considérablement affaiblies; il y a lieu de penser que la maladie suivra la même marche, et que le peu d'intelligence qui reste encore s'éteindra successivement.

Immédiatement après la scène d'Agnac, Antoine S... eut des illusions viscérales très-douloureuses, qui le jetèrent tour à tour dans l'engourdissement physique et intellectuel, ou dans une sorte de désespoir hypochondriaque qu'il renferma en lui-même, parce qu'il était naturellement concentré. Quelque peu intelligent qu'il fût, il comprit que tout cela avait une cause ; et, comme ces divers symptômes apparurent avec énergie le lendemain du lundi de la Pentecôte, il attribua ses souffrances, parfois intolérables, au vin qu'on lui avait fait boire ce jour-là à Agnac. Michel devint le principal auteur de tout le mal ; mais les autres personnes, qui pourtant avaient bu du vin avec lui, furent considérées comme complices, par suite d'une de ces interprétations bizarres et pourtant si fréquentes dans les cas analogues. L'inculpé avait cru remarquer que ces personnes s'étaient abstenues de boire après lui, quoiqu'elles eussent déjà bu avant lui du même vin; il crut remarquer aussi que ces personnes avaient tourné le dos pendant qu'il buvait. Il vit dans tout cela des preuves évidentes d'un complot tramé contre lui, et désormais il devint plus méfiant.

Divisant mentalement la population de son village en amis et en ennemis, il parlait aux uns et refusait de répondre aux autres; mais dans ces manifestations, il se montrait fantasque, bizarre, original, capricieux, suivant les dires des témoins, parce que ses propres impressions variaient singulièrement. Cependant, le genre de vie qu'il menait aggravant sa santé, il vit toutes choses plus en noir, le nombre de ses prétendus ennemis alla en augmentant, si bien qu'il finit même par observer un mutisme presque complet, se bornant de loin en loin à proférer des menaces de mort contre ceux qu'il considérait comme les plus coupables.

A tous ces traits, qui retracent un tableau fidèle, nous le croyons, des péripéties par lesquelles est passé l'esprit de l'inculpé, nous reconnaissons une véritable aliénation mentale, entée sur une imbécillité incomplète. Cette maladie, ayant la plupart des caractères de la folie des persécutions, doit être rangée à côté de cette forme d'aliénation mentale, sinon confondue avec elle. En effet, il s'est produit des illusions parfaitement caractérisées : illusions viscérales, telles que les sensations douloureuses internes, brûlures, etc., et illusions de la sensibilité spéciale. Par exemple, quand il raconte avoir vu « quelque chose de rouge dans la bouteille », et qu'il ajoute : « mais ce n'était pas du vin », il fait connaître une véritable illusion du dernier genre; car, en supposant un dépôt dans la bouteille, ce dépôt n'aurait pas eu la couleur qu'il signale. Bien plus, ce vin, que l'on venait de prendre à un tonneau désigné par le régisseur, n'avait pu encore former de dépôt dans la bouteille; les termes dont s'est servi l'inculpé écartent aussi cette supposition.

Rien ne nous indique d'ailleurs que S... ait éprouvé des hallucinations. Si la forme d'aliénation mentale observée dans ce cas n'est pas aussi nettement déterminée que la folie des persécutions type, cela tient, suivant toute apparence, à la faiblesse intellectuelle du sujet, faiblesse qui ne lui a pas permis de développer entièrement et de systématiser ses idées délirantes unies aux illusions. Faisons remarquer, en passant, comme nouveau trait de ressemblance, que les aliénés atteints de folie des persécutions sont très-portés aux actes de violence graves. C'est en effet à cette forme de maladies mentales que sont dus la plupart des homicides commis par des aliénés au sein de la société, soudainement, en dehors de motifs apparents ; et cependant le plus souvent longuement prémédités.

L'interprétation des faits à laquelle nous nous arrêtons, pour être rigoureusement vraie, doit être conforme aux données de la science recueillies à l'aide de l'observation clinique dans les grands établissements d'aliénés. Assurons-nous si cette concordance existe.

Les aliénés qui se croient persécutés gardent exactement les mêmes croyances délirantes, qu'ils perfectionnent cependant de temps en temps ; quelques-uns, pourtant plus mobiles, font subir à leurs croyances des modifications plus ou moins considérables ; mais tous conservent, parfois durant de longues années, les mêmes habitudes, les mêmes tics, les mêmes allures, la même attitude ; ils font des réponses à peu près identiques, se servent des mêmes mots, qu'ils prononcent avec des intonations toujours semblables à elles-mêmes. Chaque malade a cependant son cachet spécial qui le différencie assez nettement des autres aliénés de cette catégorie. Tel nous avons vu l'inculpé dans les premiers jours de notre examen, tel, à de faibles modifications près, nous le retrouvons aujourd'hui, après cinq mois et demi d'observation. Les dépositions des témoins portent à penser que, durant les quatorze ou quinze mois qui se sont écoulés entre la scène d'Agnac et l'homicide, il a été, à peu de chose près, ce qu'il est dans l'établissement; seulement la maladie mentale paraît s'être accentuée de plus en plus.

Ce qui est encore digne de remarque, ce sont les expressions dont s'est servi Antoine S... quand il a été question de ses conceptions délirantes ou des illusions. Il s'est plaint d'être *brûlé*, il a dit que depuis l'affaire de la bouteille il n'était *plus rien*, qu'il n'était plus *un homme*, qu'il ne *pouvait* plus travailler; il a ajouté : Depuis que le garde m'a fait boire la bouteille, *je ne me connais plus*, etc. Il s'exprime toujours de la même manière, et ses expressions ont un cachet d'individualité énergique en rapport avec l'intensité et la précision des impressions et des conceptions.

Un assez grand nombre d'aliénés de cette classe sont habituellement doux et ne deviennent terribles qu'au moment de la réalisation de leurs projets de vengeance; ils sont fréquemment taciturnes, méfiants et souvent très-obstinés à cacher leur délire. Avant d'accomplir leurs desseins, il méditent longtemps, soit qu'il y ait d'abord résistance victorieuse de leur part, soit que les impulsions, d'abord faibles, deviennent de plus en plus fortes et tout à fait dominatrices; quand ils agissent, le plus ordinairement ils subissent une sorte d'entraînement. L'inculpé a été et est encore à peu près tout cela; il est resté quatorze à quinze mois avant de commettre le meurtre qu'il méditait; un pareil délai serait vraiment étonnant chez un homme raisonnable, en supposant, comme cela est arrivé ici, que le projet fût presque toujours présent à l'esprit, fait démontré par les menaces réitérées un grand nombre de fois à des périodes indéterminées. Si nous poursuivions la comparaison, nous trouverions encore bien d'autres points de ressemblance; nous nous contenterons de faire ressortir la concordance qui a existé entre les symptômes somatiques et les désordres intellectuels et sensoriaux, par l'effet d'une relation sympathique ou peut-être même synergique que nous avons déjà signalée.

La vérification clinique que nous venons de faire, démontre que notre interprétation des phénomènes observés chez S... est légitime, puisqu'une pareille interprétation convient à des cas semblables, mais plus accentués, que l'observation médicale recueille journellement, et qui, dégagés de tout litige judiciaire, ne peuvent donner place à aucun doute.

Enfin, nous pourrions encore rapporter quelques exemples analogues à celui qui nous occupe, et concernant des individus qui avaient commis un homicide à peu près dans les mêmes conditions mentales, et qui, à la suite d'expertises médico-légales, furent renvoyés de la prévention. Telles sont les affaires des nommés T... R... et S..., affaires qui ont reçu, dans ces dernières années, leur solution à Marseille, et dont on trouvera le récit dans les *Annales médico-psychologiques*.

5. *Objections.* — Il nous reste, pour terminer notre tâche, à déterminer exactement si une part de responsabilité plus ou moins grande doit peser sur l'inculpé; mais avant de résoudre les questions délicates qui se rattachent à ce sujet, nous croyons nécessaire de répondre à quelques objections que la lecture de ce rapport pourrait suggérer.

1° La plupart des témoins appelés à déposer dans l'instruction ont déclaré qu'ils ne considéraient pas l'inculpé comme fou; il n'est pas jusqu'à la belle-sœur, jusqu'à la mère de l'inculpé qui, même après avoir rapporté des traits dénotant un véritable délire, ne disent «: Je ne l'ai jamais cru fou, et je ne le crois pas aujourd'hui»; la seconde : «Je ne le crois pas fou, car je ne lui ai pas vu faire des folies.» Il est facile d'ores et déjà de voir que le motif de l'opinion émise par la mère de l'inculpé infirme considérablement cette opinion elle-même. Tout le monde sait, en effet, que le vulgaire n'applique la qualification de *folies* qu'à des actes non-seulement de la dernière extravagance, mais encore essentiellement perturbateurs de l'ordre public. Les médecins d'aliénés ont reconnu que les malades qui *font le plus de folies* ne sont pas toujours, tant s'en faut, les plus fous; que le plus grand nombre des aliénés paisibles en réalité ou en apparence ont des altérations intellectuelles beaucoup plus profondes et beaucoup plus graves, et que c'est parmi ces derniers surtout que l'on trouve les malades les plus dangereux. Cette réflexion ne s'applique qu'aux aliénés qui ne sont pas en état de démence confirmée, et l'inculpé n'en est pas encore là.

Nous pourrions examiner ainsi successivement les quelques dépositions qui renferment une négation analogue plus ou moins nettement formulée, et montrer que chacune de ces déclarations est pareillement infirmée par les propres expressions du témoin lui-même, et pour ainsi dire à son insu. Qu'il nous suffise de rappeler qu'il résulte des dépositions de presque tous les témoins que l'inculpé était considéré comme capricieux, bizarre, fantasque, original, taciturne, etc.; qu'il refusait de parler à l'un et parlait à l'autre, etc.; que ses nouvelles habitudes sont qualifiées à la fois, dans la même déposition, comme le résultat de la fainéantise et comme se rattachant à la maladie dont Antoine S... se disait atteint, et dont personne n'a l'air de douter. L'un d'entre eux va même jusqu'à déclarer ceci : « Dans le village, il y a des gens qui disent qu'il doit être ensorcelé, mais moi je ne crois pas à ces bêtises. » Beaucoup reconnaissent que l'inculpé avait l'intelligence bornée. Plusieurs témoins nous apprennent que S... était souvent le jouet des habitants du village et surtout des enfants.... Il résulte de ces détails que des restrictions si nombreuses sont apportées à l'affirmation principale, que celle-ci est en grande partie détruite directement.

Nous ne pensons pas, du reste, que l'on doive accorder une grande importance à ces appréciations, qui n'ont, en définitive, d'autre valeur que celle que leur prête la personne qui les émet. Or, presque tous les témoins sont des paysans qui ne peuvent juger que d'après leurs connaissances, fort restreintes à cet égard. Le vulgaire, même lettré, manque rarement de commettre la même erreur. La chose est si connue et depuis si longtemps, qu'un auteur estimé par ses connaissances et son expérience dans la médecine légale des aliénés, a cru devoir prémunir contre ce préjugé en inscrivant ces paroles dans son excellent ouvrage : « On se figure dans le monde qu'il n'y a de fous[1]

[1] H. Marc; *De la folie considérée dans ses rapports avec les questions médico-judiciaires*, tom. I, pag. 404.

que ceux qui extravaguent complètement, et d'imbéciles que ceux qui sont entièrement dépourvus d'idées, etc.» Ce médecin légiste appuie cette pensée de considérations que nous ne pouvons rapporter ici.

Une circonstance dont il faut tenir grand compte, explique les appréciations des témoins auxquelles nous faisons allusion. L'inculpé était méfiant, peu communicatif et d'une grande taciturnité, surtout dans les derniers temps de son séjour à F... Comme il était tranquille, on ne poussait pas plus loin une enquête presque impossible, et l'on ignorait tout ce qu'il y avait de désordonné et de dégradé dans cet esprit fortement atteint par la maladie.

2° Les pages qui précèdent reposent évidemment sur l'idée qu'il n'y a de la part de S... aucune simulation de folie. Afin de rendre plus faciles à comprendre les motifs de notre manière de voir à ce sujet, nous avons renvoyé à la fin du rapport l'examen de cette question. Le problème de la simulation a attiré cependant, dès le début, toute notre attention, et nous sommes parfaitement en mesure d'en donner une solution motivée. Mais, pour ne pas étendre outre mesure ce mémoire, nous nous contenterons de présenter un court résumé.

On ne doit pas se dissimuler que S..., quoique paraissant actuellement plongé dans un état de dégradation intellectuelle intense, sorte d'abrutissement moral, a conservé cependant plus d'intelligence qu'il ne semble en avoir. Entre autres preuves que l'on peut donner de cette assertion, se trouvent les regards furtifs, méfiants et doués d'une assez grande vivacité qu'il jette sur les personnes qui s'approchent de lui. Cette observation est de nature à inspirer d'abord une certaine suspicion à son égard, et nous ne devons pas cacher que, dans les premiers temps de notre examen, nous nous sommes tenus en garde contre lui, et que nous avons cru devoir nous attacher à nous assurer si l'inculpé ne cherchait pas à tromper en feignant une torpeur intellectuelle infiniment plus grande qu'elle ne l'aurait été réellement. L'examen attentif auquel nous nous sommes livrés, sous ce rapport, a complètement détruit cette première impression.

Quoique Antoine S... ait évidemment un peu plus d'intelligence que son attitude ne semblerait l'indiquer, il n'en a conservé, en somme, que bien peu. Sans doute, la crainte qui le domine presque constamment lui inspire une réserve, une méfiance continuelle et universelle qui accroît la concentration naturelle chez lui; mais cette méfiance non motivée est évidemment vague, elle ne lui inspire jamais aucun acte de nature à le protéger, aucune parole véritablement intelligente. Ses regards furtifs, qui semblent révéler quelque chose, ne se rattachent guère qu'à l'*instinct* de conservation. Ils se reproduisent toujours de la même manière, quelle que soit la personne qui s'approche de lui et dans toute circonstance.

D'autres considérations sont aussi de nature à faire repousser le soupçon de simulation. Tous les témoins déclarent que l'inculpé a toujours eu l'esprit borné. Comment comprendrait-on qu'un individu naturellement si peu intelligent et dépourvu de toute instruction, pût simuler si parfaitement l'imbécillité avec affaiblissement consécutif des facultés intellectuelles et prédominance d'idées de persécutions, c'est-à-dire cet ensemble des désordres intellectuels que nous pensons exister réellement chez lui. Il faut, pour tromper des yeux exercés, un esprit des plus déliés, et encore même concevons-nous difficilement que la fraude puisse être soutenue si longtemps. L'inculpé est depuis plus de cinq mois à l'Asile, et il lui aurait fallu, pour jouer ce rôle, une ténacité dont les hommes les mieux trempés sont à peine capables. Quand un individu médiocrement intelligent veut simuler la folie, il choisit précisément les formes les plus bruyantes, il craint toujours de n'en pas faire assez; tandis que S... ne cherche jamais à attirer les regards.

Depuis son entrée, l'inculpé a toujours été exactement le même, nous l'avons déjà constaté. Le voir un jour, c'est l'avoir vu un mois: ses allures, ses habitudes, son maintien, rien ne change; il y a là-dedans un naturel qu'il est impossible, même au plus habile, de simuler; et quant à la physionomie, un homme, quelque attentif et rusé qu'il soit, ne pourra jamais se donner une pareille expression d'hébétude et surtout la conserver partout et toujours.

On ne comprendrait pas non plus comment il aurait pu, dans le but de tromper, revêtir d'emblée et si bien tous les caractères de ce rôle; les criminels les plus rusés ne réussissent jamais si parfaitement, du premier coup. Il n'aurait pas manqué d'ailleurs de mettre à profit son séjour au milieu des aliénés pour se perfectionner dans sa simulation ; il ne l'a pas fait : tel il était, tel il est ; il n'a rien ajouté, rien retranché.

La simulation de folie présente des difficultés extrêmes. Tromper quelques jours, c'est possible ; mais tromper pendant des mois entiers quand, placé dans un établissement spécial, on est constamment, et de jour et de nuit, sous la surveillance d'agents habitués à étudier les aliénés et à les diriger, c'est là une tâche qui ne peut être accomplie que par certains esprits exceptionnels. Antoine S... n'aurait pas été de force à pouvoir même l'essayer.

Nous nous sommes arrêtés trop longtemps sans doute sur cet article, car véritablement la question ne saurait actuellement susciter des doutes tant soit peu prolongés.

De la responsabilité ; du libre arbitre. — Nous avons établi précédemment que l'inculpé ne jouissait pas du plein exercice de ses facultés intellectuelles à l'époque de la réalisation de l'acte qui lui est imputé. A la rigueur, cette conclusion devrait suffire pour le décharger de toute responsabilité morale. Néanmoins, la question est trop importante pour qu'il n'y ait pas utilité de la traiter d'une manière plus approfondie. D'ailleurs, certaines circonstances de l'affaire étant peut-être de nature à jeter quelques doutes dans l'esprit, nous avons une raison de plus de discuter quelques instants ce sujet.

Pour apprécier la part de responsabilité qui peut revenir à un individu dont l'intelligence est seulement bornée, il faut scruter soigneusement les faits pour découvrir jusqu'à quel point il apprécie la portée morale et légale de l'action qui lui est reprochée. L'inculpé ne paraît pas se douter de la gravité de l'accusation qui pèse sur lui, et les moyens qu'il a employés pour s'y soustraire sont tellement puérils qu'ils peuvent être invoqués comme la preuve de l'existence, chez lui, d'une faiblesse intellectuelle considérable. Quoiqu'il ait tiré deux coups de feu devant plusieurs personnes qui n'étaient qu'à quelques mètres de lui, et qu'il avait aperçues puisqu'il rentrait à peine ; quoiqu'il se soit placé sur le seuil de la porte, parfaitement en vue lui-même, il s'est borné devant le juge d'instruction à nier tout ; il a assuré même n'avoir pas touché de fusil. Il a prétendu, en outre, n'avoir pas vu le Lancier, tandis qu'en présence d'un grand nombre de personnes, à la place du village, où il était assis sur une poutre, il n'avait pas *cessé de le suivre des yeux pendant une demi-heure*. De pareilles dénégations ne peuvent provenir que d'un individu dont l'intelligence est trop faible pour apprécier la valeur des circonstances qui le chargent, et aussi par conséquent la gravité du fait principal. Il n'y a pas lieu d'invoquer contre notre interprétation le fait même de la dénégation, pour chercher à démontrer que S... comprend sa culpabilité. Les aliénés, même ceux chez lesquels la maladie mentale est la plus intense, se cachent généralement quand ils commettent une faute, et le plus souvent ils cherchent à la dissimuler. Tout en sachant que pour d'autres c'est une faute, ils n'apprécient pas mieux la valeur morale de l'acte auquel ils se livrent; ils nient au besoin après l'avoir commis. Les idées de droit, de devoir, de justice, sont éteintes, ou singulièrement obscurcies, ou encore bizarrement détournées de leurs applications légitimes et logiques. Ne trouve-t-on pas quelque chose d'analogue, en un certain sens, chez les animaux domestiques? et cependant il ne vient à l'esprit de personne de les rendre responsables, dans toute l'acception du mot. Mais l'inculpé n'avait pas seulement une imbécillité plus ou moins considérable, il présentait, en outre, des signes évidents d'une altération mentale grave et acquise. Quelles conséquences doit-on tirer de ce fait au point de vue de l'imputabilité?

Tous les actes humains dérivent nécessairement d'un instinct ou d'une pensée.

Quand ils proviennent purement et simplement d'un instinct, sans aucune intervention de l'intelligence consciente, ils ne sont pas imputables, parce que l'esprit n'a pas été appelé à délibérer sur leur convenance morale. La plupart des actes physiologiques sont dans ce cas. L'homicide commis par Antoine S.... n'appartient pas évidemment à cette catégorie, puisque son intelligence a été mise en jeu dans la conception et la perpétration.

Les actes qui se rattachent à une pensée (et dans cette classe sont évidemment contenus ceux qui sont inspirés par un sentiment ou une passion), ces actes ont toujours un ou plusieurs mobiles. Leur étude est de la plus haute importance dans la médecine légale des aliénés.

Les mobiles d'action ne sont autre chose que la pensée ou le sentiment plus ou moins exalté qui a engendré la tendance à réaliser l'acte. Chez les personnes saines d'esprit, ces mobiles sont écoutés quand ils sont légitimes dans leurs tendances; ils doivent, au contraire, être rejetés et comprimés quand ils violent la loi morale, sous peine d'encourir une responsabilité complète. Pour les aliénés, les choses ne se passent pas ainsi: comme les autres hommes, ils ont des mobiles d'action; mais ces mobiles, étant altérés pathologiquement dans leur source, engendrent fréquemment des impulsions perverses. Il importe donc, pour apprécier la moralité d'un acte, de s'assurer si le mobile est légitime. Étudions dans cet esprit l'acte imputé à Antoine S...

Ici, nous nous trouvons en présence d'une des principales difficultés de l'affaire, et nous ne devons ni la taire ni l'éluder.

Dans le village de F..., qu'habitait l'inculpé, plus encore peut-être que dans d'autres villages des environs de Montpellier, un assez grand nombre d'habitants croient à une sorte de sorcellerie, et en particulier au mauvais œil; ils s'imaginent que certaines personnes ont le pouvoir de faire du mal à d'autres, soit en les regardant, soit à l'aide de certaines pratiques connues d'elles seules. S..., ayant toujours vécu à F..... au milieu de pareilles croyances, a dû les partager plus que tout autre; il a dû être d'autant plus dominé par de pareils sentiments, que son esprit borné et inculte ne lui fournissait que peu de lumières et de résistance.

L'inculpé, à Agnac, le lundi de la Pentecôte, s'imagina que le garde Michel, en complicité avec quelques autres personnes, a mis dans le vin qu'il lui a fait boire une substance malfaisante qui a eu pour effet de l'annihiler au physique et au moral; il a éprouvé des souffrances physiques et morales intolérables, et il a voulu y mettre fin en se débarrassant de l'auteur de ses maux; peut-être aussi une idée de vengeance se mêlait-elle à l'idée de préservation. Mais comment S... a-t-il eu la pensée que le garde Michel, qui n'avait eu jusque-là que de bons rapports avec lui, qui ne pouvait être mû par aucun intérêt ni par aucune passion, avait voulu lui faire subir un traitement si atroce? Il a cru à la réalité d'une persécution si terrible de la part de Michel, parce qu'il était imbu des idées de sorcellerie; il a cru aux mauvais effets des pratiques qu'il attribuait au malheureux garde et à ses prétendus complices, parce qu'il croyait à la possibilité de pareils maléfices. Si cette explication est exacte, et tout prouve qu'elle l'est, il n'existerait plus guère de disproportion entre l'énormité de l'homicide commis par S... et le motif qui l'a inspiré. Dès-lors, si l'action n'est pas légitime, elle est pourtant logique. S... s'est tout simplement vengé du tort immense et irréparable qui lui a été fait. Le désaccord entre la gravité de l'acte et la futilité du motif, qui excitait par lui-même un juste étonnement et un violent soupçon d'aliénation mentale chez l'inculpé, cesse évidemment, et cet homme rentre incontestablement dans la catégorie des coupables, car son crime est expliqué en dehors de toute considération empruntée à la pathologie mentale. Quoique nous pensions que l'homicide a été véritablement commis par S... sous l'influence de la croyance que nous venons de mentionner, nous n'en persistons pas moins à le considérer comme aliéné, et même à regarder ce meurtre comme un acte dérivant directement de son état de folie. Pour appuyer cette manière de voir, il importe que nous rappelions une fois encore ce qu'était l'inculpé au point de vue intellectuel, lors de la scène d'Agnac, et puis à l'époque du fatal événement du 23 juillet.

L'inculpé se trouvait dans l'habitation de Michel, le jour même de la Pentecôte : il s'imagina que la femme du Lancier avait l'intention de lui jeter à la figure ce qu'elle faisait bouillir dans une casserole ; on lui présenta ensuite une chandelle pour allumer sa pipe, mais *cela ne lui convient pas,* ce sont ces expressions ; évidemment son esprit travaillait déjà et se créait des chimères. Sa croyance à la sorcellerie prenait en quelque sorte un corps ; il commençait à lui donner une application déterminée. Le lendemain eut lieu la scène de la bouteille ; sans en rapporter toutes les circonstances, nous ne pouvons nous dispenser de rappeler, d'après le propre récit de S...., quelques faits caractéristiques. Il remarqua que personne ne but après lui, et il eut des soupçons extravagants, quoique plusieurs autres personnes eussent bu avec lui ; puis il crut s'apercevoir que les assistants tournaient *tous* le dos quand il but ; enfin, il s'imagine voir dans cette bouteille quelque chose qui n'était pas du vin, illusion d'aliéné caractérisée. Évidemment l'esprit de S... commençait déjà à être troublé : s'il n'avait eu que son imbécillité naturelle, très-probablement il n'aurait pas enfanté toutes ces conjectures bizarres, et il n'en aurait pas déduit que Michel et ses complices lui avaient brûlé le corps. Ainsi, dans cette circonstance, la croyance à un acte de sorcellerie de la part de Michel n'a pris pied définitivement dans son esprit que parce qu'il existait déjà un certain désordre mental.

Ce n'est pas tout : le trouble intellectuel fit de nouveaux et grands progrès dans les quatorze et quinze mois qui s'écoulèrent entre la scène précédente et l'homicide. Les principales circonstances qui accompagnèrent ou suivirent cet acte offensif, et dont nous avons apprécié la valeur au point de vue médico-légal, nous ont démontré qu'alors l'intelligence de S... était profondément ébranlée. Par suite de l'extension croissante qu'avaient acquise les perturbations physiques et morales, la croyance à un maléfice qu'il attribuait à Michel était devenue tout à fait certaine pour lui. Ce sont principalement ces perturbations qui ont donné à cette croyance toute sa puissance, et qui, par suite, ont fait naître chez l'inculpé l'idée d'en finir. Ainsi, le mobile de l'homicide se rattache directement aux désordres morbides de l'intelligence, c'est-à-dire à la folie qui l'envahissait de plus en plus. La foi dans les manœuvres des sorciers n'a plus qu'une influence accessoire; car la puissance qu'elle a acquise et l'application qu'en a faite S..., est entièrement du domaine de l'aliénation mentale. Les lésions physiques et morales qu'éprouvait l'inculpé étaient graves, profondes et étendues ; à ces conceptions délirantes se joignaient probablement encore des illusions préalablement constatées en plusieurs circonstances. Son délire le dominait entièrement, ce que démontrent pleinement le nouveau genre de vie qu'il menait, son attitude, sa méfiance universelle, ainsi que les révélations qu'il faisait de temps à autre. Or, quand un individu est absorbé à un aussi haut degré par des conceptions délirantes, il est maîtrisé par elles, il vit dans un mode presque entièrement imaginaire; en d'autres termes, il est frappé de folie caractérisée; dès-lors il cesse d'être responsable de ses actes, quelque regrettables qu'ils soient d'ailleurs.

Nous avons déjà montré, dans une autre partie de ce rapport, que le jour de l'homicide, après avoir attaché avec fixité ses regards sur l'infortuné Michel pendant près de demi-heure, S..., troublé par cette contemplation, donna toutes les marques d'un bouleversement profond, et qu'il subit dès-lors une sorte d'entraînement aveugle; il n'y a plus de jugement et de résistance possible chez un homme en proie à de pareilles impulsions; les actes qui en sont la conséquence ne peuvent plus lui être imputés; sa responsabilité est complètement suspendue.

Pour résumer les pages consacrées à la question du libre arbitre, nous dirons : Si S... avait eu simplement l'imbécillité qui avait existé de tout temps chez lui, il y aurait peut-être lieu de lui réserver une certaine part de responsabilité. Mais, à partir de la Pentecôte notamment, des perturbations morales graves sont venues frapper son esprit, déjà bien faible. L'existence de ces perturbations est mise hors de doute par les circonstances et les observations que nous avons exposées, ainsi que par les confidences que l'inculpé a faites au sujet de ses souffrances, bien longtemps avant l'événement malheureux du 23 juillet dernier.

Il ne nous reste plus, pour en terminer avec cette affaire délicate, qu'à poser les conclusions qui se déduisent des faits ci-dessus relatés et des appréciations que nous en avons présentées.

Conclusions. — 1° Antoine S... était déjà atteint d'imbécillité notable, quoique incomplète, et résultant d'un arrêt de développement intellectuel qui remontait très-probablement aux premières années de son enfance.

2° Cette faiblesse intellectuelle le rendait plus apte à être dominé par les préjugés superstitieux, si répandus dans son village au sujet des sorciers.

3° L'inculpé se livrait depuis longtemps à des excès de vin qui n'avaient pu que lui être préjudiciables à tous égards, notamment en affaiblissant son système nerveux, et en le rendant moins apte à supporter de nouveaux excès.

4° Une maladie organique du cœur, accompagnée de symptômes nerveux intenses et douloureux, est survenue ou s'est notablement aggravée à la suite de l'ivresse si facilement contractée à Agnac, le lundi de la Pentecôte 1860, suivie d'une nuit passée en plein air dans de mauvaises circonstances météorologiques et de fâcheuses conditions individuelles.

5° S... n'ayant pas, à cause de la faiblesse de son esprit, un discernement suffisant pour considérer ses souffrances comme résultant d'une maladie ordinaire, a cru être *brûlé* par une espèce de poison qu'on lui avait donné à Agnac, à titre de maléfice.

6° Cette maladie organique et nerveuse, ainsi que la forte préoccupation morale qui en a été la conséquence, ont déterminé une perturbation des facultés intellectuelles assez considérable pour constituer une folie caractérisée, accompagnée d'illusions.

7° Cette aliénation mentale, qui se rapproche beaucoup de la maladie connue sous le nom de *folie des persécutions*, a tellement absorbé la personnalité de l'inculpé, que des changements importants se sont réalisés dans sa manière d'être, ses habitudes, son genre de vie, ses déterminations, etc.

8° L'homicide commis le 23 juillet dernier dérive des conceptions délirantes et des illusions, symptômes constitutifs de cette sorte de folie des persécutions.

9° Quoique incomplète, l'imbécillité naturelle de S... a non-seulement facilité l'explosion de la folie, mais elle a contribué encore à étouffer, chez lui, l'appréciation morale et le sentiment de résistance aux impulsions morbides homicides.

10° En perpétrant l'acte qui lui est reproché, l'inculpé n'avait pas suffisamment conscience de la portée criminelle et morale de cet homicide. S..., ayant donné la mort alors qu'il n'avait plus son libre arbitre, doit être, nous le pensons, déchargé de toute responsabilité morale et judiciaire.

11° L'état actuel de S... tend à s'aggraver de plus en plus; il est tel actuellement, que nous ne croyons pas que l'inculpé puisse comprendre suffisamment les charges qui pèseraient sur lui et les combattre en connaissance de cause, s'il était traduit en cour d'assises; en un mot, prendre aux débats judiciaires la part que réclamerait la défense de ses intérêts.

12° Comme corollaire des conclusions qui précèdent, nous ajouterons que cet état mental ne nous paraît comporter, à l'égard de l'inculpé, que des mesures administratives, dans le but sauvegarder la société. — (Montpellier, 25 janvier 1862.)

Dernière période de la maladie. — Les conclusions du rapport médico-légal que nous venons de transcrire furent adoptées par M. le juge d'instruction. Ce magistrat rendit, en effet, une ordonnance de non-lieu.—Par arrêté de M. le préfet, la maintenue de ce malade à l'Asile fut prononcée. S... est donc resté dans l'établissement jusqu'à son décès, qui eut lieu le 25 septembre 1864 et dans les conditions physiques que nous aurons à indiquer.

Avant de mentionner les circonstances qui ont déterminé la mort de ce malade, il est nécessaire, pour compléter cette histoire, de faire connaître les principaux résultats de notre observation pendant les vingt mois qui se sont écoulés depuis le dépôt du Rapport jusqu'au décès d'Antoine.

Ce malade conserva la même attitude, les mêmes allures; il continua à se montrer pendant longtemps inoffensif et docile. Néanmoins, durant la seconde année de son séjour à l'Asile, on le vit deux ou trois fois réagir, mais mollement, contre les tracasseries de certains malades.

Le sentiment intense de méfiance que nous avons constaté ne l'abandonna pas. Ce sentiment était général; toutefois il se manifestait davantage à l'égard des malades nouveaux venus et des personnes qu'il voyait pour la première fois. Il était évidemment dominé presque constamment par la crainte et le soupçon; il persistait à croire qu'on voulait l'empoisonner. Ses gestes, son attitude, sa physionomie, révélaient manifestement chez ce malade l'existence et la permanence de ce sentiment. C'est ainsi qu'il était très-capricieux au sujet des aliments qu'on lui présentait: tantôt il acceptait, tantôt il refusait d'abord, hésitait, et puis le plus souvent finissait par accepter. Sa santé s'altérait de plus en plus. On lui avait prescrit la diète lactée, mais quoi que l'on fît, on ne put le décider à prendre du lait. Vers les derniers temps de sa vie, et alors qu'il était alité, sa mère vint le visiter à l'infirmerie; il parut la voir avec quelque plaisir, cependant il se borna à lui dire, alors qu'elle l'engageait à accepter les aliments qu'on lui donnait : « Ces brigands, ces canailles, ces assassins, veulent m'empoisonner; je suis perdu! » Peu de temps avant, il avait répondu au sous-surveillant, qui le questionnait sur les motifs qui l'avaient porté à tuer le garde Michel : « Il avait mis quelque chose dans le vin. » Du reste, il fut très-bref et dans l'accent et dans les paroles. Pendant les vingt derniers mois de séjour qu'il a faits à l'Asile, il n'a parlé que dans ces deux circonstances.

Ainsi, les mêmes conceptions délirantes ont subsisté jusqu'à la fin. Antoine a cru jusqu'au dernier moment que le nommé Michel avait, par suite de quelque moyen plus ou moins occulte, altéré sa santé, et il a persisté à lui attribuer tous les maux qu'il éprouvait et qui allaient en croissant.

Quoique observant un mutisme absolu et perpétuel vis-à-vis de tout le monde sans exception, on le voyait assez souvent murmurer et parler à demi-voix; il semblait être alors en conversation avec un personnage imaginaire auquel il avait l'air de répondre; car, dans ces moments, il prenait l'attitude de quelqu'un qui, tout en écoutant, regarde fixement un interlocuteur. Cette particularité s'est renouvelée assez souvent et avec des caractères si précis, qu'il n'est guère possible de douter que S... n'ait eu à l'Asile, de temps en temps, des hallucinations de la vue et de l'ouïe.

Généralement il restait plongé dans la tristesse, tout révélait en lui la dépression; néanmoins on l'a vu plusieurs fois sourire tout seul, et comme s'il était sous l'impression d'idées fort gaies. Ces sourires se produisaient d'ordinaire pendant les conversations qu'il paraissait tenir avec un personnage imaginaire.

On essaya de le distraire en l'occupant à divers travaux, sans pouvoir réussir. L'activité, l'énergie et même l'adresse paraissaient lui faire complètement défaut. Après l'avoir appliqué vainement à des travaux auxquels il n'était pas, il est vrai, habitué, on tenta de l'employer au jardin à quelques terrassements; mais il ne put conduire une brouette ni même en tenir les bras soulevés.

Il fut évident pour nous que la démence se révélait avec ses caractères ordinaires; l'affaiblissement des facultés intellectuelles devint, en effet, de plus en plus prononcé. Vers la fin de son existence, il était réellement indifférent à tout ou à presque tout, et sa mémoire elle-même paraissait sérieusement atteinte. Néanmoins, jusqu'au dernier moment, il manifesta quelque satisfaction à recevoir les visites de sa mère, mais ce contentement ne se traduisait jamais par des gestes expressifs et encore moins par des paroles.

Nous avons dit que, dans l'établissement, il avait eu de bonne heure des caprices au sujet de l'alimentation ; ces caprices devinrent de plus en plus fréquents. Ce n'était pas d'une manière constante qu'il refusait tout ou partie des aliments, mais par périodes seulement. En dernier résultat, quelque peine que l'on se donnât pour l'engager ou le contraindre, il ne prenait pas une quantité d'aliments suffisante pour soutenir convenablement ses forces.

Aussi sa santé commença-t-elle à s'altérer d'une manière sérieuse après un an de séjour à l'Asile ; dans les premiers temps, au contraire, il avait repris des forces et même acquis de l'embonpoint. Il faut compter aussi, parmi les causes de ce dépérissement, la tristesse profonde qui le minait, et qui dérivait de sa conception délirante primitive. Cette conception ne s'était pas effacée, elle s'était seulement étendue, et, par l'oppression affective permanente qu'elle déterminait, elle contribuait largement à épuiser ses forces physiques.

Le dépérissement faisait des progrès sans qu'on pût le rattacher à aucune maladie, car l'hypertrophie du cœur que nous avons constatée au début, et qui d'ailleurs n'avait jamais été considérable, avait notablement diminué. Nous pûmes nous assurer de cette amélioration à l'aide de l'auscultation. L'affaiblissement physique général finit néanmoins par amener la production d'une maladie locale déterminée : un épanchement de sérosité, médiocre du reste au point de vue de la quantité, se réalisa dans la plèvre gauche ; il s'y joignit une diarrhée qui, bien que présentant des temps d'arrêt, était essentiellement débilitante. S... finit par succomber le 25 septembre 1864. Il s'était écoulé plus de trois ans depuis le déplorable événement de F...

En résumé, pendant toute la durée de son séjour à l'Asile et jusqu'à la fin, Antoine S... conserva la conception délirante qui l'avait poussé à commettre un homicide ; il ne cessa de croire qu'il avait été la victime d'un maléfice de la part de Michel. Il éprouva en outre, dans l'établissement, des hallucinations de la vue et de l'ouïe. Tout porte à croire que ces graves perturbations morbides existaient déjà à l'époque de la perpétration du meurtre. Nous avions pu constater l'existence, pendant cette période, d'illusions de la vue. D'après ce que nous avons observé ultérieurement, nous sommes autorisé à penser qu'au moment du meurtre le délire sensoriel était constitué aussi par des hallucinations de la vue. La démence est survenue peu à peu, comme cela se voit communément, et le délire s'est généralisé, en ce sens que les craintes sont devenues plus vagues et se sont pour ainsi dire universalisées. Mais le délire de ce malade a conservé la même forme et la même direction mieux qu'on n'aurait pu le penser, si l'on en avait jugé seulement d'après l'intensité de l'affaiblissement intellectuel et physique.

Nous avons rapporté cette histoire dans tous ses détails, parce que, dans le cours de cette étude, nous aurons à invoquer un grand nombre de particularités caractéristiques qu'elle contient. Pour clore totalement cette observation, il ne nous reste plus qu'à indiquer les résultats nécroscopiques. Il est intéressant de les connaître, même quand ils ne peuvent rendre compte de la maladie et des perturbations qui s'y rattachaient.

AUTOPSIE. — *Habitude extérieure* : Amaigrissement général assez marqué ; toute la surface de la joue est décolorée, exsangue.

Tête : Les os du crâne sont décolorés, plus durs, un peu plus épais que d'habitude.

Encéphale : La dure-mère, la pie-mère et l'arachnoïde, toutes ces membranes, sont presque exsangues. La substance grise est un peu plus pâle que d'habitude, sa consistance est normale ; la substance blanche n'offre rien de particulier. Les ventricules latéraux contiennent environ 2 centimètres cubes de sérosité grisâtre, ils sont un peu décolorés. Le cervelet, la protubérance annulaire et le bulbe rachidien ne présentent aucune altération.

Thorax : La *plèvre* du côté gauche renferme environ un demi-litre de sérosité verdâtre tenant en suspension de petits flocons albumineux. Le poumon gauche est un peu moins volumineux qu'à l'état normal, il est décoloré, exsangue à la surface ; à l'intérieur et par la section on trouve de la congestion, il y a aussi de la sérosité sanguinolente et spumeuse. Cet organe crépite sensiblement dans toute sa hauteur.

Le poumon droit a le volume ordinaire, il est coloré en rouge à la surface; par la section on constate une congestion bien marquée; de la sérosité spumeuse et sanguinolente s'en échappe en assez grande abondance. Un fragment jeté sur l'eau (fragment pris vers la base) surnage incomplètement. Ce poumon crépite moins que d'ordinaire.

Le péricarde contient un verre à bordeaux de sérosité; à l'intérieur comme à l'extérieur, cette enveloppe est décolorée, exsangue. — Le cœur est également décoloré à sa surface, assez exsangue; il présente un volume plus grand qu'à l'état normal, ses cavités sont un peu dilatées dans leur ensemble, et les parois en sont faiblement amincies; on ne constate aucune altération des orifices ni de l'endocarde.

Abdomen : L'enveloppe péritonéale du foie, la surface extérieure de l'intestin, présentent des granulations miliaires (sorte d'éruption) blanchâtres, assez dures au toucher et qui paraissent être des tubercules. La section de ces granulations offre un point jaunâtre au centre. Les ganglions mésentériques sont hypertrophiés, durs; par la section, on trouve un point central jaunâtre. Les anses intestinales, depuis l'ombilic jusque dans le petit bassin, sont gorgées de sang; sur certains points le sang est sous la forme d'une couche très-mince, sur d'autres la couche est plus épaisse et a presque un centimètre. Sur quelques anses intestinales, celles surtout du grand et du petit bassin, la couche de sang environne la circonférence extérieure de l'intestin. Ce sang est d'un rouge vif, il adhère assez fortement. Le frottement en enlève la plus grande partie ; cependant une couche mince reste adhérente. Dans le petit bassin, en arrière de la vessie, on trouve des caillots sanguins du volume d'un pois-chiche. Après avoir examiné attentivement l'intestin, nous avons remarqué plusieurs érosions du gros intestin, dont quelques-unes ont le diamètre d'une pièce de 20 centimes ; ces érosions vont jusqu'à la membrane muqueuse, qui est intacte. La membrane séreuse et la membrane musculeuse sont détruites, elles ont disparu presque entièrement à chaque érosion. Ces érosions paraissent dues à la fonte de petits amas de tubercules miliaires et conglomérés. Ce ramollissement a occasionné, selon toute probabilité, l'ouverture des petits vaisseaux artériels (destinés à la nutrition du gros intestin) en plus ou moins grande quantité. L'altération de ces ramuscules artériels n'a probablement eu lieu qu'aux points d'érosion, c'est-à-dire dans les points où les deux premières membranes sont absentes; ce qui paraît venir à l'appui de cette explication, c'est que nulle autre part on ne trouve de lésion de vaisseaux.

Tous les autres organes abdominaux ne présentent rien de particulier, si ce n'est de la décoloration.

Comme dernière réflexion, nous ajouterons que l'examen nécroscopique nous a pleinement donné la raison de l'affaiblissement progressif observé surtout six mois après son entrée à l'Asile, mais il ne nous a pas expliqué directement la production et le développement des perturbations sensorielles, affectives et intellectuelles.

OBSERVATION III[1].

Folie des sortiléges; hallucinations et illusions de la vue et de l'ouïe. — Alcoolisme chronique avec exacerbations par suite d'abus de boissons fréquemment réitérés. — Influence héréditaire probable. — Assassinat et tentative de meurtre. — Ordonnance de non-lieu.

François Pisser, âgé aujourd'hui de 34 ans, est né à Liepvre, petit village perdu dans les Vosges, du département du Haut-Rhin. Ni son père ni sa mère n'ont été aliénés; un de ses oncles cependant passait pour fou, et mourut sans avoir recouvré sa raison.

Pisser fut très-malheureux dans son enfance, et eut à subir les injustices d'une marâtre. De loin en loin il parut sur les bancs de l'école, mais il n'apprit cependant ni à lire ni à écrire. Quand il eut la force de manier un outil, on le fit travailler aux champs ou à la forêt; pendant la mauvaise saison il était tisserand.

Il n'eut d'autre distraction que le cabaret le dimanche, et le soir à la veillée il entendait raconter des histoires de sorcières et de revenants; aussi son intelligence resta-t-elle inculte et obtuse. Les principes religieux qu'on tenta de lui donner n'éclairèrent nullement son esprit disposé à la superstition. Le diable et l'enfer seuls lui laissèrent une impression durable, et furent pour lui le dernier mot de cet enseignement. En 1852, il fut pris par la conscription et quitta son village sans regret.

Arrivé au régiment, il se signala par sa mauvaise conduite et s'adonna à des excès de toute sorte, surtout à des excès d'ivrognerie. A Rouen par exemple, en 1859, il fut le principal acteur d'une scène qui mérite d'être rapportée. Il alla boire avec des camarades, s'enivra,

[1] Résumé d'un *rapport médico-légal* rédigé par M. Dagonet, médecin de l'asile Sainte-Anne. (*Ann. méd.-psych.*, 1867, pag. 423.)

et se rendit dans une maison de prostitution. Il y demanda à boire : un refus provoqua un accès de fureur dans lequel il proféra les plus violentes menaces, il tira même son sabre ; on parvint cependant à l'expulser.

Dans la rue, cette arme à la main, il poursuivit indistinctement toutes les personnes qui s'offraient à sa vue, sans néanmoins frapper personne.

Des camarades le ramenèrent au quartier, et il n'eut à subir aucune punition pour cette scène effrayante. Il pensa que s'il avait échappé à la prison, ce fut grâce à une *influence occulte* dont il lui est difficile de se rendre compte.

Ce fait dénote, à notre avis, chez Pisser et caractérise un esprit bizarre et violent, dominé par des idées de méfiance, empreint d'une grossière superstition, et qui plus tard, sous l'influence d'un délire nettement accentué, devait lui faire commettre le double meurtre dont il est accusé.

Pisser fit la campagne de la Baltique, la fin de la campagne de Crimée ; il passa dans plusieurs garnisons, tant en France qu'en Afrique ; il se réengagea dans cet intervalle, et enfin, en 1862, il partit pour le Mexique avec son régiment ; il y fut soumis à de grandes fatigues sous un climat brûlant.

Cependant les excès alcooliques n'avaient pas cessé ; au contraire ils se multiplièrent, grâce au bon marché de l'eau-de-vie de canne à sucre : de là de nombreuses punitions qu'il eut à subir.

Sous le coup d'une excitation semblable à celle que nous avons rapportée, Pisser, ne pouvant trouver le sommeil pendant une nuit, fut en proie à un délire hallucinatoire ; il vit autour de lui des Mexicains assis autour d'une table, tenant des propos étranges et se livrant à des gestes bizarres ; ses camarades auxquels il raconta cette apparition se moquèrent de lui. Cependant il la considéra toujours comme le résultat des *manœuvres de la magie*.

Cette manifestation délirante tout à fait transitoire eut lieu deux ans avant son retour en France ; elle doit être considérée comme un des signes précurseurs d'une affection mentale qui ne devait réellement débuter que plus tard, à Liepvre, dans la commune où il était né.

En résumé donc, on trouve chez Pisser une certaine prédisposition héréditaire à l'aliénation mentale (un de ses oncles a été aliéné), une éducation négligée, une intelligence envahie par des idées superstitieuses; plus tard, des excès de boisson donnant lieu à des extravagances sans nombre; enfin une disposition d'esprit de plus en plus portée à attribuer au pouvoir de la magie et des sorciers les événements dont il était frappé, et dont son intelligence mal organisée et inculte ne lui permettait pas de saisir le caractère.

Après quatorze ans de service, Pisser revient à Liepvre, son pays natal, à la fin d'avril 1866.

Il avait à toucher 1 300 fr., montant de la deuxième moitié de sa prime de réengagement: cet argent joue un grand rôle dans les faits qui vont surgir.

Pisser trouve pour un prix modique la nourriture et le logement chez la dame Tonnier, qui tient une pension d'ouvriers. Quinze jours se passent avant qu'il reçoive son argent; cependant, malgré quelques excès de boisson, il ne ressent encore aucun trouble intellectuel.

C'est alors qu'il touche la somme qui lui était due, et c'est à ce moment que la folie commence à faire explosion, folie caractérisée essentiellement par des idées fixes de persécution, des sentiments de méfiance, et par des hallucinations de l'ouïe et de la vue qui sont regardées par le malade comme le résultat des pratiques de sorcellerie. Du grenier où il couche, Pisser entend parler la nuit au rez-de-chaussée le curé de la commune et Mme Tonnier, chez laquelle il loge. Les paroles qu'il entend se rapportent à sa conduite, à ses affaires, à sa famille. On dit qu'il néglige ses devoirs religieux, qu'il doit donner de l'argent pour faire faire des pèlerinages, afin de faire dire des messes pour son père et sa mère décédés. Il entend la voix d'une certaine Madelon Batau, femme de sa commune atteinte d'épilepsie, et qu'il regarde comme une sorcière. Quelquefois il voit une grande réunion d'individus se rassembler autour de lui et faire signe par leurs gestes qu'ils en veulent à sa bourse; il entend parfaitement les paroles qu'on lui adresse; il les entend de tous les côtés, et il y répond à voix basse et malgré lui.

D'autres symptômes ne tardent pas à caractériser son délire: Pisser a bientôt l'idée qu'on cherche à l'empoisonner. Il refuse de prendre la tasse de café au lait que Mme Tonnier, celle qui le loge, lui prépare ; elle insiste, il finit par céder. Il lui trouve un goût insolite, une amertume extraordinaire, et il voit au fond du vase une poudre noire qu'il prend pour une *poudre magique.*

Dès ce moment, il se croit entièrement mis à la disposition de Mme Tonnier et de Madelon Batau. Ces deux femmes ne cessent de lui parler jour et nuit ; elles le menacent d'avoir recours au diable, s'il ne cède pas à leurs sollicitations. Une nuit, elles le font apparaître dans sa chambre. « Le démon se montre ; il est tout noir, dit-il, tel qu'on le représente dans les livres. » Puis les hallucinations se manifestent sous toutes les formes ; elles semblent sortir de tous les objets qui frappent sa vue ; il entend des voix partir de ses souliers, de ses doigts quand il les fait mouvoir ; les oiseaux chantent des formules magiques, les grillons le poursuivent de réclamations d'argent. Les arbres affectent des formes étranges et prennent la ressemblance des personnes qu'il a vues, de celles qui l'ont plus ou moins impressionné. Il croit, par exemple, reconnaître l'Empereur ; il tombe à genoux devant lui, il lui demande grâce d'avoir cherché à le tuer ; il croit que les sorcières lui en avaient inspiré la pensée et lui en avaient donné le moyen. Ce sont elles qui lui avaient fait venir des poux sur la tête ; en les écrasant sous son ongle, il pouvait, par cela seul, ôter la vie à l'Empereur, etc.

Ce sont surtout les interpellations et les demandes d'argent de Mme Tonnier, de Madelon Batau et du curé de Liepvre, qui l'impatientent le plus. Il va à Schelestadt consulter à ce sujet un médecin qui lui avait été indiqué comme magicien. Celui-ci ne prescrit aucun traitement, et Pisser se rend à Colmar dans le même but et sans obtenir de meilleur résultat. A bout de patience, il achète un couteau-poignard dans l'intention de tuer Mme Tonnier et Madelon Batau, afin de mettre un terme à leurs machinations ensorcelées. L'occasion ou la volonté lui manque pour exécuter ce projet.

Cependant l'excitation délirante continue à s'accroître. Les sorcières, dit-il, lui faisaient abattre et construire des châteaux, raser des montagnes, etc. Un musicien ambulant joue un *air magique* qui le fait danser à la perfection, lui qui n'avait jamais appris la danse. Il se sent léger, dispos ; son corps ne lui pèse plus ; le diable lui fait faire trois lieues en moins d'une demi-heure.

Convaincu, après les expériences qu'il vient de tenter, que la médecine est impuissante pour faire disparaître la *magie*, il se décide à employer les mêmes artifices que ceux qu'on dirige contre lui ; il prend le chemin de fer de Sainte-Marie-aux-Mines, pour recourir aux lumières d'*un petit sorcier* dont, à Liepvre même, on lui avait vanté la puissance occulte. Mais il ne peut trouver la maison de ce petit sorcier; Madelon Batau et Mme Tonnier l'en empêchent, pense-t-il ; elles lui crient que cette démarche le perdra pour toujours, qu'il sera délivré de l'enchantement qui le possède si seulement il obéit d'une manière ponctuelle à leurs ordres. Elles lui font acheter un pistolet, il pense que cette arme devra lui servir à sauvegarder son argent et à lui porter bonheur.

Cependant le séjour dans la commune de Liepvre lui devient insupportable, il part définitivement pour Colmar, dans l'espoir d'être délivré des scènes fantasmagoriques qui l'obsédaient à ce moment; il lui restait encore 800 fr. Il demeura six jours dans une petite auberge de la localité, et pendant tout ce temps il fut en proie à un délire hallucinatoire très-intense. Il vécut dans un monde fantastique, et les sorcières continuaient à être maîtresses de sa personne. Ce sont elles qui, pour s'emparer davantage de son esprit, donnent aux objets extérieurs une figure étrange et une voix particulière.

Les roues des voitures se mettent à parler ; les oiseaux récitent le *Pater*, l'*Ave* et le *Credo*; ils lui remettent en mémoire ces trois prières qu'il avait oubliées au régiment; ils lui promettent des talismans merveilleux qui auront la vertu d'accomplir tous ses souhaits, qui le rendront invisible, qui lui permettront de tuer l'Empereur. On le force à maudire Jésus-Christ, on lui promet d'immenses richesses s'il consent à vendre son âme au diable. Comme il est très-méfiant, il se figure sans cesse qu'on va lui voler son argent. Il continue à entendre des voix, celle de Mme Batau en particulier.

Étant allé un jour dans un café avec son hôte, il y remarque une jeune fille d'une grande beauté; la nuit suivante, il entend les mêmes voix qui l'engagent à tuer cette jeune fille pour devenir lui-même propriétaire du café.

Cinq ou six jours se passent ainsi au milieu d'un délire sensorial qui n'était interrompu que par de rares intervalles d'une demi-lucidité.

Quand il est un peu calme, Pisser veut se rendre compte de ses troubles intellectuels, mais il est de plus en plus convaincu d'être le jouet des sorcières de Liepvre.

Pisser raconte ainsi les événements de la journée qui précéda la nuit du meurtre :

Il quitte sa pension après son premier déjeuner, et va se promener dans la ville de Colmar, qui lui paraît bien plus grande qu'à l'ordinaire. Il finit cependant par sortir de la ville et va dans les vignes d'alentour. Mais, poursuivi par les voix de Mme Tonnier et de Madelon Batau, il revient sur ses pas et rencontre la femme de son cordonnier de Liepvre, qui elle-même était accompagnée d'autres personnes à lui inconnues.

Ces gens s'attachent à lui et insistent pour lui faire payer à déjeuner. Pisser refuse ; il tenait trop à son argent, et d'ailleurs il se méfiait des femmes de Liepvre. Cependant il mène la bande dans un café où chaque personne boit deux choppes de bière, et, comme c'était l'époque de la foire, il se voit obligé de payer l'entrée à un spectacle forain. Il reste sourd à de nouvelles sollicitations pour le déjeuner, il quitte brusquement la société et va seul à la brasserie. Deux nouvelles choppes s'ajoutent aux deux premières. Il veut retourner à son auberge, mais les voix le retiennent et l'empêchent d'en prendre le chemin.

Rentré à la brasserie, il prend encore quatre choppes. Il cherche le café où il a bu le matin avec ses compatriotes, impossible de le reconnaître. Un nouvel essai pour rentrer à son auberge reste également sans résultat; il trouve à la place une toute petite maison d'un étage. Il erre dans les rues de Colmar jusqu'à la nuit tombante, il voit une auberge dans laquelle il soupe d'un morceau de pain et de fromage, le tout arrosé d'une choppe de vin. En sortant, il fait la rencontre d'une personne qu'il croit être une femme de Liepvre. Il affirme qu'en ce momoment il n'était pas ivre; cependant il ne peut se rendre compte de la manière dont cette femme l'introduit dans la maison de prostitution où le meurtre a été commis.

Dans cette maison, il remarque deux filles ; comme il ne pouvait retrouver son auberge, il se décide à passer la nuit avec l'une d'elles.

Il monte dans une chambre du premier étage avec celle qu'il a choisie, et, sur sa demande, lui donne une pièce de 20 francs pour aller chercher une bouteille de vin. Il remarque qu'elle reste deux ou trois heures sans apporter ni vin ni monnaie. Ce fait lui parait étrange, éveille ses soupçons; enfin elle revient. Dans l'intervalle, il s'était mis au lit. A peine était-elle de retour, qu'une seconde femme entre dans sa chambre. Celle-ci, tout en l'amusant, fouille dans les poches de son pantalon déposé sur une chaise. Interpellée par Pisser, qui lui demande ce qu'elle fait, elle se retire. Elle revient un quart d'heure après, saisit le porte-monnaie dans la poche, et l'ouvre. Pisser, qui a tout vu, persuadé qu'on le veut dépouiller, se lève, s'habille à la hâte, entre dans une fureur extrême, frappe mortellement l'une de ces filles et donne plusieurs coups de couteau à l'autre. La première succombe sur-le-champ, elle avait reçu jusqu'à trente coups de couteau; il se précipite vers la porte qui était fermée à clef, il l'enfonce à coups de pied et parvient à se sauver dans la rue. Il n'a pas été possible de savoir si ces derniers faits sont réels ou s'ils sont simplement le résultat d'une hallucination. Quoi qu'il en soit, il prétend ne pas se souvenir d'avoir donné des coups de couteau, il se rappelle seulement que la femme avec laquelle il était couché lui paraissait avoir changé de forme, qu'elle était devenue toute bossue; enfin il se souvient d'avoir entendu des cris et un bruit extraordinaire dans cette maison.

Il est arrêté à quelques pas de la maison, et achève sa nuit en prison. Le lendemain, on lui annonce qu'il a frappé deux femmes: on le met en présence de ses victimes; il déclare ne reconnaître ni la maison ni ses victimes; il ne se rappelle pas avoir donné des coups de couteau.

Pisser passe deux mois et demi en prison; pendant les quinze premiers jours, il raconte qu'il a été privé de sommeil et sans cesse obsédé par des hallucinations semblables à celles décrites plus haut.

Le malade entend toujours les mêmes voix : ces voix voudraient lui faire avouer qu'il a assassiné deux femmes. Les souliers qu'il porte aux pieds lui disent des injures et le font marcher de travers.

Sans cesse il demande des nouvelles de son argent; la perte de celui qu'il a dépensé le chagrine beaucoup. Son état mental s'améliore cependant peu à peu, et Pisser retrouve le sommeil; les hallucinations persistent, mais ne se montrent plus qu'à des intervalles éloignés.

Il est amené à l'asile de Stéphansfeld, le 19 octobre 1866. Durant son séjour à cet établissement, il est soumis à une surveillance continuelle et à un examen attentif. Ses hallucinations se reproduisirent encore; si on l'interroge à ce sujet, il donne des détails assez précis; mais il conserve tout entières ses idées fausses au sujet des sorcières, de la sorcellerie et des machinations diaboliques auxquelles il se croit en butte; sa conviction, sous ce rapport, est absolue.

Il veut se venger de Mme Tonnier et de Madelon Batau, dès que l'occasion lui en sera donnée : il les croit, en effet, la cause de tous ses malheurs.

Résumé. — On trouve chez Pisser une prédisposition héréditaire à l'aliénation, une intelligence naturellement simple et laissée sans culture de bonne heure; et à un âge où les impressions sont vives et durables, son esprit a été affecté par des histoires de sorcier et envahi par les idées superstitieuses que l'on retrouve portées à un haut degré dans quelques communes des Vosges. A plusieurs reprises il accomplit des actes excentriques, dus à de nombreux excès de boisson.

La crainte de se voir voler son argent a contribué beaucoup à développer chez lui cette affection mentale. Chez ce malade, le délire était caractérisé par une grande surexcitation, de l'insomnie, des idées fixes de méfiance et de persécution, mais surtout par des illusions de la vue et de l'ouïe et des hallucinations se rapportant aux mêmes sens. Ces phénomènes morbides lui font commettre les actes les plus extravagants.

Les excès de boisson ne font qu'accroître son délire, et cependant il a conscience de sa triste situation; aussi va-t-il voir des médecins et consulter des sorciers. Les excès de boisson qu'il a commis le jour du meurtre ont suffi pour lui enlever toute liberté morale, et la tentative de vol dont il a été ou s'est cru l'objet a suffi pour le mettre dans une fureur extrême, que rien ne pouvait arrêter.

Aujourd'hui Pisser n'est plus sous l'influence d'excès de boisson, il n'est plus soumis à cette incessante préoccupation que lui causait la crainte d'être volé ; il a repris son calme et en partie l'exercice de ses facultés.

Cependant on ne constate pas moins chez lui la persistance d'idées fixes, d'appréciations erronées et d'hallucinations qui se font jour à certains moments d'excitation. Il conserve d'une manière absolue des idées superstitieuses, la croyance à la sorcellerie, à l'intervention du diable; il leur attribue les machinations auxquelles il s'imagine encore avoir été en butte.

M. Dagonet ayant conclu à l'existence de l'aliénation mentale chez Pisser au moment de la perpétration du meurtre, et par suite à son irresponsabilité, une ordonnance de non-lieu fut rendue et le malade fut admis à l'Asile de Stéphansfeld.

L'observation dont nous venons de donner un résumé aussi exact et en même temps aussi succinct que possible, renferme des particularités du plus haut intérêt. Le délire des sortiléges se présente avec ses caractères les plus accentués; quoique mobile en apparence, il est en réalité systématisé; il repose presque entièrement sur des illusions et des hallucinations internes et externes ; les hallucinations de la vue ainsi que les illusions du même sens apparaissent de très-bonne heure, elles ont les unes et les autres une très-grande importance dans le délire et les actes ; les illusions internes ou viscérales sont très-nombreuses, elles exercent une immense influence.

En outre, les idées d'empoisonnement se montrent; mais il s'agit d'un empoisonement tout particulier, en quelque sorte fantastique, puisque Pisser le croit produit par une *poudre magique*. Les conceptions purement religieuses s'associent aux conceptions démoniaques et de sorcellerie. Des impulsions très-offensives se sont manifestées. Au début, Pisser va consulter médecins et sorciers, parce qu'il a encore conscience de son état dans une certaine mesure.

Le souvenir de l'événement est confus et presque totalement effacé.

Le délire des sortiléges a un empire irrésistible sur le malade, et de plus il demeure permanent. Après le meurtre, Pisser conserve la même conception délirante, son système est inébranlable.

Quant aux antécédents de Pisser et à la pathogénie de cette folie, ils sont dignes de toute attention : intelligence un peu bornée, croyance enracinée à la sorcellerie et dès l'enfance, plus tard alcoolisme chronique avec exacerbations dans les symptômes à chaque nouvel abus.

OBSERVATION IV [1].

Délire des sortiléges; hallucinations et illusions de la vue et de l'ouïe; érotisme. — Incendie. — Ordonnance de non-lieu.

Après avoir servi pendant plusieurs années en qualité de domestique, Victorine Croisier se maria avec un nommé Legrand, cultivateur, habitant d'Esseigney (Vosges). On n'a que peu de détails sur ses antécédents; il paraît positif néanmoins que, pendant qu'elle était domestique, elle avait eu une conduite régulière et que l'on n'avait eu aucun reproche grave à lui faire. Cependant, huit ans environ avant l'événement sinistre qui a attiré l'attention sur elle, Victorine Croisier était employée chez une dame qui ne put la garder à cause des ennuis qu'elle donna à sa maîtresse. Celle-ci trouvait que Victorine Croisier n'avait pas une tête ordinaire et qu'il y avait quelque chose de bizarre dans sa manière d'agir.

1 *Rapport médical*, par MM. les Drs H. Bonnet et J. Bulard, médecins en chef de l'asile d'aliénés de Maréville (*Ann. méd.-psych.*, janvier 1867, pag. 32). — Nous transcrivons textuellement les principaux passages de ce travail et tous ceux qui nous ont paru particulièrement intéressants pour notre sujet. Quant aux paragraphes dont la valeur n'est que secondaire à notre point de vue, nous n'en donnons qu'une analyse.

Les renseignements donnés par d'autres maîtres chez lesquels elle servit et par l'autorité communale, s'accordent à lui attribuer des habitudes d'ordre et de travail, mais en revanche peu d'intelligence.

Après avoir eu, pendant assez longtemps après son mariage, une conduite régulière et en rapport avec son passé, elle tomba pour ainsi dire sous la domination d'un individu, sorte de vagabond qui avait été d'abord recueilli par pitié et qui ne tarda pas à s'imposer non-seulement à la femme, mais encore au mari. Victorine entretint pendant près de deux ans des rapports intimes avec cet individu, qui vivait entièrement aux dépens des époux Legrand. Cependant une rupture finit par avoir lieu, la femme Legrand l'ayant forcé à se retirer.

Dans le courant de l'année 1866, elle alla trouver plusieurs fois le maire de sa commune en se plaignant de son mari, et chaque fois le maire la renvoyait en disant qu'elle était folle.—Plusieurs autres dépositions sont conçues dans le même sens.

Le dérangement des facultés intellectuelles se prononça de plus en plus, et la femme Legrand finit par vaguer dans la campagne pendant des nuits entières.

Elle était dans cette situation d'esprit lorsque, le 31 juillet 1866, dans la nuit, le feu prit à la maison des époux Legrand, maison qui fut totalement détruite. Cette femme ayant précisément découché, son mari l'accusa d'être l'auteur de ce crime. Elle fut bientôt mise en état d'arrestation, et elle avoua aussitôt avoir mis le feu à la maison avec des allumettes chimiques. Elle avoua également être l'auteur d'un autre incendie qui, une année auparavant, avait détruit la maison d'un nommé Bertrand.

Avant l'incendie de la maison Bertrand, plusieurs difficultés s'étaient élevées entre ce dernier et les époux Legrand. Après ce sinistre, le juge de paix alla rendre une visite aux époux Legrand, qu'il soupçonnait d'en être les auteurs. Quoique rien ne pût justifier ces soupçons, il resta cependant moralement convaincu que la femme Legrand n'était pas étrangère au crime. Un jardinier du voisinage disait, en parlant de la femme Legrand, qu'elle devait être en état d'ivresse ; cependant elle ne buvait pas.

Quinze jours environ avant la perpétration de l'incendie de sa propre maison, la femme Legrand était allée trouver le maire de la ville de

Charmes, et elle l'entretenait avec une certaine exaltation de crimes qu'elle aurait commis, mais sans pouvoir les préciser. Le 30 juillet, veille de l'événement, ce magistrat la rencontrait aux abords du chemin de fer, et il fut vivement impressionné du profond délabrement physique de l'inculpée, ainsi que de ses conditions intellectuelles; ses paroles se précipitaient avec la plus grande animation; elle en vint à dire qu'il fallait qu'elle finît sur la guillotine, qu'elle avait commis bien des crimes, *qu'elle était frappée d'un sort*, qu'il était impossible qu'elle retournât avec son mari, que *lorsqu'elle voulait préparer le repas ce n'était point la viande qui cuisait dans la marmite, mais autre chose*. Pendant trois jours, cette femme ne cessa de rôder jour et nuit. Lorsqu'on l'arrêta au moment de l'incendie, on la trouva courant dans les champs et comme une folle; elle passa pour telle en effet aux yeux de ceux qui l'arrêtèrent. Trois semaines avant l'incendie, la femme Legrand alla voir le Dr Perin; celui-ci la trouva dans un état de grande exaltation, et la considéra comme aliénée. Du reste, toutes ses connaissances la croyaient folle.

Lorsqu'elle vint trouver le maire de sa commune, elle tenait des propos incohérents et tout à fait contradictoires, se plaignant de son mari et de ses enfants, puis répétant immédiatement que les uns et les autres étaient très-bons pour elle; elle ajoutait *avec beaucoup d'insistance qu'on lui avait jeté un sort*.

Au premier interrogatoire qu'on lui fit subir, la femme Legrand donna des réponses assez nettes; mais elle niait absolument avoir mis le feu à sa maison. Le juge d'instruction la soumit à un deuxième interrogatoire; elle fit alors des aveux complets. Nous croyons utile de rapporter une partie de ce document judiciaire.

« Pourquoi, lui demanda le magistrat, n'avez-vous pas dit la vérité dans votre premier interrogatoire? — Je n'en sais rien; quand vous m'avez interrogée, je n'étais pas comme je suis aujourd'hui; il y a des moments où j'ai la tête perdue. Vous m'auriez interrogée hier dans la matinée, j'aurais peut-être fait de même; c'est seulement depuis hier que je vais beaucoup mieux. Je suis bien, quand je suis tranquille ou avec des personnes qui ne me mènent pas rudement; la moindre contrariété me fait perdre la tête, je ne sais plus ce que je fais, je briserais tout, je me déchirerais moi-même.»

Au troisième interrogatoire, elle avoua avoir mis le feu à la maison du bois, parce qu'elle ne voulait pas y retourner. Tantôt elle accuse trois individus comme coupables ; d'autres fois c'est un nouveau personnage qui est l'incendiaire. Elle prétend avoir commis beaucoup de crimes qu'elle ne connaît pas cependant. — « Si l'on voit quelque chose, dit-elle, je vois beaucoup ; après la mort de mon mari, il n'y aura plus de vin à boire, et voilà une chère mort. » Elle prédit l'avenir, mais elle ignore si c'est le diable ou le bon Dieu qui lui a donné ce pouvoir ; c'est elle qui a créé le soleil, etc.

La femme Legrand est amenée à l'Asile des aliénés de Maréville, le 20 août 1866. Les Drs Henri Bonnet et Jules Bulard viennent la voir dans sa prison, et lui font subir un interrogatoire. On remarque dans cet interrogatoire le passage suivant :

« *R.* J'ai mis le feu à la maison, mais je n'ai brûlé ni le diable ni le bon Dieu. — *D.* Pourquoi ? — *R.* C'est pour faire du mal. — *D.* A qui ? — Pas de réponse. »

D'après l'inculpée, son mari la battait, l'injuriait, et la traitait de folle. Elle avoue elle-même avoir eu des relations adultères avec un homme qui resta deux ans dans sa maison.

« *D.* Pourquoi votre mari vous en voulait-il ? — *R.* Depuis que *j'ai vu une flamme de feu descendre du toit sur les meubles.* — *D.* Votre mari l'avait-il vue ? — *R.* Oui. — *D.* Pourquoi avez-vous mis le feu à votre maison ? — *R. Elle avait un sort*, je ne voulais pas que mon mari ni les enfants y retournent. — *D.* Vous vous êtes sauvée après ? — *R.* Non, j'ai regardé brûler. »

La femme Legrand ne regrette nullement ce qu'elle a fait. Elle se plaint d'avoir été enfermée par son mari dans une chambre. Cela arrivait souvent, mais elle trouvait toujours le moyen de s'évader par les fenêtres et par les portes.

Cette première conversation n'a nullement émotionné l'inculpée. La journée se passe dans une inertie complète ; la femme Legrand ne paraît se soucier de rien. Quelques jours plus tard, l'inculpée est assez agitée ; elle profère des menaces qui ne reposent sur rien ; elle veut casser les carreaux avec la cruche à l'eau, et excite ses compagnes à tout briser. On la calme difficilement.

Les idées érotiques deviennent saillantes chez elle ; elle parle souvent d'hommes, elle avoue aimer les hommes, etc. Cette surexcitation ne dure que quelques jours, le calme revient, mais on ne peut parvenir à la faire travailler.

On voulut mettre à profit cet apaisement relatif, pour essayer d'obtenir des éclaircissements. Nous relatons quelques faits recueillis dans cette circonstance.

« *D.* Il ne fallait pas mettre le feu? — R. Je ne l'ai pas fait pour du mal; je n'ai rien brûlé ; il n'y avait personne dedans. — *D.* Pourquoi avez-vous brûlé cette maison? — *R.* Il y avait quelque chose autour. — *D.* Qu'y avait-il dans votre maison? — *R. Il y avait un sort.* — *D.* Depuis quand? — *R.* Je n'en sais rien. — *D.* Votre mari y allait-il toujours? — *R.* Oui. — *D.* Pourquoi ne vouliez-vous plus qu'il y aille? — *R.* Pour empêcher les *malédictions* de tomber sur mon mari et mes enfants. — *D.* Y a-t-il longtemps que vous avez l'idée qu'on voulait vous faire du mal? — *R.* Trois mois, je crois. — *D.* Comment se fait-il que l'idée vous soit venue tout d'un coup qu'on voulait vous faire du mal? — *R.* Ce n'est pas tout d'un coup : c'est en voyant mon mari y aller. On avait renversé la maison à côté, et j'ai cru que c'était pour faire du mal. — *R.* Pourquoi a-t-on renversé la maison d'à côté? — *R.* C'est un *sort* pour faire du mal à mon mari. — *D.* Il faut travailler. — *R.* Je ne veux pas : j'ai peur de faire le bien. » — Elle ajoute qu'elle aime beaucoup les hommes et qu'elle veut les aimer comme des enfants, que cependant elle regrette d'avoir eu Duval pour amant.

De cette conversation il résulte que, bien longtemps avant le crime, la femme Legrand était obsédée par des convictions délirantes de persécutions, de sorcellerie, par des illusions de la vue, et probablement aussi par des hallucinations de même nature. Il en résulte encore qu'on peut constater l'erreur ou l'absence de perception, le défaut de mémoire, la nullité d'appréciation et l'érotisme.

Le calme se prolongea, et on put lui adresser de nouveau des questions : « *D.* Est-ce que c'est Duval qui a jeté le sort sur la maison? — *R.* Probablement, etc. » — Puis elle prétend que c'est Mathieu qu'elle aimait et non Duval; quelquefois elle aime tous les hommes.

Elle avoue de nouveau avoir mis le feu, parce qu'elle croyait qu'on

5

voulait faire du mal à elle et à ses enfants : c'étaient nos voisins qui nous en voulaient, dit-elle.

« *D.* Vous auriez mis le feu à votre maison, parce que vous ne vouliez plus rester dedans ? — *R.* Je n'ai pas voulu rester dans la maison, parce que *j'avais vu des flammes descendre*, et depuis, mes enfants sont devenus comme enragés : ils séchaient, dépérissaient; c'est à cause de cela que j'ai mis le feu. — *D.* Est-ce que la cause en est à vos voisins? — *R.* Les voisins ont fait des *sortiléges* dans la maison de Bertrand ; le feu y a pris et est venu sur notre maison.

A la suite de cet entretien, la femme Legrand manifeste par l'expression de son visage et même par ses gestes des désirs érotiques prononcés.

Cet interrogatoire démontre de la façon la plus nette la fausseté des sensations, le défaut ou la reproduction erronée des souvenirs, l'impossibilité d'établir pertinemment des rapports entre les idées, la perversion morale et l'érotisme.

L'agitation ne tarde pas à reparaître, ainsi que l'impossibilité pour cette femme de saisir un raisonnement quelconque. Alors la physionomie devient vultueuse aux plus simples paroles qu'on lui adresse. Elle est très-difficile à maintenir, subitement irritable, et elle offre des propulsions qu'il faut surveiller attentivement. Cette agitation dure quelque jours sans rémittence, puis un calme apparent survient, pendant lequel toutefois on ne peut obtenir de sa part aucune idée cohérente.

Le 6 septembre elle s'aperçoit, dit-elle, que les malades qui sont autour d'elle *dépérissent par l'effet des sortiléges.*

Quelques jours plus tard elle pleure, se désole, regrette ce qu'elle a fait, va et vient sans but précis, veut s'en aller, veut qu'on reste auprès d'elle, etc.; la dissociation des pensées et des actes nécessite une surveillance rigoureuse, puis survient un peu de calme.

Mais l'agitation recommence bientôt, et on voit pendant un mois la femme Legrand presque constamment surexcitée, et le désordre de ses paroles, de sa tenue et de ses actes devenus très-violents, se rapporte toujours aux conceptions délirantes principales. Elle a constamment des tendances incoërcibles à briser, et l'on ne peut les empêcher qu'en usant vis-à-vis d'elle des moyens contentifs. Elle se jette même sur une sœur, sous l'influence d'une hallucination de l'ouïe et parce qu'elle est persuadée que son mari est persécuté par les sœurs et les infirmières.

On constate en même temps la persistance des manifestations érotiques que nous avons relatées précédemment. Tout raisonnement s'épuise devant le désordre invincible de l'intelligence et du moral. Bon gré mal gré, il faut avoir recours aux moyens de rigueur.

Discussion. — La femme Legrand n'était pas une de ces imbéciles qui ne peuvent s'élever aux notions élémentaires ou à la médiocrité des devoirs généraux ; mais elle possédait de la simplicité d'esprit, elle était, pour employer le langage vulgaire, bornée. Appartenant à une pauvre famille, elle ne se trouvait point dans des conditions satisfaisantes pour que l'éducation vînt corriger le vice primordial et éveiller les aptitudes intellectuelles.

Néanmoins elle était honnête et a pu apprendre diverses choses ; elle a pu se présenter en condition chez plusieurs maîtres ; mais là elle n'est restée que par suite de bienveillance et de longanimité, et elle s'est fait remarquer par des inaptitudes et des bizarreries diverses qui ont forcé les personnes chez lesquelles elle se trouvait à la renvoyer.

Plus tard elle s'est mariée : comment? dans quelles conditions? Nous l'ignorons; mais en tout cas ces conditions étaient tristes, puisque le mariage la mettait doublement en face des nécessités de la vie, et que ses forces intellectuelles n'avaient pas le ressort nécessaire pour y résister avantageusement. Le mari de la femme Legrand est un homme borné. Dans une lettre qu'il a envoyée à sa femme depuis l'internement de cette dernière, il a suffisamment prouvé la faiblesse de son intelligence.

La femme Legrand a entretenu pendant un certain temps des relations intimes avec un étranger, espèce de vagabond auquel les époux Legrand avaient donné l'hospitalité et qui avait fini par exercer une pression incoërcible sur ces pauvres intelligences ; son influence extrême dans le ménage nous paraît irréfutable. Avant l'intronisation de cet homme dans le domicile conjugal, la femme Legrand était laborieuse, tranquille et bonne mère ; elle vivait sans doute misérablement, et sa constitution a dû souvent souffrir, surtout à la suite des parturitions, mais enfin la conduite et l'honnêteté n'étaient point attaquables.

Toujours est-il que cette vie hybride, à laquelle le travail n'apportait pas le contingent de subsistance nécessaire, ne pouvait que détériorer davantage l'organisme déjà appauvri de la femme Legrand. Or, l'appauvrissement du sang (anémie générale) n'est pas indifférent, par suite de l'action réciproque de l'élément artériel et de l'élément nerveux sur la production des troubles pathologiques du système nerveux central et périphérique; l'aliénation mentale ne fait que corroborer la lésion. Si l'on joint à cela la fureur utérine avec ses actions réflexes, nous aurons toute l'explication des phénomènes morbides de l'entendement et du moral chez la femme Legrand.

Le résultat s'est caractérisé par un délire émotif primordial, qui s'est ensuite traduit en délire général, a suivi régulièrement toutes ses périodes, a abouti à la chronicité, et finalement au dernier terme morbide, la démence, c'est-à-dire la destruction des facultés intellectuelles et morales qui forme notre conclusion vis-à-vis de l'état mental de l'inculpée.

Toutes ces causes réunies devaient nécessairement modifier l'organisme de la femme Legrand; l'influence morale de l'amant sur la femme Legrand fut pour beaucoup dans l'évolution de la folie chez cette dernière; le délire s'est révélé d'une façon tangible à la suite d'une scène nocturne entre son amant et son mari. Le matin elle intima au premier l'*ordre de sortir*, et elle lui ordonnait en même temps de retirer *le sort* qu'il avait jeté sur son mari et ses enfants. Le départ de cet homme n'arrêta pas la fureur utérine chez la femme Legrand. En refusant d'enlever le prétendu sort, cet individu augmenta le délire de la femme Legrand.

Ces troubles de l'utérus avec les perversions menstruelles ont dû contribuer à l'altération des facultés. Depuis ce moment, toute application disparut chez l'inculpée; mais le délire ne s'est toutefois révélé d'une manière appréciable et très-distincte que par l'affirmation des maléfices jetés sur elle, par les craintes chimériques, l'anxiété et les inquiétudes inhérentes à ce mode de folie. C'est sous l'empire de cet état morbide qu'elle parvient d'abord à faire abandonner sa maison par son mari, et qu'elle finit par y mettre le feu, pour qu'il n'y revienne pas et ne subisse point ainsi que ses enfants les effets des sortiléges. La femme Legrand ne cherche nullement à nier le crime qu'elle a commis;

elle se déclare au contraire satisfaite, car elle à obéi à sa conviction délirante qui lui ordonne telle chose ou telle autre pour protéger les siens.

A la suite des vexations de ses voisins, du libertinage auquel elle s'est livrée, et de la misère qu'elle a subie, il s'est produit un délire dépressif (lypémaniaque), avec des idées de persécutions par sortiléges, d'influences occultes, avec hallucinations de la vue, de l'ouïe également, puis des tendances à réagir contre les influences malfaisantes. Elle a incendié, mais elle aurait également pu se livrer à tout autre acte dangereux.

La femme Legrand est actuellement en état de démence, mais on peut dire qu'il n'y a pas longtemps. La mémoire existe encore pour certaines choses, mais surtout pour les choses anciennes ; elle oublie plutôt les faits récents. La persistance des hallucinations, de l'excitation intercurrente quelquefois très-grande, des propositions brutales instantanées, se réunissent pour indiquer que l'état de démence n'est pas de date ancienne et que le délire dépressif chronique ne remonte pas à une époque éloignée. (18 novembre 1866.)

Quelques mots nous paraissent nécessaires pour dégager et mettre en lumière quelques-unes des principales particularités de cette observation, très-instructive pour notre sujet. En fait d'antécédents, nous trouvons d'abord une intelligence bornée, ainsi que de la mobilité et de la bizarrerie dans le caractère et les idées. — Plus tard, des souffrances physiques et des peines morales surviennent ; une maladie des organes génitaux internes de nature indéterminée, mais réelle, accompagnée d'anémie, se réalise et apporte son influence ; un érotisme considérable se manifeste.

Le délire des sortiléges est parfaitement caractérisé et constant, la foi aux maléfices est entière ; la malade est obsédée par ce genre de conceptions délirantes, auxquelles elle accorde une grande portée.

Les hallucinations ont été fréquentes et se rapportant d'abord exclusivement au sens de la vue ; elles ont fait leur apparition de très-bonne heure ; il s'y est joint probablement des illusions corrélatives ; beaucoup plus tard seulement elle a éprouvé quelques hallucinations de l'ouïe. Elle s'imagine qu'on a jeté un sort sur un objet inanimé, une maison, et c'est sous l'influence directe de cette conception qu'elle réalise un incendie. — Le délire des sortiléges se généralise, néanmoins il persiste malgré l'invasion d'une démence déjà assez prononcée.

OBSERVATION V.

Délire des sortiléges (divination) et délire religieux; faible croyance à des persécutions; absence d'hallucinations et d'illusions; démence incomplète. — Épilepsie.

Clotilde St..., femme M...., âgée de 42 ans, d'un tempérament lymphatico-nerveux, d'une constitution faible, est née à Millau (Aveyron) ; mais à l'âge de trois ans elle a été emmenée dans la ville de M..., par ses parents, qui y étaient venus chercher du travail. Clotilde M... avait alors trois ans, elle était la cadette de quatre filles, sa mère était morte en la mettant au monde. Élevée par sa grand'mère, elle suivit pendant quelques années les écoles publiques, où elle a appris à lire passablement. A l'âge de 12 ans, elle fut placée comme ouvrière dans une fabrique de chapeaux.

Clotilde M... est une femme peu intelligente, dévote, superstitieuse, croyant à la sorcellerie, et ayant la plus aveugle confiance dans ses pratiques les plus extravagantes.

Dès l'âge de 14 ans, elle alla consulter une sorcière, pour connaître l'avenir qui lui était réservé. Elle ne manque pas d'affirmer de la meilleure foi possible que tout ce qui lui fut prédit par la devineresse s'est réalisé.

En effet, la sorcière lui annonça qu'elle se marierait, mais que le mariage ne lui donnerait pas de bonheur ; que sa belle-mère serait une méchante femme, tracassière et insociable, « que son mari la battrait et qu'il finirait par vivre avec une autre femme, et qu'elle accoucherait au bout de deux années de mariage » ; la devineresse ajouta que cet accouchement serait très-difficile, et qu'à la suite elle aurait une maladie grave; enfin elle lui prédit « CE QUI DOIT ARRIVER » ; c'est la phrase qu'elle répète le plus souvent et qu'elle met en avant à propos de tout.

Elle se maria à 24 ans avec un ouvrier chapelier; les nouveaux époux étaient pauvres, le travail peu lucratif, la misère s'appesantissait parfois sur le ménage, les souffrances physiques leur aigrissaient l'humeur, et souvent il s'élevait entre eux de vives disputes, des emportements violents. Le mari se livrait même à des brutalités spontanées ou provoquées par sa mère qui l'excitait sans cesse, en lui reprochant d'avoir épousé une femme dénuée de toutes ressources.

A l'âge de 24 ans, elle eut un enfant du sexe masculin. L'accouchement fut très-laborieux: un médecin fut obligé d'intervenir et d'appliquer le forceps. L'enfant était malingre et comme rachitique; il ne marcha qu'à l'âge de trois ans et demi, et seulement par l'effet d'un miracle, assure la mère, au moment même où l'on ne s'y attendait pas du tout, pendant la messe que l'on célébrait le jour des Saintes. Ce fait se passa dans la chapelle d'une communauté; les religieuses et Clotilde s'unirent pour rendre grâces à Dieu de ce miracle.

Quant à l'accouchée, elle souffrit beaucoup et resta plus d'un mois à se remettre complètement. Sa santé commençait à se rétablir, lorsqu'un jour, un mois environ après l'accouchement, elle fut prise de violentes douleurs, de coliques dans la région hypogastrique; elle perdit connaissance et eut une première attaque d'épilepsie, d'ailleurs parfaitement caractérisée. Depuis lors, à l'approche de l'écoulement menstruel, cette femme eut une attaque chaque mois. L'*aura* était très-accentué pour la malade; il partait toujours du bas-ventre, de la sphère génitale elle-même, paraît-il. Dans les commencements, il se manifestait sous forme de douleurs; lorsqu'elle éprouvait cette sensation, elle avertissait les personnes présentes qu'elle allait avoir une attaque. On avait le temps de lui donner assistance, et elle pouvait elle-même s'appuyer sur un meuble, s'il s'en trouvait à sa portée.

Malgré cette maladie, elle continuait à travailler dans un atelier de chapellerie. Loin de s'atténuer, les discussions, les querelles entre elle et son mari étaient devenues plus vives et plus fréquentes, soit que les attaques eussent notablement aigri le caractère naturellement acariâtre de Clotilde, soit que la belle-mère excitât son fils de plus en plus par des railleries sur le nouvel état de sa femme.

Clotilde fut tourmentée du désir de guérir à tout prix. Elle ne cessait de consulter tous les guérisseurs et guérisseuses de son quartier, faisait tous les remèdes plus ou moins ridicules que tel ou telle lui indiquait, et tout cela avec une confiance que la persistance du mal ne parvenait pas à ébranler.

Une dame charitable fit placer cette femme dans l'asile de bienfaisance des Petites-Sœurs des pauvres.

Il y avait déjà quatre ans qu'elle était épileptique, et elle affirme que pendant tout ce temps les attaques ont conservé la même marche et ont eu la même intensité. Quelques heures avant l'apparition des menstrues, elle éprouvait des douleurs dans le bas-ventre, et immédiatement après l'attaque commençait.

L'assertion de la malade est-elle rigoureusement vraie? Nous ne pouvons l'affirmer. Ce qu'il y a de positif, c'est qu'à l'Asile des aliénés, plus tard il est vrai, les attaques n'avaient plus cette marche.

Clotilde ne resta qu'un mois à l'hospice des Petites-Sœurs des pauvres ; ses attaques, et aussi sans doute le trouble déjà manifeste de ses facultés intellectuelles, ne permirent pas aux sœurs de la garder plus longtemps dans leur maison. Elle fut conduite immédiatement à l'Asile public d'aliénés de Montpellier, où elle entra le 10 février 1860, sur un certificat médical portant les déclarations suivantes : « Clotilde M... est atteinte depuis longtemps de manie avec agitation, état qui la porte à des actes de violence qui compromettent la vie des personnes qui l'entourent. »

A l'Asile, on constate que Clotilde M... est atteinte de démence incomplète avec accès d'agitation consécutifs aux attaques d'épilepsie. Cette malade a l'intelligence notablement affaiblie, le cercle de ses idées est assez restreint; elle y demeure à peu près constamment et répète souvent les mêmes phrases, emploie la même mimique et se sert des mêmes gestes. Cependant, quand on lui adresse des questions simples, elle y répond avec assez de justesse. Sa mémoire est assez bien conservée, surtout pour les faits anciens. Elle a des tics, et se livre à des bizarreries que rien ne saurait expliquer. Clotilde a des attaques d'épilepsie parfaitement caractérisées. Ces attaques sont de deux sortes : les grandes attaques et les vertiges ; ces dernières manifestations sont très-fréquentes, mais c'est à la suite des premières qu'elle est agitée.

En général, même quand elle est relativement calme, elle aime beaucoup à se mêler des affaires d'autrui, sous prétexte de donner assistance, quoiqu'en réalité elle ne soit d'aucune utilité. Elle se prend facilement de querelle avec ses compagnes et ne peut supporter aucune contrariété de leur part; sa susceptibilité est considérable et, pour ainsi dire, toujours en permanence. C'est surtout avant et après ses attaques, quand ces accès se sont multipliés davantage, qu'elle se montre très-affairée, se mêle et parle de tout, raconte ses malheurs, les prédictions de la sorcière, implore l'assistance divine, et assure que tous ses ennemis, et entre autres les Petites-Sœurs des pauvres qui l'ont placée sans raison dans l'Asile, seront bientôt punis par Dieu qui la protége ; elle se plaint toujours de la marche des esprits de ce temps, et prétend qu'aujourd'hui on ne rencontre que des méchants ; elle finit ses jérémiades en disant que : « *Ce qui doit arriver arrivera* » ; elle entend par là faire allusion à une partie des prédictions de la sorcière qu'elle ne veut pas divulguer.

Dans son délire, elle revient très-fréquemment à la sorcière et à ses prétendues prédictions ; à la moindre occasion, elle donne cours à cette classe de conceptions, et alors le flux de ses paroles serait intarissable , si on consentait à l'écouter jusqu'au bout. Son langage est d'ailleurs semé de nombreuses réticences, elle affecte de paraître garder pour elle beaucoup de choses qu'elle ne veut pas dire. Quand elle est mécontente et qu'elle adresse quelque plainte ou récrimination non écoutée, elle recourt aux fameuses prédictions de la sorcière, et les met en avant comme menaces.

Évidemment, l'impression qu'elle reçut quand elle alla consulter cette femme fut bien vive, puisqu'elle s'est prolongée si longtemps et qu'elle a conservé une grande place dans son délire, malgré l'invasion de la démence. Elle n'avait que 14 ans à l'époque où elle fit cette démarche ; elle se trouvait donc à un âge où les émotions, celles surtout qui se rattachent à quelque superstition, notamment à la sorcellerie, sont profondes et projettent souvent leur influence sur tout le reste de la vie. Cette malade se croit, en outre, placée d'une manière toute particulière sous la protection de la Sainte Vierge.

La démence, manifeste déjà chez Clotilde à l'époque de son entrée à l'Asile, a fait des progrès qui, bien que peu rapides, ont été néanmoins assez sensibles; actuellement elle est très-notable.

On est certain qu'elle n'éprouve pas d'hallucinations, même dans les périodes d'excitation; elle ne paraît pas non plus sujette aux illusions.

Clotilde crie et devient bruyante à la moindre contrariété. Elle se plaint souvent de sa santé, et sans être absolument indocile elle est difficile à gouverner; elle est habituellement mécontente de tout et de tous, et fréquemment elle prend un air de résignation que rien ne justifie.

Nous avons déjà dit que les attaques d'épilepsie sont de deux ordres chez cette malade: vertiges et grandes attaques. Les vertiges sont incomparablement plus fréquents que les grandes attaques; ils ne consistent guère qu'en une perte de connaissance de courte durée, avec quelques faibles mouvements convulsifs dans les muscles de la face.

Quant aux grandes attaques, on peut dire qu'elles sont complètes dans leurs manifestations, néanmoins elles ne sont pas des plus fortes, et l'élément congestion surtout est peu accentué. La période de torpeur consécutive est de courte durée.

Les attaques,—nous parlons surtout des grandes attaques; car, pour les vertiges, à cause de leur fréquence et de leur mode de manifestation fugace, il n'a pas été possible d'en poursuivre longtemps l'observation attentive,—les grandes attaques, disons-nous, ont suivi à peu de chose près la même marche, depuis que cette malade a été soumise à notre examen. Néanmoins nous avons remarqué qu'elles étaient devenues beaucoup moins nombreuses. C'est ainsi que dans les trois premières années de séjour à l'Asile, elle a eu jusqu'à 60 attaques en une année, et en moyenne plus de 40, tandis que le maximum des trois dernières années n'a été que de 29, et la moyenne de 20 attaques par an.

En effet, du 14 février 1860, jour de son entrée à l'Asile, au 24 février

1860, elle a eu 27 attaques; trois fois les attaques se sont répétées à de courts intervalles dans l'espace d'une journée : c'est ainsi que le 8 avril, à dix heures du soir, elle eut une attaque violente qui l'a fait tomber du lit; cette attaque fut suivie d'une autre à onze heures.

Du 24 février 1861 au 24 février 1862, elle eut 65 attaques; pendant treize fois elle éprouva, dans la même journée, deux attaques séparées seulement par un intervalle d'une heure. Le 24 mars 1861, Clotilde présenta une série de quatre attaques : à trois, quatre, sept et huit heures du matin.

Du 24 février 1862 au 24 février 1863, on compte sur le cahier d'observations de Clotilde 56 attaques, et l'on y voit que pendant neuf fois elle eut deux attaques consécutives dans la même journée.

Du 24 février 1863 au 14 juillet 1863, jour où elle a été transférée dans un autre Asile, elle éprouva 23 attaques, et six fois deux attaques à de courts intervalles dans le même jour. Ainsi, dans l'espace de trois ans, durée du premier séjour de cette malade à l'Asile, les attaques sont irrégulières; elles n'ont pas la marche périodique et mensuelle qu'elles eurent surtout à leur début. Elles ont lieu le 10, le 18, le 28 d'un mois, tandis que dans un autre mois elles se montrent le 12, le 27 et le 28.

On constate qu'après ces attaques elle est plus agitée, plus criarde et plus susceptible ; en même temps elle a une tendance à se poser en victime : elle pardonne, dit-elle, à ses ennemis, aux Petites-Sœurs des pauvres, au médecin de la maison qui lui a brisé les os et les nerfs; d'ailleurs elle finit toujours par se consoler en disant que *ce qui doit arriver, arrivera heureusement bientôt*. En s'exprimant ainsi, évidemment elle fait allusion à la sorcière, ou plutôt à la devineresse et à ses prédictions. Mais son système de réticences bizarres l'empêche de désigner formellement cette femme.

Le 14 juillet 1862, Clotilde est transférée, par mesure administrative, à l'Asile de Montdevergues (Vaucluse), où elle reste huit mois. Le 9 mars 1864 elle entre de nouveau à l'établissement de Montpellier, où elle est actuellement. Pendant son séjour dans l'Asile de Montdevergues, l'affaiblissement des facultés intellectuelles s'est accentué d'une manière notable. On constate, à sa rentrée à Montpellier, qu'elle est beaucoup plus indifférente : elle s'occupe beaucoup moins de ce qui se passe autour d'elle, elle est moins surexcitée qu'autrefois à la suite de ses attaques, elle ne profère plus autant de récriminations et elle se plaint moins de sa santé. Les vertiges sont devenus plus fréquents, par contre les grandes attaques sont moins nombreuses; l'aura, que nous avons signalé comme très-accentué au début, est devenu plus tard moins appréciable et a fini par ne plus être perçu par la malade.

Du 22 avril 1864 au 22 avril 1865, elle a eu 25 attaques.

Du 22 avril 1865 au 22 avril 1866, on compte 29 attaques.

Du 24 avril 1866 au 24 avril 1867, 11 attaques seulement.

Du 24 avril 1867 au 24 avril 1868, 23 attaques.

Clotilde a 42 ans; elle n'est plus réglée.

Nous n'avons pu nous procurer aucun renseignement précis sur les ascendants ni sur le fils de la malade, que sa mère elle-même a perdu de vue.

Cette observation se distingue par la forme du délire des sortiléges : la malade ne croit pas qu'on lui ait jeté un sort, ou qu'on lui en jette; sa croyance aux sortiléges se rapporte spécialement à la divination; elle est convaincue qu'une sorcière du genre des devineresses l'a prise depuis sa jeunesse sous sa protection; elle s'imagine avoir une certaine influence sur cette femme et pense pouvoir, l'occasion venant à l'exiger, avoir sauvegarde en l'appelant à son secours contre ses ennemis; ceux-ci sont plus occupés à la contrarier en tout, à lui infliger sans cesse de menues persécutions qu'à lui appliquer de véritables tourments.

Quoique se rapportant aux sortiléges, ce délire n'est donc pas un délire à maléfices, mais plutôt un délire à bons offices. Cette malade a des attaques d'épilepsie, et l'origine de ces attaques est à signaler : l'affection épileptique est survenue à la suite d'un accouchement très-laborieux.

Les souffrances somatiques sont peu accentuées ; cette particularité est doublement remarquable : en premier lieu, parce qu'on ne l'observe qu'assez rarement chez les épileptiques parvenus à la période où se trouve cette malade, et ne l'ayant pas encore dépassée. Ce fait explique aussi pourquoi les idées de persécutions sont si peu accentuées dans ce cas particulier.

OBSERVATION VI.

Délire des sortiléges ; hallucinations de la vue et puis de l'ouïe ; illusions de la vue fréquentes. — Épilepsie ; fureur épileptique par accès. — Offensibilité extrême.

André R..., cultivateur, né à V... (Hérault), âgé de 52 ans, est entré à l'Asile public d'aliénés de Montpellier le 14 décembre 1866. Il est d'une taille très-élevée et d'une constitution athlétique; à première vue on reconnaît que cet homme doit être d'une force musculaire peu commune; son tempérament est franchement sanguin; tout le système cutané est vivement coloré, et la peau du visage a une couleur rouge qui touche presqu'au violacé, même lorsque R... est calme.

Il n'y a pas d'antécédents héréditaires à constater, pas plus que de maladie grave. Très-colère et très-obstiné de son naturel, il n'a jamais commis néanmoins d'acte de violence avant le début de l'épilepsie dont il a été atteint assez tard.

Il s'est marié à l'âge de 25 ans environ, et a eu quatre garçons et une fille, tous nés avant qu'il fût épileptique; les deux plus âgés sont mariés. Ni ses fils ni ses petits-fils, pas plus que sa fille, ne sont atteints de maladies nerveuses ou d'aliénation mentale.

André R.... est épileptique depuis près de sept années; sa femme attribue cette maladie à une très-violente colère déterminée par des différends qu'il aurait eus avec des habitants du pays. C'est pendant la nuit qui suivit cette forte émotion qu'il eut sa première attaque.

A cette première manifestation de l'épilepsie, d'autres attaques succédèrent bientôt et se présentèrent presque régulièrement chaque mois; elles affectèrent sensiblement cette marche pendant quatre ans environ.

Le caractère d'André R.... se modifia notablement à partir du début de cette affection convulsive. Ce malade était devenu plus susceptible et plus violent, un rien suffisait quelquefois pour le faire mettre en colère ; il ne pouvait pas supporter non plus la moindre contradiction, et lui qui avait toujours été très-attaché à sa femme et assez doux à son égard, se mit à la menacer avec emportement et même à la frapper parfois; ses amis s'aperçurent alors qu'il se montrait plus méfiant et plus soupçonneux que d'habitude.

Au bout de quatre ans, les attaques suivirent une autre marche: elles cessèrent d'être à peu près mensuelles; elles ne reparurent plus qu'à des intervalles moins rapprochés, chaque deux ou trois mois par exemple, et dès-lors elles se manifestèrent par séries de trois ou quatre dans la même journée.

A partir de cette époque, à l'irritabilité très-grande qui faisait le fond du caractère d'André R.... depuis qu'il était épileptique, s'ajouta une agitation maniaque qui précédait et suivait les attaques. En dernier lieu, cette agitation devint très-intense; il se mettait à vociférer, à menacer et à injurier tout le monde; il parlait toujours brutalement et sur un ton menaçant à sa femme et à ses enfants; il frappa même à deux ou trois reprises des personnes qui ne lui avaient jamais rien fait et sans aucune raison apparente. Il n'écoutait aucun conseil, et il était impossible de lui faire entendre raison.

C'est à cette époque que des hallucinations et des illusions se manifestèrent sous l'influence de l'excitation épileptique ; il s'imaginait être persécuté par des gens qui voulaient mettre fin à ses jours ; il prétendait en outre que les attaques, qui jusqu'alors lui avaient permis de travailler, avaient été rendues plus malignes par les menées de certains voisins malveillants qui avaient *jeté quelque chose sur lui.* Il menaçait sans cesse ses prétendus ennemis, accusait tel ou tel individu du pays de chercher à lui nuire, et disait qu'il saurait les mettre à l'ordre. Les nuits étaient sans sommeil, et il restait des journées entières sans manger. Il sortait quelquefois précipitamment de chez lui, se mettait à la poursuite de persécuteurs qu'il assurait avoir vus et entendus ; puis il s'imaginait qu'on voulait le tuer, il entrait alors dans des accès de fureur des plus intenses. Cet état d'agitation durait quatre ou cinq jours, puis le malade recouvrait peu à peu le calme et la raison ; il ne se souvenait pas de ce qu'il avait dit et fait pendant cette période de surexcitation.

Au commencement du mois de décembre 1866, André eut coup sur coup plusieurs attaques d'épilepsie qui laissèrent après elles une agitation d'une intensité qui dépassa de beaucoup ce qu'on avait remarqué jusque-là.

Après une nuit passée dans l'insomnie et le délire, ce malade parvint à s'échapper le matin de sa maison, en criant qu'il allait tuer les gens qui le persécutaient. Il rencontra sur la route un charretier qu'il ne connaissait pas, mais qu'il confondit avec une personne du village qui était censée être son ennemi le plus acharné. Il l'attaqua avec furie et l'accabla de coups ; peut-être l'aurait-il tué si des gens des environs ne fussent accourus en entendant des cris ; dans cette conjoncture, il avait probablement éprouvé une illusion de la vue. Ce fait décida le maire de V... à demander la séquestration d'André R... dans un établissement d'aliénés.

En effet, le 14 décembre 1866, il fut reçu à l'Asile de Montpellier, sur un certificat médical constatant qu'il « est atteint de manie aiguë, que depuis longtemps il est très-agité et se livre à des actes de violence qui pourraient compromettre la vie des personnes qui l'entourent».

On crut prudent de charger des gendarmes de réaliser le transfèrement à l'Asile. Pour effectuer l'opération prescrite, ces militaires employèrent des mesures qu'ils auraient prises à peine pour s'assurer d'un homme enragé : ils lui avaient lié les bras et les pieds avec des cordes et des chaînes. Cet excès de précautions indique combien était grande la terreur que cet épileptique inspirait dans le pays. André, ainsi attaché sur une charrette, était dans un état d'agitation frénétique; son visage était livide, ses traits contractés; ses yeux injectés et presque hors des orbites exprimaient la fureur impuissante. Quoique solidement garrotté, il se démenait violemment et cherchait à mordre. A l'Asile, après l'avoir détaché avec précaution, on essaya de le calmer et de gagner sa confiance par de bonnes paroles. André R... sembla comprendre les intentions bienveillantes des personnes qui l'entouraient, et il entra avec assez de calme dans la section d'observation, où il fut conduit.

Le 14 et le 15 septembre, il est affaissé, regarde autour de lui d'un air hébété et refuse de manger. Les 16 et 17, il est plus calme et semble se reconnaître.

Mais peu de jours après il se plaint d'être malade, de souffrir beaucoup de la tête; il demande pourquoi on le retient dans cette maison, puisqu'il n'est plus fou. Il a oublié presque totalement les actes de violence tout récents qu'il avait commis et qui ont nécessité sa séquestration. Il dit seulement que des brigands l'ont saisi, meurtri de coups et conduit ici comme un malfaiteur. Il veut sortir. — De temps en temps il se met en colère et menace les infirmiers qui refusent de lui ouvrir les portes de la section. Il s'informe de sa famille et prie qu'on écrive à sa femme. On remarque des symptômes de congestion cérébrale, que l'on cherche à combattre par des antiphlogistiques appropriés à ce cas.

C'est environ trois mois après son entrée que l'on fut témoin de la première attaque dans l'Asile. Quelques jours avant, il avait reçu la visite de sa femme; depuis ce moment, il avait été plus agité. Le 26 mars 1867 il eut, à neuf heures du matin, une attaque d'épilepsie que l'on pouvait certes qualifier de *grande attaque*; elle fut caractérisée par un ronflement entrecoupé et bruyant, comme on en observe rarement; elle fut surtout remarquable par l'intensité et la durée de la congestion sanguine céphalique. C'était en quelque sorte le type de ces attaques d'épilepsie que l'on pourrait appeler à forme congestive. Les attaques qu'il eut plus tard dans l'Asile ressemblèrent toutes à celle-là, sauf quelques variations dans l'énergie. Immédiatement après la grande attaque, André eut deux vertiges; il fut saisi en outre, à diverses reprises dans le courant de cette journée, de petits mouvements convulsifs de la face et des membres supérieurs. Il resta sombre et ne parla à personne. Le lendemain, il fut agité et ne dormit pas de toute la nuit suivante.

Il refusa de manger, disant qu'*il vit de la grâce de Dieu*; puis il demanda un prêtre. Cette surexcitation s'apaisa peu à peu; au bout de quelques jours elle avait complètement cessé. Jusqu'au mois d'août 1867, André R... eut des périodes successives de calme et d'agitation. Dans ses accès de fureur, il frappait certains malades qu'il prenait pour ses persécuteurs, et il poussait quelques épileptiques à la révolte, en leur disant que, s'ils s'unissaient à lui, il trouverait le moyen de tuer quelque gardien, de prendre ses clefs et de s'échapper. Il n'avait pas souvenir de ce qu'il avait fait dans ces moments-là, et quelquefois, lorsqu'on lui reprochait certains actes de brutalité, il niait tout absolument et prétendait qu'on l'accusait injustement de telles violences.

Mais à partir de ce mois d'août, ses attaques devinrent plus fréquentes. Peu de temps après la manifestation convulsive, il tombait dans un délire furieux, il était en proie à des hallucinations et à des illusions effrayantes; il voyait partout des objets terrifiants: c'étaient des ennemis acharnés à sa perte, des assassins, des empoisonneurs et des sorciers surtout qui le poursuivaient et rendaient ses attaques plus violentes. Dans ces moments, toutes les personnes qui l'entouraient lui semblaient méditer sa perte; il menaçait, criait, se démenait avec violence; il cherchait à mordre, à frapper, à déchirer, à briser avec acharnement tout ce qui tombait sous sa main.

Cette fureur aveugle, ces menaces continuelles, ces actes de violence, le rendaient la terreur des autres malades. Ces accès duraient plusieurs jours, puis ils se dissipaient insensiblement.

Les hallucinations qu'il éprouvait dans ces circonstances étaient généralement des hallucinations de la vue, il avait aussi quelques hallucinations de l'ouïe. Néanmoins les hallucinations, de quelque espèce que ce soit, étaient moins nombreuses que les illusions: il paraissait avoir des illusions de l'ouïe, mais c'étaient surtout les illusions de la vue qui dominaient; elles portaient habituellement sur des erreurs de personnes.

André concentrait spécialement sa haine sur un malade de l'Asile, le nommé L.., quoiqu'il n'eût aucune plainte sérieuse à porter contre lui. Le prenant sans doute pour quelqu'un de son village, il l'accusait de faire partie de la bande de sorciers de V..., qui sont la cause de l'intensité maligne de sa maladie; il accusait ce malade notamment d'avoir été chargé par eux de lui mêler en secret des *poudres* à ses aliments pour rendre ses attaques plus terribles.

Lorsqu'on l'interrogeait, les jours où il était un peu plus calme, sur les causes de sa maladie, il répondait invariablement que ses attaques furent plus fortes pendant quatre ou cinq ans, et qu'elles ne l'empêchaient pas de travailler; mais qu'en dernier lieu des voisins lui avaient *jeté quelque chose dessus*, de concert avec des *sorciers*; ils s'entendaient tous pour rendre sa maladie plus pénible et l'agiter.

Lorsque André entrait dans l'accès d'agitation, il commençait presque toujours par nous demander sa sortie, et comme nous ne pouvions que lui donner des assurances peu précises, il nous accusait de nous entendre avec sa femme pour le tenir à l'Asile, et de lui faire *boire des maladies* (par le moyen des remèdes qui lui étaient ordonnés), afin de le retenir plus longtemps. — En dernier lieu il avait fini par ne plus vouloir nous écouter, et nous fûmes rangé parmi ses nombreux persécuteurs et probablement placé à leur tête.

Le 31 octobre 1867, il eut quatre attaques dans la matinée. Il fut très-agité, dit aux infirmiers que la dernière heure du médecin en chef était arrivée, et qu'il se chargerait de lui dès qu'il entrerait dans la section.

Quand il manifestait sa colère contre nous, il entrait dans des fureurs dont l'intensité atteignait les dernières limites. Il nous menaçait, parlait de tuer, etc. Du reste, de pareilles menaces n'étaient pas rares chez lui, surtout lorsqu'il était agité. On voyait aisément que, s'il l'avait pu, il les aurait réalisées avec une sorte de volupté bestiale; la surexcitation et les conceptions délirantes ainsi que les hallucinations et les illusions le dominaient alors entièrement.

En effet, au moment de la visite, parfois André R.... se précipitait furieux vers nous. Dans plusieurs circonstances de ce genre, l'intervention des surveillants devint nécessaire, et ce ne fut qu'à grand'-peine qu'ils parvinrent à le retenir. — Après une scène pareille, un jour il s'élança dans la cour, en s'écriant: « Puisque vous m'empêchez de tuer ce brigand-là, vous aller tous y passer.» — Et il chercha à couper un jeune platane qui était dans le préau. Quoique cet arbre fût déjà fort, il parvint presqu'à le rompre; cinq gardiens vigoureux ne purent parvenir à le contenir qu'après de grands efforts. Cette scène de vraie fureur épileptique se termina par une attaque qui laissa le malade dans la stupeur, tout le reste de la journée.

On le fit coucher pendant la nuit dans une chambre à portée des infirmiers de veille. Il ne dormit pas un instant, et vers une heure du matin il commença à prier Dieu de le délivrer de son mal; puis il pleura, déclama et se mit à prêcher pendant toute la matinée. Le lendemain, André R... refusa de manger, prétendant que Dieu le lui avait défendu, qu'il allait d'ailleurs mourir et comparaître bientôt devant lui, etc. Son regard était menaçant, son visage contracté; ses yeux étaient injectés; les carotides battaient fortement et soulevaient les muscles qui les recouvrent. Il se plaignait de céphalalgie; il avait, disait-il, la tête lourde, tout tournait autour de lui. Pendant le reste de la journée, il ne fit que parler des sorciers, ses persécuteurs.

Le 7 novembre, il a une attaque très-forte avant le lever, attaque caractérisée, comme presque toutes les autres, par un ronflement considérable; il prend son vase de nuit, en frappe un vieil épileptique inoffensif, puis il lance cet ustensile contre un gardien qui survenait. Il passa toute la journée en prières.

Les douleurs de tête qu'il éprouvait aux approches des attaques, ou après, et même en dehors de la période épileptique, devenaient de plus en plus fortes, et il s'en plaignait avec une vivacité croissante.

Presqu'à chaque visite médicale il réclamait sa sortie avec une ténacité que rien ne pouvait atténuer. Un jour nous l'engagions à prendre patience, à attendre que ses attaques fussent guéries, etc.; il nous répondit aussitôt, et avec les marques d'une violente colère, que c'était nous qui rendions ses attaques si fréquentes, et qu'il savait que nous étions uni aux sorciers de son village.

Le 15 février 1868, il organisa une sorte de complot avec quelques épileptiques, et au lever des malades, au moment où personne ne s'y attendait, ils commencèrent à menacer les gardiens, et même à chercher à les frapper. On parvint bientôt à se rendre maître d'André, qui était de beaucoup le plus acharné et le plus offensif, et ce mauvais dessein n'eut pas de suites fâcheuses.

Trois jours après, André R... eut, pendant la nuit, une attaque très-violente. Un veilleur ayant entendu aussitôt sa respiration bruyante et entrecoupée, vint au pied de son lit pour lui donner des soins, mais il remarqua que ce malade restait immobile et qu'il paraissait ne plus respirer. L'interne, appelé sans délai, constata la mort; néanmoins les moyens les plus énergiques furent mis en usage, mais sans aucune espèce de résultat.

Avant de relater les résultats de l'examen nécroscopique, nous croyons devoir indiquer dans son ensemble la marche que les attaques ont suivie chez cet épileptique.

On a vu qu'au commencement de la maladie les attaques étaient presque régulièrement mensuelles ; plus tard elles se sont éloignées, mais on a noté une tendance croissante vers la congestion cérébrale ; nous ajouterons que, plus cette tendance a été marquée, plus les atteintes du moral ont été fréquentes et violentes.

Ainsi, après le 23 mars 1867, date de la première attaque observée à l'Asile, André reste près de deux mois et demi sans manifestation convulsive. A partir du mois de juin, les attaques se groupent davantage, elles se répètent plusieurs fois dans la même journée, et les vertiges deviennent aussi plus fréquents. Au mois d'octobre de la même année, ce malade présente six attaques dans un seul jour; les 23, 24, 25, 26 novembre, il a dans les mêmes journées des attaques suivies de vertiges qui laissent le malade dans une stupeur très-grande, d'où il ne sort que pour entrer dans l'agitation et la fureur épileptique.

Il résulte de ce court résumé que, dans les premiers temps, lorsque les attaques se produisaient à peu près chaque mois, les perturbations psychiques qu'elles déterminaient consécutivement étaient relativement peu considérables, et que plus tard, quand les attaques se présentèrent par séries, les conséquences, au point de vue intellectuel, en étaient effrayantes sous tous les rapports. Et cependant le nombre d'accès convulsifs dans la période annuelle n'avait pas sensiblement augmenté. L'observation que nous donnons confirme donc une remarque que nous avions déjà consignée et développée dans un autre travail[1].

Les troubles somatiques s'étaient pareillement accrus en dernier lieu. Ces attaques laissaient André R... dans un état voisin de l'asphyxie; il était, en effet, très-fortement cyanosé après chacune d'elles, et la circulation capillaire ne se rétablissait que très-lentement.

En janvier et février de l'année 1868, le nombre de ces symptômes s'accrut, car dans ces deux mois il n'eut pas moins de treize attaques.

Autopsie (*vingt-quatre heures après la mort*). — Tout le corps est violacé, le visage est presque noir. Les veines des régions temporale et frontale sont gonflées, tortueuses et saillantes.

En procédant à l'ouverture des diverses cavités, un sang noir et épais s'échappe des grandes et des petites veines; les vaisseaux des

[1] *De la fureur épileptique*. Montpellier, 1850.

intestins sont injectés; les reins, la rate et le foie sont hyperémiés et sont remplis de sang veineux.

Le cœur, très-volumineux, à parois très-épaisses, présente dans le ventricule droit un énorme caillot sanguin qui se prolonge jusque dans les artères pulmonaires. On observe aussi dans l'oreillette droite un caillot sanguin que l'on peut suivre jusque dans les veines caves. Le ventricule gauche est presque vide.

La peau du crâne est gonflée par du sang qui s'échappe lorsqu'on la sectionne pour découvrir les organes encéphaliques. Les vacuoles du diploé sont gorgées de sang. On remarque un épanchement sanguin entre les os et la dure-mère, qui est détachée dans certains endroits, correspondant surtout aux lobes antérieurs du cerveau. La faulx du cerveau présente à sa partie moyenne une ossification d'environ deux centimètres carrés.

Une couche de sang coagulé recouvre toute la face supérieure du cerveau au-dessous de la dure-mère. On trouve un épanchement très-considérable au niveau du bulbe; dans ce point, l'arachnoïde et la pie-mère ne forment plus qu'une bouillie noire. La substance cérébrale est gorgée de sang noir; les ventricules contiennent, mais en quantité peu considérable, un liquide sanguinolent. Les sinus de la dure-mère renferment dans presque toute leur longueur des caillots sanguins; on remarque aussi la même altération dans le système veineux de l'abdomen, du bassin, et même dans la veine fémorale qui a été ouverte au niveau du triangle de Scarpa.

Nous ne ferons suivre que de courtes réflexions cette observation, importante au point de vue de notre étude, parce que nous aurons à la rappeler dans un assez grand nombre de pages.

Ici, le délire est très-accentué et se présente dans toute sa force, l'affaiblissement des facultés intellectuelles étant encore peu sensible. Comme chez la plupart des épileptiques, la conception des sortiléges se rapporte aux souffrances engendrées par cette affection convulsive : elle est très-nette.

L'offensibilité est portée à un degré d'intensité que l'on trouve rarement, même chez les épileptiques, même chez ceux qui se croient soumis à l'action des sortiléges:

Nous avons encore à faire ressortir ici une particularité qui, ne se rapportant pas directement aux sujets principaux de cette étude, ne trouverait pas sa place autre part : c'est la forme essentiellement congestive des attaques, et puis la cause de la production brusque de l'épilepsie chez ce malade. Il est très-probable qu'une fluxion sanguine considérable survenue à la suite de la forte émotion dont il est parlé dans cette histoire, a déterminé l'explosion de la première attaque. La forme congestive que nous signalons se relierait donc à cette cause, tendance fluxionnaire encéphalique ayant produit la première attaque et donnant à l'accès convulsif sa forme particulière. Enfin, la mort a été également déterminée par cette même cause. Ce genre de mort, quoique paraissant *à priori* devoir être fréquent chez les épileptiques, est en réalité peu commun chez ces malades.

OBSERVATION VII [1].

Délire des sortiléges ; démence ; hallucinations de la vue et de l'ouïe. — Épilepsie ; accès de fureur épileptique. — Double meurtre. — Ordonnance de non-lieu.

Antécédents historiques. — Le nommé Maurin, âgé de 23 ans, habite avec sa famille dans une campagne située à un quart de lieue environ de celle où le meurtre a été commis. On a toujours remarqué en lui de l'irascibilité, peu de soumission à son père, une grande

[1] Résumé d'un *rapport médico-légal* très-étendu, rédigé par M. Aubanel, médecin en chef de l'Asile public d'aliénés de Marseille. (*Annal. médico-psychol.*, 1856, pag. 199.)

disposition à suivre ses caprices, et quelquefois des mouvements de violence non motivés. Il est épileptique depuis son jeune âge ; peu intelligent, sans éducation et très-superstitieux, comme le sont la plupart des paysans de ce pays, il croit à la sorcellerie, et depuis quelque temps, peut-être depuis peu de jours avant l'événement, il s'est imaginé que la femme Lan et le jeune Long ont *jeté un sort* sur lui. Il ne fréquente pas leur maison ; il ne les connaît que comme voisins, et il n'a jamais eu avec eux le moindre rapport ni la plus petite discussion. Le jeune Long, ayant reçu une certaine instruction primaire, passait souvent son temps à lire des livres de piété et à en copier divers passages. Maurin, qui connaît par ouï-dire les habitudes de ce jeune homme, conçoit la pensée que les livres dont il se sert peuvent être mauvais, susceptibles de donner à celui qui les médite une puissance surnaturelle, la faculté, par exemple, d'agir sur lui et de produire les maux dont il est affligé. Quelqu'un lui ayant parlé par hasard de la mauvaise santé de ce jeune homme, il répond : « Oui, il lit de mauvais livres, et il mourra. »

Plusieurs jours avant l'événement, on remarque chez Maurin une préoccupation incessante, quelque chose de plus sombre que d'habitude. Le dimanche 3 juillet, il va se baigner à l'Huveaune (petite rivière) avec des amis, et il est pris, au milieu de l'eau, de vertiges et même de mouvements convulsifs. Dans la nuit du dimanche au lundi, dans la journée de lundi, et pendant la nuit suivante, sa famille, le voyant de plus en plus malade et sa raison paraissant altérée, fait appeler le médecin, qui lui pratiqua une saignée le lendemain.

Le jour même de cette émission sanguine, il passe une partie de sa matinée à travailler dans les champs, et à huit heures du matin ses parents le font rentrer à la maison. (Le médecin, en effet, leur avait conseillé de ne pas le faire travailler pendant les fortes chaleurs du milieu du jour.)

Arrivé dans sa chambre, Maurin paraît fatigué. Une de ses sœurs le fait coucher, et, le voyant ensuite profondément endormi, sort elle-même de la maison. Mais, vers les dix heures du matin, des paysans voient Maurin marcher à travers champs, en se dirigeant, par le chemin le plus court, vers la demeure de la femme Lan. Maurin ne paraît pas égaré, il échange même avec ces paysans des paroles insignifiantes; il est seulement un peu plus pâle que d'habitude.

Peu d'instants après, ils voient venir vers eux, et tout ensanglanté, le jeune Long, s'écriant qu'on vient d'assassiner sa grand'mère. Au même moment, Maurin sort de la maison comme un furieux; sa chemise est ensanglantée; il est armé d'une pioche, et il s'écrie, en cherchant les traces du jeune Long: « Pascal Long m'a *emmasqué* (ensorcelé), il faut que je le tue. L'apercevant aussitôt, il s'élance sur lui, le renverse d'un premier coup de pioche qui l'atteint à la tête, et lui assène encore deux ou trois autres coups sur la tête et sur la poitrine: ce jeune homme tombe pour ne plus se relever.

Après ce meurtre, Maurin jette la pioche, et court dans la direction de Roquevaire, en disant qu'il va chercher le médecin, M. Armieux. Sur son chemin, il rencontre un paysan qui, le voyant agité et les vêtements ensanglantés, lui demande ce qui est arrivé. « Allez à Lactus, répond Maurin : il y a un individu qui est presque mort, on se bat. »

Maurin dit au paysan que c'est Pascal Long qui est presque mort, ensuite il ajoute : « M. Armieux est un brave homme, il m'a dit que j'étais malade, on m'a ensorcelé, ne me touchez pas, je suis brave; je ne blasphème pas..., je n'ai rien fait..., je me suis coupé. » Après ces quelques paroles, il repart en courant pour Roquevaire. Plus tard, il dit à une autre personne qu'il rencontre : « François, de Lactus, est bien malade (ce François était le père de la victime, et il était mort depuis longtemps), ils sont morts ! » A peine a-t-il prononcé ces mots, qu'on le voit tout à coup chanceler, s'appuyer contre un mur et tomber à terre. Il se relève presque tout de suite, et se remettant à courir, il continue à se diriger vers Roquevaire.

Dans ce village, il parcourt diverses rues en courant, en criant qu'il est ensorcelé, et que l'on se bat à la campagne de Lactus; ses vêtements ensanglantés, ses divagations et son air d'égarement jettent l'effroi parmi les habitants. Personne n'ose le saisir. On l'arrête enfin, mais c'est à grand'peine que les gendarmes parviennent à se rendre maîtres de lui; en arrivant dans la prison, il donne un soufflet au brigadier, qui lui enchaîne les mains. Maurin paraît très-exalté, et le soir il refuse de répondre aux questions de M. le juge de paix.

De l'enquête qui est faite par les ordres de M. le procureur impérial, il résulte : 1° qu'il a dû exister une lutte entre Maurin et le jeune Long, sa victime ; 2° qu'on a trouvé dans la demeure de la femme Lan un couteau ensanglanté et dépointé, appartenant à Maurin (le père de Maurin déclare que la pointe du couteau devait exister avant l'événement) ; 3° que Maurin présentait deux blessures, une à la paume de la main droite, l'autre à l'indicateur de la même main.

M. le juge d'instruction ayant soumis Maurin a un interrogatoire, il répond d'abord que ce n'est pas lui qui a tué la femme Lan, mais au même instant il avoue son meurtre. Il ne sait pas pour quel motif il a fait cela. « Je n'étais pas tranquille, dit-il, j'étais fou. » Il sourit niaisement à la plupart des questions qu'on lui pose. Il répond souvent : Je ne sais pas ce que j'ai fait. Il montre une plus grande insensibilité, pareille à celle des idiots. Il ne manifeste aucun regret de ce qu'il a fait. Toutes ses réponses sont peu lucides; sa physionomie présente une expression idiote; aussi l'interrogatoire de Maurin est-il bientôt suspendu. Tels sont les renseignements donnés par M. le juge d'instruction.

Examen direct. — Maurin est un homme de taille moyenne; il est blond et d'un tempérament nervoso-sanguin : la progression est peu assurée; il cherche toujours un point d'appui, afin de marcher sans chanceler. Durant son séjour en prison, il s'est toujours montré très-irritable : il menace, se bat et frappe sans cesse contre la porte de sa cellule. Le matin, il paraît plus agité et plus égaré; le soir, il est plus calme et semble plus intelligent. Il est taciturne, peu communicatif avec les personnes qui l'approchent; il mange peu; plusieurs fois en prison il a eu des attaques d'épilepsie; mais, ce qu'il y a de remarquable, c'est qu'à tout moment et à des intervalles très-rapprochés, il est pris de vertiges instantanés qui le rendent pâle et le forcent à s'asseoir ou à s'appuyer contre un mur pour éviter une chute.

M. le Dr Aubanel, dès sa première visite, remarque que l'intelligence de Maurin est bien engourdie; ses réponses sont lentes, embarrassées, peu lucides; il regarde de côté et d'autre avec étonnement, avec stupeur ; il répond le plus souvent par monosyllabes; il ne donne que des renseignements incomplets sur le double crime dont il est accusé ; il dit souvent qu'il ne se souvient de rien. Si on essaie de le mettre sur la voie, il semble faire des efforts pour rappeler ses souvenirs, et il énonce quelques faits relatifs à l'événement ; mais ces faits dans sa mémoire sont vagues, incertains, sans précision ; il n'en parle qu'avec une expression d'incertitude ; il ne sait pas comment cette idée de meurtre lui est venue ; il ignore s'il s'est servi d'un couteau ou d'une pioche ; il ne peut préciser si ces instruments lui appartiennent. Ce défaut de lucidité est du reste en rapport avec l'expression de sa physionomie. M. Aubanel l'a vu plusieurs fois, il l'a trouvé tantôt plus intelligent, plus clair dans ses réponses, tantôt dans la même stupeur que le premier jour ; il est parvenu cependant à lui faire préciser quelques-unes des circonstances de l'événement. Voici les renseignements qu'il en a pu recueillir :

Maurin est épileptique depuis un grand nombre d'années ; ses attaques sont assez fréquentes, mais il ne peut en indiquer le degré de violence. Il ne se souvient de rien après l'attaque. Sa tête est presque toujours excessivement lourde ; il y sent un bouillonnement continuel, un bruit remarquable : le sang le tourmente, dit-il ; il lui arrive souvent d'avoir des vertiges, des bourdonnements, des éblouissements, et de ne plus savoir tout à coup ce qu'il fait. Le mal commence fréquemment par une crampe dans le bras droit, crampe qui remonte vers la tête et qui détermine, soit un vertige, soit une véritable attaque d'épilepsie. Il prévient souvent l'attaque ou il la rend plus légère en prenant soin, au moment où la crampe commence, de s'asseoir ou de se lever, de secouer son bras, de marcher et de s'agiter en divers sens.

Il croit à la sorcellerie ; il y croit parce que bien d'autres partagent cette croyance. Sa maladie le tourmente beaucoup, et il est surtout tourmenté depuis quelque temps par une céphalalgie opiniâtre qui ne le quitte presque point, et par une foule de souffrances qui le rendent maladif. Les nuits se passent souvent sans sommeil ; il ne se sent pas toujours la force de travailler comme ses frères ; on l'accuse de paresse ; mais il sait bien, lui, que c'est la maladie qui l'empêche de travailler. En pensant souvent à ses maux, il a fini par s'imaginer que quelqu'un a pu l'ensorceler et jeter un sort sur lui ; mais il n'avait accusé personne en particulier, avant le dimanche 3 juillet, où on lui a parlé des habitudes du jeune Long. Ce sont les filles du quartier qui lui ont dit le matin que ce jeune homme lisait habituellement de mauvais livres. Cette circonstance le frappa ; il en fut préoccupé toute la journée.

Le soir, il se sentit plus malade que d'ordinaire; il se coucha, mais la nuit il fut agité, il éprouva des hallucinations terribles : il se crut tantôt dans l'enfer, tantôt au bord de grands précipices; il aperçut des objets hideux qui l'effrayaient et qui l'épouvantaient; on le battait, on le faisait souffrir ; le jeune Long et sa grand'mère lui apparaissaient à tout instant, tantôt sur le sol, tantôt suspendus dans les airs ou au plafond de la chambre ; ils lui faisaient des menaces, le jeune homme lui disait qu'avec ses livres il avait une entière autorité sur lui, qu'il pouvait le transformer en diable ou en Dieu, lui faire voir Dieu lui-même, le paradis ou l'enfer, le guérir de ses maux ou le rendre plus malade; qu'il pouvait disposer de lui, en un mot, pour toutes choses, grâce à la puissance de ses livres. Dans les journées de lundi et mardi, il éprouva de nouvelles souffrances, il lui semblait que sa tête n'était pas à lui ; mais il souffrit surtout pendant la nuit. Dès qu'il fut couché, il vit revenir toutes les visions, toutes les apparitions terribles de la nuit du dimanche. La saignée ne le calma pas.

Dans la matinée de mercredi, il ne se sentait pas trop malade. Après quelques heures de travail, il se coucha, puis il s'éveilla tourmenté par les mêmes souffrances et avec l'idée d'aller prier le jeune Long de faire cesser ses maux et de lui enlever son ensorcellement. Il n'avait pas le projet, dit-il, de le tuer ce jour-là, mais il avait l'idée de le faire un autre jour, s'il ne consentait pas à mettre fin à ses tourments.

Arrivé à la campagne de Lactus, il trouve le jeune homme sur la porte; il lui adresse quelques mots, mais tout de suite ce dernier en le voyant se met à crier : au secours ! il vient me tuer ! et il le repousse avec la main pour l'empêcher d'entrer. Maurin ne sait pas comment l'idée du meurtre lui est alors venue ; il croit s'être battu avec Long, il ignore si le couteau dont il s'est servi était à lui, ou s'il était dans la maison ; il se souvient d'avoir aperçu une pioche à côté de la porte et de s'en être servi pour frapper la femme Lan, qui une chaise à la main venait au secours de son petit-fils ; il ne sait pas s'il a tué la femme avant le jeune homme, tous les détails de la perpétration du meurtre sont très-confus dans sa tête, il se rappelle seulement qu'après avoir frappé à coups redoublés le jeune Long, il a jeté la pioche à terre, et qu'il est parti en courant pour Roquevaire. Il ne sait pas trop ce qu'il allait faire à la campagne Armieux, il lui semblait, dit-il, que ce médecin aurait le pouvoir de le désemmasquer. Je ne savais pas, ajoute-t-il, où j'étais, ni ce que je faisais.

La santé de Maurin s'est un peu améliorée depuis son séjour à la prison de Marseille; il éprouve souvent de la céphalalgie, sa tête reste brouillée, il n'a pas d'appétit et entend du bruit dans les oreilles; il a encore des attaques d'épilèpsie, surtout la nuit, mais elles sont rares. Les vertiges sont beaucoup plus fréquents, il est toujours irritable, et il ne peut maîtriser sa colère; *il a en lui quelque chose qui lui dit de faire cela plutôt que ceci, qui lui parle, qui lui donne des ordres, qui le pousse malgré lui; c'est ce quelque chose qui lui ordonnait de tuer le jeune Long pour se voir délivrer de tous ses maux.* Mais il n'avait pas le projet de le tuer ce jour-là, répète-t-il, il voulait seulement le supplier de lui enlever le sort qui avait été jeté sur lui. Cet état d'excitation maladive n'est pas continuel chez Maurin, il y a des rémissions plus ou moins complètes pendant lesquelles le malade ne se plaint nullement de la tête et apprécie très-bien sa situation. Depuis quelque temps cependant, il souffre plus que d'habitude, et l'idée de sorcellerie ne le quitte point. A différentes reprises, M. Aubanel a constaté chez lui des hallucinations manifestes et instantanées de l'ouïe et de la vue.

Dans les considérations médico-légales dont il fait suivre l'exposé que nous venons d'analyser, M. Aubanel fait ressortir certaines particularités de l'affaire; nous ne relaterons que celles qui ont le plus d'importance et qui se rattachent plus directement au sujet de ce travail.

Maurin n'avait aucune instruction; son esprit est borné; il croyait aux sorciers; mais cette croyance, partagée par une foule de gens de la campagne, n'était pas encore en lui de la folie, c'était seulement une superstition pouvant à un moment donné servir d'aliment à un véritable dérangement intellectuel: c'est ce qui n'a pas tardé à se réaliser. On comprend combien a dû être puissante sur une intelligence aussi obtuse, si mal cultivée, si altérée, l'influence du récit de ces personnes qui lui ont parlé du pouvoir surnaturel que possédait le jeune Long, à l'aide de mauvais livres qu'il lisait. Cette fausse idée a paru alors le poursuivre d'une manière dominante; il s'est demandé tout de suite si lui-même ne serait pas la victime d'un maléfice, d'un sort jeté sur sa personne; si le jeune Long ne l'aurait pas ensorcelé et ne serait pas la cause de la maladie dont il est affligé, ainsi que de toutes les souffrances physiques et morales qui accompagnent son mal. On s'explique de cette manière les menaces qu'il a lancées contre ce jeune homme, les hallucinations survenues pendant ses accès de délire, et la détermination prise dans la matinée du mercredi de se rendre à la campagne de Lactus.

On ne peut pas savoir comment la scène du meurtre a commencé; il est certain néanmoins qu'il y a eu sur le seuil de la porte de la dame Long une explosion immédiate d'un accès de fureur épileptique, accès qui a poussé Maurin à s'armer du premier instrument venu et à se précipiter sur le jeune Long et sur sa grand'mère. Des mots de sorcellerie qu'il prononce en sortant de cette maison, son air d'égarement et de fureur, sa fuite vers Roquevaire, les paroles décousues qu'il adresse à diverses personnes, sa course égarée à travers plusieurs rues du village, son retour vers la campagne, le vertige qu'il éprouve en parlant à un paysan, l'excitation extrême dans laquelle il se trouve au moment de son arrestation, le soufflet qu'il donne à un gendarme : toutes ces circonstances font un ensemble de preuves qui ne mettent nullement en doute l'existence d'un état maniaque au moment de la perpétration du meurtre et pendant les heures qui ont suivi l'événement. L'obtusion qu'il a montrée dans son interrogatoire tient en partie à son absence de souvenir, accompagnée de cette sorte de manie furieuse; elle tient aussi à la faiblesse intellectuelle déterminée par les vertiges et les attaques d'épilepsie, ainsi qu'à la stupeur qui succède aux attaques.

Dans ses conclusions médico-légales, M. Aubanel constate que la superstition, la croyance à la sorcellerie, jointe à la prédisposition à la folie que présentait ce jeune homme, par suite de son affection nerveuse, a dû contribuer à troubler sa raison déjà chancelante, et que c'est sous l'influence d'un délire épileptique furieux, survenu instantanément, que le double meurtre a été commis.

Une ordonnance de non-lieu fut rendue à la suite du dépôt de ce rapport, et Maurin fut placé d'office à l'Asile d'aliénés de Marseille.

M. Aubanel donne ensuite quelques détails sur les modifications apportées à l'état de Maurin par le séjour dans cet établissement. Loin de s'aggraver, comme il y avait lieu de le craindre, sa santé a éprouvé une certaine amélioration par suite des soins qui lui ont été donnés. Il n'y a plus chez lui cette sorte de stupeur observée pendant son séjour dans la prison, ni cette tendance vers la démence signalée dans le rapport médico-légal. L'intelligence est plus active et plus nette, les idées sont habituellement plus lucides, mais la mémoire des circonstances qui ont suivi la perpétration du meurtre reste toujours effacée; l'épilepsie persiste, les attaques conservent la même physionomie, et deux ou trois accès de manie sont survenus depuis son admission. L'irritabilité de son caractère se montre toujours à un haut degré; on le voit se quereller fréquemment avec les autres aliénés, et on est quelquefois obligé de l'isoler pendant le jour, pour l'empêcher de se livrer à des voies de fait. On l'utilise ordinairement à divers travaux, mais il couche dans une cellule, et il est surveillé avec soin.

Plus instructive encore que la précédente, cette observation ne comporte ici que peu de réflexions. C'est précisément parce qu'elle renferme un grand nombre de circonstances d'une incontestable utilité pour nos investigations ultérieures, que nous pouvons nous dispenser de signaler actuellement en détail les principaux traits caractéristiques de cette histoire.

Le délire des sortiléges est fortement accusé dans cette observation; les hallucinations de la vue ont précédé les autres hallucinations et sont restées toujours prépondérantes. Le souvenir des incidents des meurtres était presque entièrement effacé après l'événement.

L'offensibilité était excessive chez ce malade comme chez le sujet de l'observation précédente, André R... La conception délirante et les hallucinations qui s'y rattachaient ont essentiellement dirigé la conduite de ce jeune homme.

L'épilepsie a évidemment exercé une influence considérable, non-seulement sur la production de la folie, mais encore sur son caractère ; toutefois la croyance antérieure et très-enracinée à la sorcellerie a donné au délire, non-seulement sa forme, mais encore sa direction active. L'intelligence de Maurin était bornée ; cette sorte d'infirmité morale se retrouve chez le plus grand nombre des malades dont nous rapportons les observations.

OBSERVATION VIII.

Délire hypochondriaque ; illusions internes très-intenses et se rapportant surtout à la contractilité ; hallucinations variées. — Délire des persécutions faible. — Tendance au suicide.

Auguste D...., âgé de 48 ans, maître tailleur, célibataire, né à Béziers, est conduit à l'Asile de Montpellier, le 14 avril 1868.

Ce malade est d'une taille moyenne, d'un tempérament nervoso-sanguin, d'une assez bonne constitution. Il boite de la jambe gauche, qui est atrophiée ou plutôt qui ne s'est pas développée, par suite d'une chute qui déplaça la rotule en dehors, en rompant les ligaments.

C'est un homme intelligent, ayant même pour sa position sociale une certaine culture d'esprit. Il n'a eu aucune maladie sérieuse pendant son enfance et pendant sa jeunesse. A l'âge de 20 ans, il est allé à Paris pour y travailler comme ouvrier tailleur, et il est resté cinq ans dans cette ville. Il paraît y avoir fait surtout des excès vénériens. Cependant c'était un ouvrier assidu à son travail et ne vivant nullement dans le désordre.

A l'âge de 25 ans, il s'établit à Béziers, comme maître tailleur; là, il acquit bientôt la renommée d'un bon vivant. Tout en se tenant au travail, il ne manquait pas, les jours de fête, de boire et de faire bonne chère. Ses saillies, son heureux caractère, son entrain, ses joyeuses plaisanteries, le firent bientôt connaître dans le pays.

Il était toujours très-enclin aux femmes, et il en a véritablement abusé. Ce malade, qui peut encore parfaitement rendre compte des diverses circonstances de sa vie, assure qu'il n'a jamais eu de maladies vénériennes autres qu'une blennorrhagie simple. Mais son beau-frère et un de ses amis, qui ont donné des renseignements, assurent de leur côté qu'Auguste D..... a eu la syphilis et a été obligé de faire des traitements à plusieurs reprises.

Depuis deux ans il était tourmenté par de violentes douleurs siégeant autour de la tête, comme une couronne insupportable. Vers la fin de la journée, le mal augmentait, persistait et s'accroissait encore pendant la nuit, jusqu'au point de l'empêcher de dormir. Le malade consulta un docteur homœopathe qui lui ordonna des granules. Cette médication ne fit pas disparaître les douleurs, pas plus qu'une ophthalmie concomitante, qui ne céda qu'à un traitement ordinaire.

Un mois après, il présenta certains phénomènes nerveux plus inquiétants : il fut pris d'un tremblement général dans les membres, en même temps qu'il éprouvait une sensation de constriction dans la poitrine, qu'il cherche à nous faire comprendre en nous disant que les poumons semblaient se rapetisser et se refuser à recevoir l'air à chaque inspiration.

Ces accès se reproduisirent trois fois avec la même intensité ; il en eut un autre plus violent et qui laissa à sa suite plus de désordres. Ce violent accès commença un matin par un frisson général, puis par des crampes dans les membres inférieurs, mais plus marquées encore dans les membres supérieurs ; ces contractures musculaires se localisèrent enfin dans le buste. Il ne pouvait plus respirer ; il lui semblait, nous dit-il, qu'on lui avait cloué un plastron en fer qui, s'opposant au jeu régulier de la cage thoracique, l'empêchait de recevoir l'air atmosphérique.

Depuis cet accident, il ne respira plus que difficilement ; il fut toujours essoufflé et obligé de faire de très-grands efforts inspiratoires. C'est aussi depuis ce moment qu'il sentit que quelque chose l'étreignait à la gorge et l'empêchait de cracher ; en même temps il lui semblait qu'on lui brisait la mâchoire inférieure dans un étau ; il avait aussi de fortes palpitations de cœur.

Cette maladie, dont les caractères correspondent assez aux symptômes de l'angine de poitrine, laissa Auguste D... dans le plus profond découragement : il perdit sa gaîté habituelle, prétendit qu'il était perdu, et que jamais un homme n'avait souffert ce qu'il endurait. Et comme il lui était tombé entre les mains quelques livres de médecine et d'anatomie, son esprit déjà frappé inventa mille systèmes extravagants pour expliquer sa maladie.

Les désordres du système nerveux s'aggravèrent : il ne dormait que très-peu, et, lorsqu'il s'assoupissait, il avait des rêves effrayants, et cela presque chaque nuit. C'est ainsi qu'il rêvait qu'il tombait du haut du clocher de la cathédrale de Béziers ; une autre nuit, c'était le même genre de sensation, seulement le lieu changeait; il rêva successivement qu'il était précipité du faîte de tous les monuments de Paris. Ces phénomènes l'inquiétaient beaucoup, et il accablait les médecins de questions.

Plus tard il eut des hallucinations du goût, de l'ouïe et de l'odorat très-marquées. Pendant qu'il était au lit, il croyait entendre ses ouvrières dire que sa chambre était remplie de cadavres de petits enfants, qu'il y en avait dans une armoire, sur son lit, sous son lit et partout; il percevait parfaitement l'odeur des chairs en putréfaction ; il croyait même (aberration de la sensibilité tactile assez rare) percevoir le froid de ces cadavres. Pendant plusieurs mois il sentait toujours une forte odeur de soufre. Il changea de logement, croyant mettre fin à ces hallucinations; mais ce fut en vain, il les eut partout.

Il trouvait un goût mauvais aux aliments ; aussi en dernier lieu, dominé par la conviction qu'on voulait l'empoisonner, préparait-il lui-même ses repas. Il était devenu d'une pusillanimité très-grande. C'est un mois avant son entrée à l'Asile qu'il commença à éprouver certaines sensations bizarres qui sont allées en s'accentuant de plus en plus dans cet établissement. Quand il mangeait, il sentait que les aliments, une fois arrivés dans son estomac, prenaient diverses voies pour pénétrer dans tout son corps; tantôt ils cheminaient dans les membres, et tantôt, ce qui était le cas le plus ordinaire, ils gagnaient la tête.

A tous ces phénomènes morbides extraordinaires il faut joindre un mal de tête presque continuel et affreux.

Auguste D..., sous prétexte de se soigner, faisait tous les remèdes qui lui passaient par la tête ou qu'on lui indiquait, sauf à les abandonner définitivement après les avoir essayés une première fois.

Tous les médecins homœopathes et allopathes de Béziers furent consultés ; mais son état ne s'améliorait nullement. Sans cesse préoccupé de ces maux réels et imaginaires, il lui fut bientôt impossible de lier deux idées. Ses parents l'envoyèrent à l'Asile à titre de pensionnaire, pour y subir un traitement approprié et rationnel.

Dans l'établissement, Auguste D... présenta au commencement la forme de délire que nous avons décrite, mais les symptômes s'accentuèrent davantage. C'est ainsi qu'il s'imaginait rendre le cerveau par le nez en se mouchant, et qu'il nous montrait sérieusement ce qu'il appelait « des parcelles de sa cervelle ».

Plus tard, son nez s'est *dérangé;* il ne peut plus servir à la respiration; l'air, au lieu de descendre dans les poumons, se rend dans la tête, etc. Ces conceptions délirantes persistent encore actuellement. « Il résulte, dit-il, de tous ces dérangements que la respiration lui manque, et il n'a plus aucune idée saine. Il est extrêmement malheureux; personne n'a jamais souffert comme lui, et, ce qui est affreux par-dessus tout, c'est que ni ses camarades ni les médecins ne veulent pas croire ce qu'il dit. »

D'autres fois, les accès d'angine de poitrine devenant plus forts et la respiration étant plus gênée, il s'imagine que les diverses parties qui constituent le larynx se sont *détraquées,* et que c'est précisément pour cela qu'il ne peut pas respirer. S'il a quelque douleur passagère à n'importe quelle région de son corps, il se figure toujours que c'est parce qu'il y a quelque chose de *cassé,* de *dérangé* dans cette partie.

A la suite d'un traitement hydrothérapique spécial, l'état d'Auguste D... s'est amélioré sensiblement. Ce mieux a duré environ deux mois; mais malheureusement les illusions viscérales ont recommencé, et aussi le désordre des idées. Son délire s'est un peu modifié: il a attribué ses souffrances aux bains, etc., qu'il a pris. Il croit encore aujourd'hui à cette interprétation, et ne cesse guère de la répéter à tous venants.

Il a éprouvé par périodes une agitation plus intense, et il disait alors que, sa maladie ne pouvant pas guérir, il serait plus charitable de « l'abattre comme un vieux cheval », et que si on ne le faisait pas au plus tôt, il chercherait à se suicider par tous les moyens que lui suggérerait le désir de quitter une vie misérable et remplie de souffrances pour lui.

Il essaya, en effet, un jour de se pendre.

Pour ce qui est des antécédents héréditaires, il faut noter que son père avait un caractère extravagant, qu'une sœur est réputée folle, et qu'une de ses cousines du côté maternel a des attaques de nerfs.

Un délire hypochondriaque des plus précis, des plus nets, des mieux déterminés, caractérise cette maladie. Nous avons publié cette histoire, afin de pouvoir ultérieurement établir une comparaison entre le délire hypochondriaque simple et le délire des sortiléges avec prédominance hypochondriaque plus ou moins accusée. Ce parallèle ne peut être réalisé actuellement avec fruit, il sera mieux à sa place après l'étude du délire des sortiléges considéré en lui-même.

Cette histoire ne contient aucun fait qui soit véritablement nouveau, elle est digne néanmoins d'une attention sérieuse, parce qu'elle montre un délire hypochondriaque très-net et parfaitement déterminé dans son origine somatique. Il n'est pas commun, en effet, de voir des faits aussi simples, aussi dénués de complications symptomatiques que l'est celui-ci.

Le lieu où siége le mal, où se produisent les sensations douloureuses, et qui est le point de départ du délire psychique, est évidemment l'arbre aérien dans son entier ; des contractions spasmodiques s'y produisent brusquement et fréquemment, et ces contractions involontaires déterminent les sensations si pénibles et l'anxiété sur lesquelles l'esprit du malade n'a cessé de s'exercer pour créer des explications et même un système. C'est le nerf pneumogastrique, dans sa branche destinée aux bronches, qui est atteint ; on a toute raison de le penser. Il y a là une sorte de névrose locale d'un genre tout particulier, et qui ne nous paraît pas très-rare dans d'autres organes, quoiqu'elle ait été peu étudiée et même exceptionnellement reconnue.

En effet, quand on observe les illusions chez un malade, on ne pense qu'à la sensibilité, parce que les perturbations de ce dernier genre ont été les plus faciles à constater d'abord, et que presque toujours elles suivent et parviennent même à masquer les autres perturbations nerveuses. Cependant il importe à tous les points de vue de faire ce départ phénoménal. Ici, il se produit d'abord une contraction involontaire dans les muscles de la vie organique; cette contraction fait naître, non pas à proprement parler une douleur, mais une sensation pénible, une forte anxiété locale, si l'on peut se servir de cette expression, qui se traduit par une anxiété générale.

Les contractions morbides des muscles dits à fibres lisses sont tout aussi utiles à étudier que les contractions anormales des muscles à fibres striées. L'existence reconnue des premières rend compte, dans un grand nombre de cas, de faits restés inexplicables.

Cette distinction a une valeur réelle au point de vue pathogénique, elle peut être aussi la source d'indications précieuses. D'abord il y a lieu, dans une foule de circonstances analogues, de s'attacher à modifier directement les contractions spasmodiques par un traitement local ou général, et à l'aide des agents propres à combattre cette sorte de tonicité morbide.

De plus, quand ce genre d'accidents sera mieux connu dans sa cause prochaine, c'est-à-dire dans sa source véritable, on pourra s'adresser pour ainsi dire à cette source elle-même, et essayer de la tarir. Que l'on ait constaté, par exemple, que telle ou telle diathèse détermine de préférence la production de ce genre de symptômes, et on sera tout naturellement amené à appliquer un traitement dont l'action curative sera radicale, quand on aura, ce qui arrive dans quelques cas, les moyens de guérir la diathèse.

Une des diathèses qui, d'après mes observations, me paraît le plus fréquemment susceptible de produire les contractions morbides dont nous parlons, c'est la diathèse syphilitique, devenue constitutionnelle. Les conclusions à tirer seraient donc toutes simples, si la remarque que nous faisons venait à se confirmer. Nous ne pouvons, faute de renseignements précis et positifs sur les antécédents vénériens de notre malade D...., affirmer qu'il en soit ainsi dans ce cas particulier; mais notre doute n'est pas de nature à annuler notre dernière réflexion.

La tendance au suicide, qui s'est révélée non-seulement par des paroles, mais encore par un commencement de réalisation, doit être notée, car ce malade a une constitution morale douée naturellement de si peu d'énergie, qu'aujourd'hui même malgré son délire, qui lui communique à certains moments une grande force de volonté, il paraît en tout faible, poltron, craignant la douleur provoquée par lui, et par conséquent peu porté à se faire du mal. Néanmoins sa tentative, avortée par suite d'une surveillance attentive, montre que, dans des cas de ce genre chez certains hypochondriaques, l'anxiété est si intolérable qu'ils sont poussés irrésistiblement à en finir, même au prix de la vie, que d'un autre côté ils craignent tant de perdre.

OBSERVATION IX.

Délire érotique; illusions viscérales; hallucinations. — Croyance à des agents occultes; idées de persécutions. — Démence.

Angélique L.... âgée de 54 ans, domestique, née à M..., entre à l'Asile de Montpellier le 4 septembre 1855.

Cette malade a un tempérament nervoso-sanguin et une bonne constitution. On n'a aucun renseignement sur ses parents, qu'elle a perdus étant encore jeune, ni sur son enfance; on sait seulement qu'elle est venue vers l'âge de 20 ans à Montpellier, où elle a servi comme domestique jusqu'à l'époque de son mariage.

Avant sa maladie mentale, c'était une femme bonne, obligeante, nullement médisante, laborieuse, d'une grande probité et tout entière aux affaires de son ménage.

On remarquait pourtant chez elle une certaine vivacité et une susceptibilité de caractère assez marquées; elle se mettait facilement en colère, mais la mobilité de son esprit faisait qu'elle ne restait pas longtemps irritée.

Elle était sujette, depuis sa jeunesse, à des espèces de vertiges ou de petites attaques de nerfs : elle pâlissait brusquement, perdait connaissance, et puis, au bout de très-peu d'instants, elle revenait à elle et reprenait ses occupations comme si rien n'était. Ces phénomènes nerveux survenaient quelquefois à la suite de contrariétés qu'elle éprouvait, mais assez souvent aussi sans cause connue et lorsqu'elle était tranquille. Nous n'avons pu déterminer à quelle époque de sa jeunesse ces sortes de vertiges ou attaques remontent, ni quelle était leur fréquence; les détails que nous avons pu recueillir sur leur mode de manifestation ne sont pas assez complets pour qu'il soit permis de se prononcer d'une manière absolue sur leur nature. Néanmoins, nous sommes suffisamment renseigné pour être en droit d'affirmer que ces vertiges (car la malade et son mari les désignent toujours sous ce nom) ne sont pas de nature épileptique. Il y a quelques motifs de penser qu'ils se rattachent à l'affection hystérique. Cependant ce pourraient être des vertiges stomacaux; leur disparition assez rapide quelque temps après le mariage, jointe au mode d'apparition, porterait à adopter cette dernière opinion. Les données nous manquent pour nous prononcer entre ces deux attributions.

Elle a été régulièrement menstruée depuis l'âge de 14 ans, et elle a joui généralement d'une excellente santé.

Elle se maria à l'âge de 25 ans. Les vertiges, qui avaient été assez fréquents dans les premiers temps de son mariage, disparurent deux ans après, sans traitement, pour ne plus reparaître. Elle fut deux fois enceinte, et deux fois elle eut un avortement : la première fois à sept mois et par suite d'une chute sur le bassin; le second avortement eut lieu vers le quatrième mois de la grossesse et fut déterminé, dit le mari, par une vive émotion qu'elle eut à la suite d'une dispute. Elle n'a eu aucune maladie jusqu'en l'année 1855. Son mari, pas plus que les personnes qui la connaissaient particulièrement, ne se sont aperçus, pendant ce laps de temps, qu'elle eût l'esprit dérangé; elle était seulement sujette à la migraine.

Dans le courant du mois de mai 1855, elle éprouva presque coup sur coup, et sans cause connue, trois attaques ainsi caractérisées: perte de connaissance, pâleur et rougeur alternatives de la face, abolition de la sensibilité ; mouvements convulsifs des membres et des autres parties du corps, ronchus bruyant, puis coma qui se prolongea chaque fois près de vingt minutes. Elle sortait enfin de cet état, mais lentement, cherchait à se reconnaître, était stupéfaite, exécutait pendant quelques minutes des mouvements automatiques, et revenait complètement à elle, mais sans avoir conscience de ce qui s'était passé. A la suite elle éprouvait une grande fatigue musculaire; elle ne présentait d'ailleurs aucun symptôme de paralysie. Toutefois ses facultés intellectuelles ne résistèrent pas à ces trois attaques, car c'est après la troisième que la folie devint manifeste.

Elle tomba dans un délire particulier de persécutions avec tristesse.

Angélique L... se plaignait au début de violents maux de tête. Elle prétendait, pour expliquer ces douleurs insolites, qu'on l'avait magnétisée, et elle attribuait ainsi son mal au magnétisme. Elle avertissait son mari que bientôt il en subirait lui-même la triste influence. Qui accusait-elle ? C'étaient les gens de la maison qu'elle habitait; c'étaient encore les voisins; et enfin, en dernier lieu, ce fut le médecin qui la soignait, et qui, d'après elle, mêlait aux tisanes et aux potions des substances qui, au lieu de la guérir, ne faisaient qu'aggraver son mal et lui donnaient même des symptômes bizarres et étranges qu'elle ne pouvait s'expliquer. Elle prit toutes ces personnes en aversion ; elle les menaçait, sans se porter toutefois envers elles à des actes de violence ; elle les injuriait et les accusait de mille méfaits; elle s'imaginait qu'on la volait, que des locataires de la maison avaient des clés particulières pour pénétrer chez elle. Elle se figurait aussi que ces mêmes personnes ne volaient quelquefois que pour l'accuser d'avoir dérobé des objets dont la disparition était le sujet des conversations de tout le quartier.

Un jour, elle brûla tous les habillements qu'elle portait. Lorsque son mari lui demanda pourquoi elle faisait cela, elle lui répondit que ces habillements avaient été empoisonnés par une de ses voisines, et que si elle les avait gardés plus longtemps elle serait déjà morte ; puis elle se mit à pleurer en disant qu'elle était très-malheureuse. Elle entendait parfois qu'on lui criait : « Voleuse ! voleuse ! » Quelques temps avant son entrée à l'Asile, elle devint de plus en plus agitée. Elle sortait de sa maison en disant qu'elle allait faire quelque malheur, ou bien en annonçant qu'elle allait se noyer, parce qu'elle ne pouvait plus vivre ainsi en butte à la persécution de ses ennemis.

Le délire des persécutions n'était donc pas nettement circonscrit ; il comprenait un certain nombre de conceptions délirantes, dont plusieurs étaient assez variables. Cependant il y avait une conception qui a eu non-seulement de la permanence, mais qui a été essentiellement prédominante sur toutes les autres : c'était celle qui se rapportait aux persécutions qu'on lui faisait subir par des moyens plus ou moins occultes, car elle ne pouvait saisir même comment ces moyens étaient appliqués, et à plus forte raison comment ils pouvaient agir sur elle. Au début, elle avait surtout pensé au magnétisme, comme nous l'avons dit; mais bientôt elle ajouta à cette idée la pensée de drogues d'une espèce particulière dans leur composition et surtout dans leurs effets plus que bizarres pour cette malade, si bien que le magnétisme ne tarda pas à être totalement abandonné.

Ce n'étaient pas des remèdes, ce n'étaient pas des poisons, mais des substances dont la vertu singulière avait quelque chose de véritablement étrange. De quelle manière les lui faisait-on prendre? Elle l'ignorait, et là encore elle trouvait un fait inexplicable et une étrangeté. Quel était le but? Elle l'ignorait aussi; toutefois elle commençait déjà à être tourmentée par l'érotisme, malgré son âge à cette époque. Quel était le coupable? Ici, elle était déjà plus affirmative dans son for intérieur, moins toutefois qu'elle ne le fut plus tard. C'était son médecin, qui habitait la maison où elle demeurait elle-même avec son mari en qualité de portière. Toutes les sensations bizarres (internes) qu'elle éprouvait, elle les rapportait à ce médecin, et elle était convaincue que c'était lui qui, à l'aide de drogues et de moyens secrets, parvenait, sans qu'elle s'en aperçût, à faire naître en elle les perturbations organiques et fonctionnelles qui étaient devenues si pénibles. Ses idées à cet égard ne s'établirent pas d'emblée, elles se formèrent peu à peu, et n'acquirent une détermination précise qu'au bout d'un certain temps. Toutes ces conceptions délirantes étaient associées, ou mieux étaient unies à l'érotisme caché, qui était peut-être déjà la principale cause de la direction donnée à ces idées.

Ces conceptions délirantes et les sensations particulières qu'elle éprouvait, paraissaient beaucoup moins prédominantes qu'elles ne l'étaient en réalité, parce que, n'osant les avouer, le plus souvent elle les dissimulait ou n'en parlait qu'en se servant d'une foule de réticences. La nature des conceptions qui l'obsédaient, la qualité de la personne qui, d'après elle, était l'auteur principal de ses souffrances, peut-être aussi par moments la conscience secrète de l'absurdité de ses imputations, toutes ces considérations l'arrêtaient à chaque instant dans ses récits, ses plaintes, ses récriminations. Quand elle parlait sur ce sujet, elle avait toujours l'air de faire des confidences, et elle affectait si bien des allures mystérieuses qu'il était le plus souvent impossible de savoir au juste ce qu'elle pensait à cet égard. A cette époque, à vrai dire, on ne pouvait que soupçonner la nature des conceptions qui l'obsédaient. Ce n'est que plus tard qu'elle les manifesta davantage, mais toujours avec mystère.

Naturellement ces altérations de la sensibilité, ce travail de l'esprit, étaient liés à une surexcitation qui se prononça de plus en plus, et qui finit par rendre nécessaire son admission à l'Asile de Montpellier, où elle entra le 4 janvier 1855. Le certificat médical d'admission constate que « Angélique L... est souvent dans un état de manie furieuse qui devient un danger permanent pour les personnes qui l'entourent.

A l'Asile, on observe les faits relatés plus haut, et on constate des hallucinations de l'ouïe. Cette malade est souvent triste. Ses accès d'agitation sont plus rares au commencement de l'année 1866 ; on remarque une grande amélioration, et le 2 janvier de cette année, elle sort dans un état qui paraissait toucher à la convalescence, et sur les instances de son mari, qui suivit en cela les désirs de la malade.

Au sein de la société, elle fut d'abord assez calme; mais bientôt le délire reparut avec intensité, au bout de quelques mois passés avec son mari, et on fut obligé de la faire entrer de nouveau dans l'Asile, le 23 juillet 1856.

On constate encore le même délire, qui paraît déterminé et alimenté par des illusions et surtout des hallucinations nombreuses de l'ouïe. Quoiqu'elle soit séparée et éloignée de ses voisins, elle ne croit pas moins en être persécutée à distance. En janvier 1857, on remarque qu'Angélique L.... est un peu plus calme, que les hallucinations sont moins fréquentes et ont perdu de leur vivacité première. Elle travaille assez régulièrement, mais de temps à autre elle tombe dans la tristesse, elle est sombre et aime à vivre dans l'isolement; elle ne parle à personne.

Le mari de cette malade, convaincu que cet état d'esprit est causé par l'ennui, réclame sa femme. En conséquence sa sortie eut lieu le 30 septembre, sur un certificat où est constatée une amélioration importante dans son état.

Mais cette amélioration ne se maintint pas; pourtant la femme L.... ne fut pas aussi agitée que précédemment, ce qui permit à son mari de la garder assez longtemps auprès de lui, bien qu'elle continuât à délirer. Néanmoins il arriva un moment où cette situation ne fut plus tolérable, et la malade dut être ramenée à l'établissement; elle y rentra pour la troisième fois, le 3 janvier 1862.

Nous remarquâmes que le délire s'était modifié ou plutôt s'était accentué davantage dans une certaine direction , déjà visible auparavant. Tout en conservant ses idées de persécutions, la femme L... a une conversation qui roule presque toujours sur des idées érotiques. Elle atteste Dieu qu'elle n'a jamais été une femme de mauvaise vie, comme telle ou telle de ses voisines sur le compte desquelles elle invente des histoires scandaleuses et dont elle énumère et nomme les enfants illégitimes. Ses assertions au sujet de sa propre conduite étaient d'ailleurs très-exactes, car elle avait été et était une femme parfaitement honnête.

Son médecin, qu'elle accusait autrefois d'être la cause de sa folie ou de l'entretenir par le moyen de certaines drogues, a cherché en outre aujourd'hui à la corrompre; elle prétend qu'elle s'est trouvée maintes fois seule avec lui, et que rien qu'en examinant ses yeux elle connaissait ses mauvaises intentions. Elle n'alléguait bien entendu que des preuves de cette force, et elle les regardait comme parfaitement irréfragables.

La croyance à l'emploi de drogues plus ou moins soporifiques, plus ou moins mystérieuses, a perdu de son importance, ou plutôt elle s'est transformée. La femme L... accuse particulièrement son médecin de lui avoir donné des remèdes antisyphilitiques, et cela non-seulement pour la rendre malade, mais encore pour la déshonorer et la faire passer pour ce qu'elle n'était pas.

Elle s'imaginait aussi qu'elle avait couru un grand danger étant jeune, qu'elle a failli être violée par un médecin de la maison, qui, d'abord garçon boulanger, se serait ensuite transformé en marchand de vin; plus tard il était devenu médecin, et n'avait pris ce dernier état que pour pouvoir encore la tourmenter.

Peut-être confondait-elle en une seule personne ce prétendu médecin et celui auquel elle rapportait ses souffrances actuelles?

Le délire a conservé la même forme dans son ensemble, mais il s'est très-notablement généralisé; il a en outre beaucoup perdu de sa précision. Les conceptions, les sensations réelles, perverties ou créées de toutes pièces, sont incomparablement moins nettes, moins vives, plus fugaces, plus rares; la réaction est peu intense, et le travail de l'esprit consécutif est devenu lent et paresseux; la systématisation s'est presque totalement rompue. La femme L... ne cherche guère plus à interpréter ce qu'elle éprouve encore de temps en temps; elle vit sous ce rapport sur un ancien fond de souvenirs et d'explications. La mémoire d'ailleurs commence à être par moments peu fidèle; mais ce qui domine, c'est l'apathie somatique, l'indifférence morale. L'état physique s'est du reste amélioré: cette malade, qui autrefois, pendant les périodes de surexcitation, était devenue maigre et même desséchée, a pris un peu d'embonpoint; ses fonctions corporelles s'exécutent généralement avec régularité.

Enfin, sur l'ensemble des phénomènes actuels, il est facile de constater que cette malade est en état de démence assez avancée.

Quel a été le point de départ de l'aliénation mentale de la femme L...? Nous avons mentionné précédemment les trois attaques qu'elle eut il y a environ dix mois. Ces attaques sont qualifiées par le mari d'attaques d'apoplexie; mais les symptômes qui nous sont indiqués ne permettent pas d'y voir une véritable apoplexie ni épilepsie. Voici les phénomènes qu'elles présentèrent, car elles furent semblables: pas de chute, pas de cris; perte de la connaissance et de la susceptibilité, raideur, pâleur, mouvements convulsifs, rougeur de la face, pas d'écume à la bouche, langue intacte, ronflement, coma. Au bout d'une demi-heure, elle se réveilla; son visage avait l'expression de l'étonnement; elle se livra à quelques mouvements automatiques. Il n'y eut aucun souvenir de ce qui s'était passé ; elle se plaignit de brisement des membres. On ne constata aucun signe de paralysie. Les trois attaques dont nous parlons se produisirent dans l'espace de trois ou quatre jours.

Ces symptômes sont ceux d'une attaque d'hystérie; cependant, si l'on considère que les accès convulsifs ne se sont pas reproduits, on sera plus porté à ne voir là que des attaques hystériformes.

Toutefois il se pourrait qu'il y ait eu une transformation, car c'est après ces attaques que la femme L... donna les premiers signes d'aliénation mentale. Cette interprétation serait d'autant plus admissible que, dans le cours de sa folie, nous avons observé une grande prédominance nerveuse, et cette mobilité d'humeur et de caractère, cette impressionnabilité particulières aux hystériques.

Elle a été réglée pour la première fois vers l'âge de 15 ans; sa menstruation, assure-t-on, s'est habituellement effectuée avec régularité. Une circonstance que nous avons déjà mentionnée, et qui se rattache peut-être à un état particulier des fonctions de la génération, et qui n'aurait pas été sans influence sur la direction et peut-être la production de la maladie actuelle, c'est qu'elle a fait deux fausses couches, et que depuis la dernière elle n'est plus devenue enceinte, bien qu'elle fût encore jeune.

L'écoulement menstruel a cessé vers l'âge de 48 ans ; il paraît que cette phase de l'existence de cette malade a été particulièrement pénible.

On peut rapprocher cette observation de celle que nous donnons à la suite de celle-ci. Dans ces deux histoires, l'érotisme a une grande importance ; dans toutes les deux, les malades ont imputé leurs sensations à des médecins ; elles ont été convaincues l'une et l'autre que c'est par l'emploi de substances douées d'une vertu plus ou moins occulte, et appliquées d'une façon plus ou moins mystérieuse, que ces hommes de l'art sont parvenus à déterminer en elles des perturbations étranges. Mais, dans la première de ces observations, les effets, tout en restant érotiques, ont affecté davantage une forme hypochondriaque. Dans la seconde observation, le délire a été plus franchement limité ; il est resté pendant assez longtemps cantonné presque exclusivement dans le cercle érotique.

Nous notons, en passant, l'âge assez avancé de la malade dont nous venons de rapporter l'histoire. Cet âge aurait dû, ce semble, non pas exclure le délire érotique, mais le rendre peu prononcé. Il n'en a rien été, puisque l'érotisme est encore très-considérable chez cette aliénée, bien qu'elle ait atteint l'âge de 66 ans. Nous serions disposé à à voir là une prolongation de l'âge critique.

Pour l'une et pour l'autre malade, le point de départ git donc dans des sensations viscérales plus particulièrement concentrées dans la sphère génitale. Pour l'une et pour l'autre, les effets sont inexplicables, mystérieux ; ils ont quelque chose d'occulte. Néanmoins ce ne sont pas, à proprement parler, des sortiléges qui ont causé tout le mal, quoique les manœuvres mises en usage aient eu beaucoup de rapport, dans l'esprit de ces aliénées, avec les pratiques des sorciers qualifiés. Ce délire peut donc être considéré comme une transition entre le délire des persécutions simples et le vrai délire des sortiléges. Mais il lui manque essentiellement l'élément religieux, qui a, comme nous le ferons ressortir amplement, une haute importance dans le délire des sortiléges proprement dits.

Les idées de persécution sont médiocrement accusées dans ces deux histoires ; elles sont néanmoins plus notables dans la première que dans la seconde.

Les conceptions délirantes, dans les deux cas, se sont généralisées, et la démence s'est manifestée assez rapidement. Il est remarquable, en effet, que dans les délires affectant la forme que présentent ceux-ci, l'affaiblissement des facultés intellectuelles se prononce d'assez bonne heure.

OBSERVATION X.

Délire des sortiléges; érotisme; illusions viscérales; croyance à des persécutions. — Démence confirmée.

Julie G..., âgée de 38 ans, est issue d'une famille qui n'a pas présenté de cas d'aliénation mentale, c'est du moins ce qu'affirment deux proches parents de la malade ; mais l'affection rhumatismale y est héréditaire : un frère de Julie est mort de cette maladie ; la sœur cadette, à la suite des atteintes du même mal, est devenue infirme et a été placée comme telle dans un hospice à Nimes. Julie est d'un tempérament nerveux ; sa santé, qui était florissante autrefois, s'est altérée sous l'influence d'une agitatation délirante qui est actuellement presque continuelle ; des exacerbations se produisent à des intervalles assez réguliers, elles répondent généralement à ses périodes menstruelles. Elle est pâle et amaigrie, méconnaissable, disent les personnes qui l'ont connue avant sa maladie. Néanmoins elle a conservé des habitudes de propreté et une tenue convenable.

Son visage présente l'expression de l'égarement, particulièrement pendant les phases de surexcitation. Ses yeux paraissent alors sortir des orbites.

Dès sa jeunesse, Julie se fit remarquer par son caractère violent et susceptible; la moindre contrariété ou la plus petite observation qui lui était adressée, lorsqu'elle venait à commettre qulque erreur ou quelque oubli dans son service, la mettaient dans des colères dont la violence n'était nullement en rapport avec le motif.

A l'âge de 15 ans, elle se rendit à Nimes, où elle servit comme cuisinière dans diverses maisons.

En 1863, elle était placée dans la famille du Dr B. T.... C'est à cette époque qu'une de ses sœurs, qui se trouvait à l'hospice de cette ville pour s'y faire soigner, s'aperçut qu'elle était devenue plus excentrique, plus bizarre, et qu'elle avait déjà la tête remplie « d'imaginations ». Julie venait la voir à l'hôpital très-souvent; elle lui disait un jour que, si elle était encore malade, c'étaient les remèdes qu'on lui faisait prendre qui en étaient la cause. Un autre jour, elle lui affirmait au contraire que, si elle ne guérissait pas, c'était parce qu'elle n'exécutait point exactement les ordonnances du médecin, ordonnances sur le compte desquelles elle mettait, la veille, le mauvais état de sa sœur; elle ne remarquait même pas la contradiction qui existait entre ses paroles.

En outre, elle avait déjà des craintes ridicules : elle ne voulait jamais s'approcher du lit de sa sœur cadette, craignant de prendre sa maladie; elle agissait de même toutes les fois que quelqu'un des siens était malade. Elle n'aurait jamais consenti non plus à mettre des habillements de ses sœurs, de peur de contracter les maladies qu'elles pouvaient avoir eues.

Malgré ces bizarreries, elle faisait très-convenablement son service, puisqu'elle put rester pendant deux ans environ chez le même maître, le Dr B... T..., c'est-à-dire jusqu'au commencement de 1865. La manière dont elle sortit de cette maison, et les motifs futiles qu'elle prétexta, n'ont pas échappé à sa sœur cadette, qui fait remonter le dérangement d'esprit à cette époque. Un jour son maître lui fit des reproches, mais avec calme et douceur; Julie s'emporta, ne voulut rien entendre, et après avoir brisé quelques ustensiles, sortit de cette maison, en disant à ses maîtres qu'ils n'avaient plus qu'à chercher une autre domestique.

Quelque temps après cette scène de violence, elle entra comme domestique dans la famille G..., où elle avait déjà servi plusieurs années auparavant. Elle ne resta que six jours dans cette maison: Mme G..., s'étant aperçue que sa domestique était presque folle, la renvoya.

Au mois d'avril 1865, elle fut prise, en qualité de cuisinière, par Mme C..B... Là, ce commencement de folie que sa sœur cadette avait remarqué aussi bien que Mme G.., fit de jour en jour de plus grands progrès. Lors d'une des visites que Julie fit à sa sœur malade à l'hôpital, celle-ci remarqua avec douleur des espèces d'absences pendant le cours de la conversation; puis, au lieu de rester à causer, Julie annonça brusquement d'un air distrait qu'elle se retirait tout de suite, parce qu'elle était très-occupée. Ses visites devinrent de plus en plus courtes et de plus en plus excentriques.

Avant de poursuivre, il est nécessaire de faire observer que, tout en étant régulièrement menstruée, Julie était sujette, à chaque époque cataméniale, à de violentes migraines qui duraient tout le temps de l'écoulement. On verra, par la suite, l'influence qu'a exercée cette fonction sur l'intensité et sur la marche de son délire. Il importe de constater encore et avant tout que Julie a été toujours, sous le rapport des mœurs, d'une conduite irréprochable et qu'elle était un peu dévote.

Julie était au service de Mme C.B... depuis une vingtaine de jours, lorsqu'un jeune homme, parent de cette dame, vint passer quelque temps chez elle. D'après les paroles qu'elle a laissé échapper maintes fois dans son délire, il paraît que ce jeune homme aurait fait, sans le savoir, une vive impression sur les sens exaltés de cette fille; toutefois elle ne manifesta nullement ses sentiments. Mais, sous l'influence d'impulsions érotiques et d'illusions sensorielles viscérales, peut-être aussi d'hallucinations, elle s'imagina que ce jeune homme avait des intentions coupables sur elle, quoiqu'il ne lui eût adressé aucune parole paraissant indiquer qu'il l'avait remarquée : elle le déclarait elle-même plus tard.

Elle ne tarda guère à s'imaginer que ce jeune homme avait abusé d'elle pendant la nuit, et elle alla raconter à qui voulait l'entendre qu'il était parvenu à pénétrer dans sa chambre, quoiqu'elle fût fermée, et qu'alors il avait accompli cette coupable action sans qu'elle l'eût vu ni entendu ; elle ajoutait qu'elle était enceinte de son fait.

Comment expliquait-elle tout cela ?

En prétendant que cette personne, à l'aide de certaine liqueur, de certaine drogue, à l'aide de sortiléges, l'avait magnétisée, *escamotée* (c'était l'expression dont elle se servait), et l'avait endormie. Elle avait éprouvé des sensations particulières pendant la nuit, et le lendemain, à son réveil, elle n'avait plus douté des moyens qu'on avait mis en usage, en sentant encore la saveur des drogues nauséabondes qu'on avait employées pour lui faire violence. Malgré les réticences dans lesquelles elle se retranchait, il était facile de comprendre qu'elle avait éprouvé des sensations voluptueuses.

Très-visiblement surexcitée, Julie allait dans le voisinage et même au-delà, racontant partout avec animation ce qui lui était arrivé et proférant les plaintes les plus vives. Naturellement ses récits, dont peu de personnes sans doute, parmi les auditeurs, reconnurent l'origine, étonnaient et même excitaient quelque émotion. Dans son exaltation, qu'aucune observation, aucune objection, aucune remontrance ne pouvaient arrêter, elle alla jusqu'à injurier et menacer Mme C. B...

Ces faits prirent des proportions telles qu'une plainte fut déposée. A la suite de cette démarche, une enquête fut ouverte par le commissaire de police du quartier, qui constata dans son rapport l'existence de la folie chez cette fille. En conséquence, un médecin fut appelé à donner son avis sur l'état mental de cette domestique. L'homme de l'art, après un examen attentif, conclut à la réalité pleine et entière de l'aliénation mentale chez Julie G.... et à la nécessité de son admission dans un établissement d'aliénés. Les résultats de cet examen ayant été consignés dans un certificat spécial, et la surexcitation ainsi que les éclats persistant et tendant à s'accroître de jour en jour, cette fille fut admise d'urgence à l'Asile public d'aliénés de Montpellier, le 21 juin 1865.

Pendant le court séjour que Julie fit alors à l'établissement (elle n'y resta que quatre jours), nous dûmes procéder à un examen d'autant plus minutieux, d'autant plus attentif, que cette affaire avait un côté très-délicat, du moins en apparence. Notre observation directe, les nombreuses conversations que nous eûmes avec Julie G.., et même les détails que nous recueillîmes auprès de sa sœur, nous permirent de de nous former une opinion motivée : l'existence de l'aliénation mentale fut incontestable pour nous. Le certificat qne nous dûmes délivrer à cette époque contient une déclaration dans ce sens tout à fait explicite.

Cependant, sur les très-vives instances adressées par le frère et la sœur à l'autorité administrative et même au parquet du tribunal, la sortie immédiate de cette malade fut ordonnée.

Il faut ajouter que l'admission avait eu lieu d'urgence, comme nous l'avons dit, et qu'elle n'était par conséquent que provisoire.

Julie G... sortit donc de l'Asile le 25 juin. Elle demeura d'abord quelque temps, deux mois environ, à Nimes chez une de ses sœurs; elle y déraisonna manifestement en paroles et en actes réellement extravagants. Les conceptions délirantes conservaient à peu prés la même forme; toutefois on remarquait déjà que le délire était moins circonscrit, que le langage était moins enchaîné, et que la malade donnait des marques d'une surexcitation plus continue. Divers médecins appelés successivement par la famille pour lui donner des soins, nous ont communiqué ces détails : ils ne mettaient pas la folie en doute.

On conseilla à sa sœur de l'emmener dans son pays natal. Julie, en effet, partit de Nimes et passa huit jours à Saint-Guilhem. Là, son délire devint manifestement plus général ; il subit un commencement de transformation. Julie n'accusait plus aussi souvent son ancien maître, se préoccupait un peu moins de son prétendu état de grossesse; elle croyait être persécutée par des gens du pays; elle était moins calme dans son langage et dans ses habitudes; elle s'échappait de la maison pour fuir, disait-elle, les gens qui la tracassaient.

Cependant sa conception première ne l'avait pas abandonnée ; le souvenir de ce jeune homme la jetait *dans une grande agitation.* Elle partit un jour avec l'idée d'aller à N... pour le tuer. Elle prit dans ce but un billet de chemin de fer à P... Mais ses cris, ses paroles incohérentes, sa tenue désordonnée, la firent remarquer et arrêter. — Elle fut ramenée à Nimes, où de nouveau un médecin constata l'existence de la folie chez cette femme. L'autorité se décida enfin à ordonner sa réintégration à l'Asile, qui fut effectuée le 28 avril 1866.

Là, elle fut encore soumise à une observation patiente. Nous remarquâmes qu'elle était triste et apathique, mais que cette tristesse et cette inertie étaient interrompues de temps en temps par des accès d'agitation. Ces accès se rattachaient généralement à la période menstruelle.

Nous questionnâmes de nouveau cette malade sur ses conceptions délirantes primitives; elle les avait toutes conservées, et elle se montrait tout aussi affirmative à cet égard que le premier jour. Elle prétendait que M. N... l'avait *escamotée*; c'était l'expression dont elle s'était servie dès le début pour désigner l'ensorcellement qu'elle croyait avoir subi. Elle désignait toujours de la même manière cette espèce de sortilége, seulement elle en étendait le sens, et disait souvent : *On m'a escamotée, on m'escamote*. Car, il importe de le faire remarquer, à cette époque elle croyait que les maléfices se perpétuaient à son préjudice; mais quand il s'agissait d'établir une attribution personnelle, elle se jetait dans des divagations qui indiquaient le peu de précision de ses idées sous ce rapport. Toutefois, au milieu de ces réticences, il nous fut facile de reconnaître qu'à certains moments elle était disposée à nous imputer plus ou moins quelques-unes de ses impressions, et que parfois même elle formulait contre nous, dans son for intérieur, l'accusation d'escamotage, sans trop oser le dire.

L'érotisme est prononcé; elle avoue éprouver des sensations pénibles et même étranges dans la région hypogastrique. Quand elle parle à une personne du sexe masculin, elle pâlit et rougit subitement et à tout instant.

Pendant les mois de juin et de juillet, Julie délire beaucoup ; elle se plaint vivement des persécutions qu'on lui fait souffrir. Vers la fin de cette période, elle est très-agitée et même frappée d'égarement; son délire est très-incohérent ; elle est très-difficile à gouverner. Au mois d'août, elle devient relativement calme ; néanmoins son langage est encore fort décousu et très-souvent cynique. Quoique tournant dans le même cercle d'idées isolées et de persécutions, les conceptions et les interprétations sont très-mobiles. Au mois d'octobre, toute conversation est à peu près impossible avec cette malade, parce qu'elle perd à tout moment l'enchaînement des idées. L'agitation reparaît au mois de novembre; elle acquiert même des proportions considérables; Julie pose souvent ses vêtements et même parfois les déchire. L'excitation s'apaise un peu, et en décembre elle devient paisible et même triste; elle demande quelquefois la mort. Le calme s'étant accentué davantage, on essaie de la faire travailler; mais on ne peut fixer convenablement son attention, et en outre elle est peu docile. Dans les accès suivants, le cercle des idées délirantes de Julie s'étend de plus en plus. On avait remarqué depuis longtemps qu'elle avait de violentes migraines quelques jours avant ses règles, et que, pendant l'époque cataméniale, elle était très-agitée. Cette agitation, plus grande pendant ces périodes, semble aujourd'hui diminuer d'intensité.

Elle dort peu et elle ne cesse guère la nuit de parler à demi-voix. Si on écoute ce qu'elle dit pendant un certain temps, on finit par s'assurer que ses monologues roulent sur des idées érotiques.

Dans le courant de la journée, elle ne peut rester en place ni s'assujétir à aucun travail. Elle se promène, ne cessant de parler toujours sur le même ton et les mêmes sujets. Ce qu'elle dit est quelquefois très-grossier et très-cynique. En un mot, elle semble avoir oublié que le langage a aussi sa pudeur, surtout chez une femme.

Si, pour les besoins du service, quelque ouvrier vient à entrer dans le quartier des femmes, Julie s'empresse de se rendre auprès de lui; elle parle alors à haute voix et dans le même sens.

Elle ne mange presque pas, elle a toujours refusé une alimentation choisie lorsque, à cause de son état de santé, nous avons cru opportun de la lui prescrire.

Lorsqu'elle est moins agitée, c'est-à-dire en dehors de ses époques cataméniales, sa conversation est un peu moins incohérente, et alors on peut comprendre qu'elle raconte des histoires érotiques; elle parle de rendez-vous, puis de descriptions d'hommes, débite des contes cyniques, etc. «Si j'avais une chambre à côté la vôtre, disait-elle un jour, et que je fusse certaine que vous dormez profondément, je pourrais entrer chez vous et vous examiner des pieds à la tête.»

Aujourd'hui Julie G... est devenue plus calme sous tous les rapports. Ses accès d'agitation sont moins fréquents et moins violents. Elle dort et mange davantage, et demande elle-même du travail, qu'elle exécute d'ordinaire passablement; pendant certaines périodes elle devient comme inattentive, maladroite; le peu de travail qu'elle fait alors laisse beaucoup à désirer sous tous les rapports.

Ce calme cache un état mental des plus graves. La démence a réalisé, en effet, de très-notables progrès : la mémoire est très-manifestement altérée; les anciens souvenirs, même ceux qui se rapportent à la conception par laquelle la folie a commencé à se produire au dehors, se sont presque totalement effacés. Habituellement elle ne peut suivre une conversation, quelque simple qu'elle soit. Elle parle souvent seule et d'une manière très-incohérente; toutefois le délire est plus grand dans les paroles que dans les actes. Cette malade, en effet, sans être soignée dans sa mise, se tient encore convenablement, et elle peut faire quelque travail de couture; l'érotisme est beaucoup moins prononcé. Néanmoins la santé physique s'est sensiblement altérée; depuis assez longtemps nous avons remarqué que Julie pâlissait et maigrissait; cependant un examen attentif ne nous a pas permis de constater l'existence d'aucune maladie physique déterminée.

Le délire décrit dans cette observation a évidemment pour point de départ une maladie locale du système génital. Ce système n'avait jamais du reste parfaitement fonctionné, la dysménorrhée était habituelle. Cet état morbide local avait un certain retentissement sur le reste de l'économie. C'est surtout à la suite des mêmes souffrances locales, mais beaucoup plus accentuées et même perverties, que le retentissement est devenu plus considérable; l'état local dont nous parlons était morbide, le retentissement qu'il a déterminé a été pareillement morbide. Ce qu'il est bon de noter, c'est que ce retentissement a eu particulièrement pour aboutissant l'appareil encéphalique, d'où est provenu un trouble considérable dans les idées.

Mais à cause de la nature des fonctions de l'appareil servant de point de départ (*pars mandans* des anciens), le délire a revêtu assez vite une forme essentiellement érotique ; cela est arrivé d'autant plus aisément que la malade avait naturellement ses inclinations dans ce sens, quoique sa conduite eût été bonne jusque-là. Les illusions viscérales ont eu une très-grande importance dans la production du délire érotique, si accentué chez elle.

Les conceptions délirantes se rapportant aux moyens qu'elle suppose avoir été employés pour lui faire éprouver des sensations voluptueuses et irritatives dont elle se plaignait, ces conceptions se rapprochent notablement de celles que l'on observe chez des malades atteints du délire des sortiléges, sans pouvoir être cependant confondues avec ces dernières. Ici, il s'agit d'une espèce de poudre merveilleuse qu'elle aurait prise à son insu, et dont les effets auraient été merveilleux ; ces effets se seraient, à beaucoup d'égards, rapprochés des phénomènes attribués au somnambulisme artificiel. Le procédé imputé au persécuteur est moins fantastique que dans le délire des sortiléges proprement dit.

Les idées de persécutions n'ont ici qu'une importance secondaire, surtout dans la première phase, alors que le délire était dans toute sa force et que la malade avait encore conservé toute son énergie intellectuelle. Ultérieurement il parut avoir acquis plus de portée, mais en réalité sa valeur ne s'était pas accrue, loin de là. Cette apparence se rattachait à la généralisation déjà manifeste ; elle indiquait simplement, dans ce cas, un affaiblissement dans la puissance et l'énergie de l'intelligence ; la démence commençait à poindre.

Quant à la couleur religieuse, le délire n'en a pas présenté la moindre trace ; cela a tenu évidemment à la nature morale, constitutionnelle, de cette personne, au milieu dans lequel elle a vécu, et probablement à quelque autre influence plus puissante et que le défaut de renseignements positifs sur ce côté des antécédents pathogéniques ne nous permet pas de déterminer.

Le délire a été habilement présenté et assez fortement motivé par la malade pendant quelque temps ; à cette époque, la conception délirante primordiale, qui dès le début se trouvait associée à des illusions viscérales, était réellement prépondérante, si bien que le délire aurait pu être parfaitement pris pour ce qu'on appelle un délire partiel.

La démence s'est dessinée de bonne heure, elle est venue rompre assez vite l'enchaînement qui jusque-là était logique en apparence et spécieusement motivé. L'affaiblissement psychique a fait des progrès à peu près continus et assez prompts dans leurs résultats. Tout porte à penser que, sous ce rapport, l'aggravation s'étendra de plus en plus. L'état physique a subi également un commencement d'affaiblissement corrélatif. Les souffrances et les illusions viscérales sont plus rares et incomparablement moins nettes.

OBSERVATION XI.

Lypémanie par damnation avec affaissement consécutif et délire religieux avec exaltation alternativement ; absence de conceptions démoniaques ; absence d'hallucinations et d'illusions. — Démence commençante.

E. P..., propriétaire, né et domicilié à B.... (Gard), célibataire, âgé de 52 ans, est entré à l'Asile le 22 janvier 1866. Le tempérament de ce malade est sanguin et sa constitution robuste ; il n'a jamais éprouvé de maladie grave. A l'âge de 17 ans il a eu une blennorrhagie, simple d'après lui, qui, mal et irrégulièrement soignée, avait fini par dégénérer en un écoulement chronique ; cette blennorrhée a duré presque jusqu'à ces derniers temps, mais il n'en reste plus trace aujourd'hui.

Ce malade appartient à une famille aisée, dans laquelle il faut signaler un cas d'aliénation mentale : il s'agit d'un cousin-germain du malade, actuellement enfermé dans le même Asile. Le grand-père maternel était un protestant exalté, mais son exaltation n'allait pas jusqu'à la folie. Le père, qui vit encore, n'a jamais eu d'idées politiques ni religieuses exagérées ; il passe pour avare ; quoique très-vieux, il a conservé beaucoup d'intelligence et de bon sens. Une sœur de P.... est réputée avare, et lui-même aussi passait pour vivre avec une grande parcimonie et non comme sa position le lui aurait permis. Il n'a fait d'excès d'aucun genre, pas même de travail, seul abus auquel il aurait été enclin. Il avait voulu se marier étant jeune ; mais le mariage projeté n'ayant pas eu lieu, il ne témoigna jamais le désir de renouveler sa tentative, quoique les parents l'eussent désiré.

P... est un homme intelligent ; son intelligence naturelle a été développée par une certaine instruction que ses parents lui firent donner et par un grand amour pour la lecture : il aimait à étudier l'histoire de France, et s'était épris d'un grand enthousiasme pour Napoléon Ier. Il passait bien pour avoir un caractère excentrique, pour un de ces individus qui ne veulent jamais faire comme les autres ; mais on ne s'était pas aperçu que son esprit fût dérangé.

Telle était la situation d'esprit de P... lorsque, il y a douze ans environ, on constata un changement profond dans son caractère, dans ses habitudes et dans ses idées. Il faisait, avons-nous dit, des lectures simplement agréables ou instructives; subitement ses goûts changèrent. Il était protestant; mais depuis cette époque il ne se contenta plus de la Bible comme lecture religieuse; il s'entoura de livres de théologie, de controverse religieuse, des différentes éditions des Bibles, de celles surtout qui avaient été annotées par les réformateurs. En même temps ses croyances se modifièrent; il se tenait au courant des doctrines des nouvelles sectes. Son esprit s'exalta; il devint ergoteur et n'aima plus qu'à discourir sur des sujets ardus de doctrine. Il abandonna tout à fait le temple et adhéra aux églises libres. Malgré cela, P... était un fervent chrétien; il ne cessait de parler, lorsqu'il en trouvait l'occasion, contre les doctrines impies de certains novateurs, contre les erreurs de M. Renan, et il cherchait à faire bien saisir que, pour être bon chrétien, il fallait avoir foi en la Révélation, etc., etc.

Le résultat de toutes ces lectures, de ces études, de ces discussions, fut qu'il devint très-scrupuleux. Il était toujours à se demander s'il était dans la bonne ou la mauvaise voie, et s'il n'offensait pas Dieu en cherchant à pénétrer certains mystères et à approfondir certains points de théologie que de plus grands esprits que lui avaient été obligés d'abandonner, parce qu'ils les jugeaient au-dessus de leur intelligence.

Malgré toutes les idées presque extravagantes qu'il professait, il avait vécu dans la société jusque dans ces derniers temps, sans qu'on le regardât comme aliéné. C'est seulement le 15 janvier 1866 que la folie éclata brusquement. Le regard et le geste animés, il pénétra dans le temple au moment du prêche, et il se mit à crier : «Frères ! c'est par le père de l'Esprit que nous sommes sauvés!» Depuis cette scène d'illuminé, il fut très-agité, ses conceptions présentèrent une incohérence très-grande; une multitude d'idées différentes faisaient en même temps éclosion dans son esprit, et la rapidité du langage ne suffisant pas pour les traduire, P... confondait tout et parlait à la fois de Jésus-Christ, de l'Empereur, de l'Église et de ses affaires. Il finit par insulter tout le monde, frappant de côté et d'autre sans savoir ce qu'il faisait; néanmoins il ne donna jamais de coups dangereux et n'essaya pas d'attenter à sa vie. Il devint de plus en plus égaré; ses actes perturbateurs et offensifs se multipliaient de jour en jour, et on reconnut que le placement dans un établissement spécial devenait urgent.

En conséquence, on le conduisit à l'Asile d'aliénés de Montpellier, où il fut admis le 22 janvier 1866.

Depuis son entrée, c'est-à-dire depuis près de trois ans, sa maladie n'a pas subi de modifications importantes au fond. Nous indiquerons plus tard le mode et la marche des changements réalisés. Néanmoins, dans le premier mois de son séjour à l'Asile, l'aliénation mentale de P... est caractérisée par une surexcitation qui ne s'est plus reproduite, du moins avec intensité.

Ce malade présente, à cette époque, les symptômes de la manie avec prédominance religieuse manifeste, quoique l'incohérence soit très-grande; l'agitation est excessive. Les forces, très-affaiblies au moment de l'entrée, tendent bientôt à se rétablir. En février 1867, quoique laissant beaucoup à désirer, la santé physique de ce malade est moins mauvaise. Le délire religieux prend de jour en jour une détermination plus précise : tantôt P... est agité, et il parle alors avec emphase, il cite à tous propos des passages de la Bible, il affecte un style biblique et rempli d'onction ; tantôt il est affaissé et semble se considérer comme un grand pécheur indigne de la miséricorde divine, car assez souvent il se met à dire au médecin. « Monsieur, je suis un grand pécheur. »

A la fin de ce même mois, il se produisit dans le moral une amélioration corrélative très-notable. P... devint calme à peu près complètement, il ne conserva qu'une surexcitation qui était à peine apparente. Il commençait à apprécier son état avec justesse, causait très-convenablement et se montrait pour ainsi dire parfait dans tous ses actes, un peu moins toutefois dans ses paroles, qui sentaient toujours l'emphase, même quand elle était le moins de mise.

C'est pendant cette période qu'il écrivit une lettre à son père, qui donne, par la manière dont elle est conçue et rédigée, une idée très-exacte de son délire à cette époque. Nous en extrayons les passages suivants :

« Je n'ignore pas le dérangement de ma pauvre tête, ni, *hélas!* le triste effet produit par ses suites ; mais les voies de Dieu ne sont pas nos voies ; il demande de nous beaucoup d'humilité, et j'ai eu sans doute beaucoup trop d'orgueil. Que nos amis de B..., ainsi que mes frères en Adam, me pardonnent...... Je m'habitue peu à peu à cette vie, grâce à Dieu, et je lui demande souvent, en priant, de me faire trouver sa volonté bonne, agréable, parfaite. Très-cher père, je n'ai que des idées bien vagues et très-confuses des jours depuis que ma maladie commença, et de ma conduite à B... Je crois que toutes ces choses sont pour notre bien et pour nous humilier sous la puissante main de Dieu. »

Quelques jours après avoir écrit cette lettre si caractéristique, on s'aperçut que la surexcitation, déjà si peu sensible, disparaissait entièrement, pour faire place à une sorte d'affaissement notable. Toutefois cet état se dissipa assez promptement, et une période de légère surexcitation, assez analogue à celle dont nous venons de parler, lui succéda et eut une durée beaucoup plus longue. Pendant cette phase, il ne recouvra pas la lucidité relative de pensées et d'appréciations dont il a fait preuve précédemment. Puis l'affaissement revint encore sur la scène, mais un peu plus accentué, suivi encore d'une légère surexcitation.

Cette sorte d'affaissement, d'abord passager, devient bientôt plus intense, plus fréquente et plus longue. Dans cette période, P... est dans l'inertie la plus complète ; il reste des heures entières à la même place, sans faire aucun mouvement, sans qu'aucun de ses traits laisse paraître qu'il soit impressionné par ce qui se passe autour de lui. Lorsqu'on l'interpelle, il ne lève la tête que cinq minutes après au moins; tous ses mouvements s'effectuent avec lenteur. Lorsqu'on l'interroge sur sa santé, il répond après un long laps de temps : « *Hélas!* monsieur, vous devez savoir comment peut aller la santé d'un misérable tel que moi; une santé mauvaise n'est rien en comparaison de la perspective de ma damnation. L'orgueil et la curiosité ont perdu Adam, et m'ont aussi perdu » ; et P... prend un ton larmoyant, en achevant ces dernières paroles. Il mange fort peu, reste un quart d'heure avec son assiette remplie sans y toucher.

A quel état psychique répond la phase dont nous nous occupons, et que nous avons qualifiée d'affaissement, pour ne pas trop préjuger? Un premier examen nous avait porté à penser que cette situation d'esprit se rapprochait beaucoup de la véritable stupidité ; mais une observation plus approfondie et surtout plus prolongée, et qui, à ce titre, nous a permis de saisir les moindres nuances, nous a convaincu que cet état ne pouvait être assimilé à la stupidité.

Sans doute, on ne saurait le nier, il existe chez M. P... de la stupeur ou même de l'affaissement; mais d'abord cet affaissement n'est pas direct, il n'est réalisé que consécutivement, par suite d'une tension trop forte, d'une concentration trop énergique et d'une abondance d'abord trop grande d'idées se rapportant toutes à la même préoccupation, la damnation. Ce malade est profondément convaincu qu'il a beaucoup péché par un excès d'orgueil; il se laisse absorber peu à peu par cette pensée terrifiante, et il s'égare si bien dans les réflexions qui surgissent en lui à ce sujet, que la confusion se produit et, consécutivement à tout cela, l'affaissement. La céphalalgie qui est notée plus bas se rattache à cette situation et en est l'indice.

Mais cet affaissement n'est pas continu ; s'il est assez considérable en réalité à certains moments, le plus souvent il ne l'est pas au fond : même dans les deux cas, l'apparence trompe.

M. P... présente donc un exemple de lypémanie par croyance à la damnation avec stupeur plus ou moins forte, mais toujours moins intense qu'elle ne paraît l'être.

Il a habituellement de la constipation pendant cette période, et il se plaint de la tête, non pas qu'il y éprouve des douleurs pongitives, mais il lui semble que la partie supérieure du crâne est une calotte en plomb.

Le malade sort ensuite de cette espèce d'affaissement et devient moins triste. Il se remue davantage, n'oublie jamais d'aller se promener au jardin; où il s'occupe même à soigner des fleurs. Dans ces moments, il montre cette exaltation dans les sujets religieux que nous avons déjà signalée. Il parle avec plaisir de théologie, et aime à faire parade de son savoir et de son érudition religieuse. Cette phase répond, mais avec une atténuation considérable, aux phases du début.

Les rôles sont du reste renversés : autrefois la période de surexcitation était habituelle, et la période de concentration était l'exception; actuellement, au contraire, non-seulement l'excitation dure peu, mais elle est à peine visible, et consiste surtout dans la suppresssion de la concentration. Ce dernier état est devenu à peu près la règle.

«J'ai cru, nous disait-il un jour, qu'en fait de doctrine, celle de la *profession individuelle* était ce qu'il y avait de mieux ; j'entends dire par là que le christianisme, quoique collectif dans son essence, comme le dit M. de Pressensé dans un de ses ouvrages, doit être néanmoins individuel, c'est-à-dire que chaque chrétien doit manifester individuellement ses croyances. Il y a beaucoup de *libéraux* qui se disent chrétiens et qui ne croient pas à Christ, etc.... »

Ou bien ses idées tristes, ses idées de damnation, reprennent le dessus, et il nous dit alors d'un ton lamentable :

« Tout homme, s'il ne cherche pas à étouffer sa pensée intime, ne doit pas ignorer qu'il est indigne de la miséricorde divine. Mon orgueil et le désir que j'avais de vouloir comprendre Dieu, m'ont perdu. Je suis digne des flammes éternelles; mais pourtant j'ai été bien fervent, pourtant j'ai cru à la Révélation ; Dieu aura sans doute pitié de moi; mais, *hélas !* voilà que je crus être humble, je suis un misérable; vous devez vous en apercevoir. »

Nous devons ajouter que l'on remarque chez ce malade des signes non équivoques d'une démence qui, bien que commençante, est déjà assez manifeste et ne peut manquer de faire des progrès.

Le délire des sortiléges, ainsi que ses ramifications plus ou moins éloignées, sont totalement absents de cette observation; néanmoins, nous avons jugé utile de donner cette histoire. La relation des faits qu'elle contient pourra nous permettre d'établir des rapprochements de nature à éclairer plusieurs points de notre sujet.

C'est un exemple de lypémanie par simple croyance à la damnation. Ici, pas la moindre trace d'obsession du démon en personne, ni encore moins de possession ; c'est la simple terreur qu'inspire à ce malade la pensée de ses fautes et de leurs conséquences, qui le jette successivement dans la tristesse, la terreur, la concentration, la prostration, et finalement l'affaissement, états que nous avons signalés. La distinction que nous indiquons est importante au point de vue de la connaissance des délires religieux et démoniaques.

Sans doute cette concentration, par l'effet de la terreur qu'inspire à ce malade la croyance à sa damnation, n'est pas continue ; il se produit, comme nous l'avons fait remarquer, des phases où, une demi-excitation se réalisant, le délire est franchement religieux. Mais quoique ces modifications successives ne permettent pas de considérer ce fait comme un type de lypémanie pure par damnation, nous l'avons rapporté : d'abord, parce que les exemples exempts de tout reproche ne sont pas communs en ce qui concerne cette forme de délire, et en second lieu parce que les traits de cette sorte de lypémanie sont d'ailleurs, dans le cas présent, nettement accusés pendant la majeure partie du temps.

Comme délire religieux en général, l'histoire de P... est curieuse également, et nous aurons à l'invoquer quand nous nous occuperons de l'influence des diverses croyances religieuses sur les délires démonopathique et à sortiléges.

A ce double titre, cette observation nous a paru devoir trouver une place dans un recueil où nous avons eu l'intention de réunir une série d'échantillons afférents à cette étude.

OBSERVATION XII.

Trois accès d'aliénation mentale :

1er accès : Délire démoniaque (possession), agitation extrême ; aménorrhée ; tendance au suicide ; — 2e accès : Lypémanie démoniaque ; impulsions offensives ; aménorrhée ; — 3e accès : Excitation maniaque ; démence incomplète ; absence de conceptions démoniaques.

Marie A..., couturière, née et domiciliée à Viols-le-Fort, âgée de 46 ans. Cette malade est d'un tempérament sanguin et d'une constitution assez robuste ; elle présente une claudication du côté droit, due à une luxation spontanée du fémur. A l'âge de 8 ou 9 ans, elle fut prise de vomissements fréquents, que sa mère a désignés sous le nom de *convulsions d'estomac.*—(De quelle nature étaient ces vomissements? Nous l'ignorons.)—Son intelligence était très-ordinaire, son caractère vif, susceptible et emporté dès son enfance. La menstruation s'établit à 17 ans, elle s'est effectuée régulièrement et abondamment jusqu'au début de sa maladie mentale.

Au mois de novembre 1853, la menstruation fut suspendue sans cause connue, actuellement du moins. A peu près en même temps il se produisit des vomissements considérables de matières vertes, glaireuses, amères. Ces vomissements prenaient la malade le matin ; elle ne vomissait jamais après les repas. Cet accident disparut dès que l'aliénation mentale éclata. Ses parents reconnurent bientôt qu'elle était malade d'esprit. Marie était allée à Lodève, où régnait une épidémie de variole. Elle en revint avec l'idée fixe qu'elle devait mourir de cette maladie.

A partir de cette époque, son caractère changea ; elle devint triste, songeuse et paresseuse. Il se produisit des sueurs profuses pendant la nuit et le jour. La tristesse ne tarda point à s'accentuer davantage. Elle se mit à pleurer, à gémir, à se lamenter. Elle craignait de tomber malade, d'avoir quelque maladie, sans en nommer aucune, sans désigner la variole comme auparavant. Elle refusa de manger. Cet état dura une quinzaine de jours, puis ces symptômes parurent s'apaiser. Mais bientôt il se déclara des maux de tête si violents, que la malade en a encore conservé un pénible souvenir.

Un délire intense finit par éclater, en revêtant une forme plus déterminée. Marie avait peur du démon; elle se croyait damnée, réclamait les secours de la religion, se livrait à des pratiques religieuses qu'elle abandonnait aussitôt, voyant que ces pratiques ne faisaient pas disparaître ses terreurs; ces pensées la prenaient par accès qui n'avaient d'abord qu'une faible durée, ensuite elle restait tranquille; mais les accès devinrent assez vite plus longs et plus intenses.

De nouveaux symptômes se déclarèrent. C'étaient des sensations de picotement partant du pied droit, et montant progressivement aux genoux, aux hanches et au gosier; immédiatement après cette sensation produite dans les nerfs spinaux, un délire furieux se manifestait: elle menaçait sa mère, voulait la tuer; elle disait qu'elle était décidée à mettre le feu à la maison, etc.

A ces phénomènes morbides de la sensibilité succédèrent des vertiges annoncés par une agitation plus forte : perte de connaissance, pas de mouvements convulsifs, elle tournait seulement les globes oculaires. Lorsque le vertige cessait, la malade semblait s'éveiller, sans avoir conscience de ce qui s'était passé.

Elle entra à l'Asile le 30 janvier 1854. Là, elle ne cessait de dire qu'elle était grandement coupable: qu'en punition de ses fautes imaginaires, le diable avait pris son âme et l'avait emportée; elle pensait aussi que l'esprit malin s'était emparé de sa personne et qu'il l'occupait. Ces deux conceptions, surtout la première, prédominaient essentiellement; c'est autour d'elles que se groupait tout le reste. Marie ne cessait de proclamer son affreux malheur, de se plaindre, de se lamenter, de gémir, de pousser des cris, etc. ; elle était presque constamment furieuse, menaçait et cherchait à se livrer à des actes de violence. Son désespoir se manifestait par les cris les plus déchirants, on en voit rarement d'aussi accentués. L'agitation était continuelle, à peine s'apaisait-elle un peu pendant la nuit.

Il est inutile de dire que la santé physique souffrait, et que cette surexcitation si violente et si continue s'étendait à l'organisme entier. Marie était devenue pâle et même brunâtre, surtout au visage ; elle avait beaucoup maigri, et la peau de la face paraissait collée sur les os. La physionomie avait revêtu tout l'aspect d'une démoniaque. Elle mangeait peu et irrégulièrement, en prétendant que c'était inutile, etc. Elle eut à cette époque des tendances assez prononcées au suicide.

Les attaques signalées précédemment ne se reproduisirent pas. Cette malade comprenait vaguement que son délire n'était pas raisonnable, qu'elle avait des idées que les autres personnes ne pouvaient partager, et elle disait être bien malheureuse de se voir contrainte à parler comme elle le faisait. Elle employait visiblement de grands efforts pour se contenir, et elle y réussissait parfois, mais seulement pendant quelques instants.

A la fin du mois de mars, l'agitation de Marie prit un surcroît d'intensité et atteignit des proportions extraordinaires. On lui appliqua une fois la camisole, ce qui la calma (c'est une indication que nous trouvons dans les notes prises à cette époque). Au bout de quelques jours, l'agitation reparut avec violence; la douche parvint à la dissiper.

Marie fut plus tranquille et travailla un peu ; mais il était facile de voir que ce n'était qu'au prix des plus grands efforts qu'elle parvenait à diriger un peu son attention, et qu'elle avait beaucoup de peine à comprimer les manifestations de son délire. Le 1er avril, cette malade parle moins, le calme extérieur persiste ; il est devenu plus réel. En mai, la lypémanie démoniaque est beaucoup moins prononcée. Marie est sensiblement plus calme, elle manifeste par moments un peu de contentement. Cette malade prend depuis quelque temps l'extrait de jusquiame. Nous avons donné d'abord 5 centigr. par jour; nous avons élevé progressivement la dose jusqu'à 75 centigr. chaque jour. L'emploi de cet agent à doses lentement croissantes a été prolongé pendant plus de trois mois. Nous avons prescrit en même temps des bains; un traitement moral approprié a été concurremment mis en usage. En juillet, on constate une très-grande amélioration.

La malade fait de nouveaux progrès vers la guérison, et elle peut sortir en état de convalescence, le 3 août 1854.

Rentrée au sein de sa famille, Marie exerça tranquillement son état de couturière dans son village. Elle resta parfaitement calme et raisonnable jusqu'au mois de juin 1858. Mais déjà, vers le mois d'avril de la même année, son caractère avait commencé à se modifier. Elle entrait en colère à propos de rien et élevait presque toujours la voix en parlant ; puis elle se plaignit surtout d'un violent mal de tête, et elle perdit l'appétit ; cependant le délire n'était pas encore bien manifeste. A la fin du mois de mai, la folie éclata ; Marie entra presque soudainement dans une agitation extrême. Elle déclara à sa mère que depuis trois mois elle était presque exclusivement dominée par l'idée de la tuer, ainsi que son père, et qu'elle avait même résolu deux ou trois fois de leur faire du mal, mais qu'elle s'était arrêtée, de telle sorte que personne ne s'était aperçu de ses funestes projets. Et pourtant cette fille avait toujours eu de l'affection pour ses parents.

L'agitation était à certains moments plus violente ; les accès, d'abord quotidiens, devinrent bi-quotidiens ; dans les instants de grande agitation, qu'elle sentait parfaitement venir, elle conjurait son père et sa mère de s'éloigner, et elle les priait de l'attacher pour éviter des malheurs.

Cet accès de folie avait encore débuté par la suspension des règles;

la surexcitation était beaucoup plus forte à la fin de chaque mois. Elle ne subit aucun traitement spécial au sein de sa famille ; son médecin lui fit prendre seulement quelques pilules emménagogues et quelques bains. L'agitation délirante ayant persisté, on la conduisit à l'Asile, où elle entra pour la deuxième fois le 6 juillet 1858.

Marie présenta dans l'établissement l'agitation délirante que nous venons d'indiquer ; la surexcitation se produisait par accès, et elle était suivie d'une période d'affaissement ; l'une et l'autre n'avaient qu'une assez courte durée et se succédaient assez rapidement. Marie A.... était atteinte de lypémanie qui se rattachait à la même conception démoniaque que dans le premier accès.

Il existait cependant entre les deux accès, au point de vue symptomatologique, des différences qu'il importe de signaler. Dans la nouvelle atteinte, elle croyait simplement être sous l'influence du démon, tandis qu'autrefois elle pensait que l'esprit du mal lui avait enlevé son âme et s'était même emparé de sa personne ; l'idée de possession proprement dite avait donc complètement disparu. En outre, la conception démoniaque n'avait plus dans le délire actuel une importance aussi grande que dans l'accès antérieur. Elle était surtout devenue triste et dominée par la pensée de la position malheureuse dans laquelle elle croyait se trouver : elle s'imaginait être damnée. Absorbée par ce délire, elle ne réagissait pas, elle restait concentrée en elle-même; la folie avait donc acquis une assez grande ressemblance avec la lypémanie ordinaire. Marie parlait peu et son visage exprimait constamment l'anxiété et même l'affaissement.

Cet état se prolongea pendant près d'un an; vers la fin sa santé physique s'était altérée notablement. Néanmoins, après douze à treize mois de séjour, on commença à remarquer une atténuation dans les symptômes; cette amélioration fit des progrès, assez lents sans doute, mais réels. Elle devint de plus en plus calme, montra plus de docilité, d'activité, et put se livrer à quelques menus travaux de couture. La concentration lypémaniaque avait à peu de chose près cessé au mois de juin 1860, c'est-à-dire après deux ans environ de séjour à l'Asile ; la santé physique s'était améliorée corrélativement. Il ne restait plus alors qu'un peu d'affaissement qui finit par disparaître presque complètement, et la malade put quitter l'établissement en état de convalescence commençante, le 3 septembre 1860; elle y était restée vingt-six mois.

Marie retourna chez ses parents. La phase de l'existence de cette malade, après sa sortie, n'étant pas des plus honorables, nous n'avons pu parvenir à en connaître d'une manière précise les diverses incidents.

Ce qu'il y a de certain, c'est que Marie, qui jusque-là avait eu une conduite régulière, se mit au bout de quelque temps à vivre en concubinage avec un homme, que cet homme fut poursuivi pour vol, qu'il abandonna Marie et parvint à déjouer toutes les recherches, sans que l'on sache ce qu'il est devenu depuis.

Elle revint auprès de sa mère, et là, elle fut bientôt prise d'un accès qui a concordé peut-être avec l'époque de la ménopause.

Sa réadmission à l'Asile étant devenue nécessaire, elle y fut conduite pour la troisième fois le 24 décembre 1867. Le certificat du Dr Maffre porte qu'elle s'est livrée à des actes de violence sur sa mère, âgée de 80 ans.

Quand Marie entra à l'Asile pour la troisième fois; elle était notablement surexcitée; son délire était général, dépourvu de prédominance; son agitation, qui se révélait non-seulement dans les paroles, mais encore dans les actes, était d'ailleurs médiocrement intense. Cette malade parlait sur tout, sans suite, ne pouvait guère rester en place, se montrait impressionnable, susceptible, mais point irritable. Sa tenue restait bonne, et il n'y avait pas d'incoërcibilité. Les nuits étaient assez paisibles. Les fonctions somatiques s'exécutaient ou paraissaient s'exécuter régulièrement, quoique la malade eût maigri.

Peu à peu la surexcitation s'apaisa et fit place à un état dont nous avons à dire quelques mots. Cet état représente une sorte de lypémanie vague sans détermination précise, forme de délire peu prépondérante d'ailleurs, ne se manifestant et même ne se produisant que si quelque circonstance provocatrice vient réveiller le sentiment de crainte qui prédomine actuellement dans le côté affectif de son être moral; elle est en effet très-craintive; si on l'appelle pour lui demander quelque renseignement, elle dit toujours: « Qu'est-ce qui va m'arriver? que me veut-on?—On ne me fera jamais sortir de l'Asile, j'y suis pour toute ma vie. » Elle travaille, est obéissante, douce, et ne se dispute jamais avec les autres malades ; au contraire, elle craint toujours de ne pas être convenable à leur égard.

Depuis sa dernière rentrée, le délire démoniaque n'a été constaté à aucun degré.

Mais on ne peut se dissimuler que cette absence de délire déterminé dans les paroles et dans les actes ne réponde à un état mental grave. La démence est établie, en effet, chez cette malade ; l'affaiblissement des facultés intellectuelles existait déjà lors de sa dernière rentrée, et remontait même probablement à une époque notablement antérieure. La débilitation intellectuelle a fait des progrès depuis cette époque, et actuellement elle représente une démence confirmée, quoique incomplète.

Comme cela s'observe souvent en pareil cas, une amélioration s'est produite dans la santé physique, qui est à présent satisfaisante en apparence.

La fonction menstruelle ayant présenté des troubles importants, associés d'abord à quelques perturbations nerveuses, lors des divers accès de folie de cette malade, nous croyons utile de donner quelques indications sur la marche que ces divers symptômes ont suivie.

C'est immédiatement après la suppression des menstrues qu'eut lieu le premier accès ; il avait été précédé d'un état spasmodique de l'estomac, que les pareuts qualifièrent de convulsions de l'estomac ; nous avons signalé aussi les vertiges qui se présentèrent à cette époque.

Lors du second accès, les règles furent suspendues un mois avant le début de l'aliénation mentale ; on ne remarqua ni vomissements ni vertiges.

Pour ce qui concerne la dernière atteinte, la malade continua à être réglée ; ce n'est que plus tard, dans l'établissement, que la menstruation s'est arrêtée définitivement par suite de l'âge critique. Les vomissements et les vertiges n'ont pas reparu.

Nous n'avons pu nous procurer que des renseignements peu précis sur l'hérédité. Le père était sain d'esprit; il est mort à l'âge de 70 ans, de mort subite (?). Le grand-père paternel est décédé à 73 ans d'une fluxion de poitrine. La grand'mère paternelle est morte à 60 ans *à la suite de maux de tête* (?). Le grand-père maternel a succombé à 70 ans par suite d'une fluxion de poitrine. La grand'mère maternelle est morte, à 80 ans, de vieillesse. La mère de la malade vit : quoique âgée de plus de 80 ans, cette femme a conservé beaucoup de santé; son intelligence n'a pas subi d'atteintes hors de proportion avec son âge ; elle a eu dix enfants ; huit sont morts jeunes, et aucun de maladies nerveuses. Elle a encore, outre cette fille, un fils de 56 ans; il est charbonnier, très-intelligent d'après la mère.

Cette malade a eu trois accès d'aliénation mentale : il est intéressant d'examiner comment s'est comportée la conception démoniaque dans ces trois atteintes. Pendant la première, cette conception, sans avoir acquis le plus haut degré d'intensité, sans être aussi complète que celle du sujet de l'observation suivante, avait néanmoins une très-grande importance. Il existait une croyance à la possession; mais, ce qu'il y a de singulier, c'est que, d'après les idées de la malade, la possession psychique était absolue, tandis que la possession corporelle l'était beaucoup moins.

Lors du second accès, la conception démoniaque devint, à peu de chose près, purement lypémaniaque, il n'y eut plus de possession et à peine un peu d'obsession.

Enfin, dans le troisième accès, l'accès actuel, les idées démoniaques ont complètement disparu.

A quoi tiennent ces différences? Cela provient, à notre avis, de ce que l'intelligence a successivement perdu de son énergie, résultat d'autant plus facile à se réaliser, dans ce cas particulier, que Marie A... était naturellement bornée. L'affaiblissement était incontestable lors de l'entrée de la malade à l'Asile pour la troisième fois, c'est-à-dire à l'époque où il nous a été donné de l'observer. Or c'est précisément dans cet accès que l'on remarque l'éloignement complet des conceptions démoniaques.

Une autre considération ressort encore de l'examen de

cette histoire. L'aliénation mentale de cette malade se trouve rattachée par son origine à des troubles de la menstruation et à des phénomènes nerveux connexes, dont on peut voir le détail dans la relation. Nous nous bornons pour le moment à appeler l'attention sur ces particularités, dans l'intention d'y revenir plus amplement.

OBSERVATION XIII[1].

Délire érotique et délire religieux corrélatifs à prédominance démoniaque : aménorrhée ; illusions viscérales et hallucinations variées ; érotisme ; croyance à des persécutions. — Démence incomplète stationnaire.

Mlle R... (Marie-Émilie), née à Paris en 1811, domiciliée à Alais (Gard), est entrée à Montdevergues le 3 février 1865.

Son enfance a été débile, maladive ; l'engorgement scrofuleux des ganglions mésentériques dont elle fut atteinte vers l'âge de 7 à 8 ans, lui laissa pendant longtemps une faiblesse que les toniques de toute sorte ne parvinrent pas à faire disparaître.

Sa famille, qui se trouvait dans une position de fortune convenable, lui donna une éducation soignée. Sa mère l'éleva de son côté dans une sorte d'atmosphère religieuse qui allait parfaitement aux aspirations de Mlle R... Elle suivait très-régulièrement les instructions des prédicateurs qui occupaient successivement la chaire de Saint-Sévérin à Paris. Ces instructions, très-relevées d'ailleurs, étaient faites par des ecclésiastiques jansénistes. Vers l'âge de 20 ans, elle eut une fièvre

[1] Cette observation inédite a été recueillie par M. le Dr Campagne, dans son service de Montdevergues. Elle présente des particularités d'une valeur incontestable, que nous aurons à signaler ultérieurement ; elle a été prise avec une sagacité toute particulière et qu'on remarquera aisément. Nous regrettons seulement que son étendue nous ait mis dans la nécessité de l'abréger par la suppression d'un certain nombre de passages. Nous avons rédigé le sommaire, l'observation telle que notre collègue a bien voulu nous l'envoyer n'en portant pas ; nous devons donc prendre la responsabilité de ce résumé signalétique.

cérébrale accompagnée d'un délire religieux intense. « Elle dogmatisait, dit sa sœur, elle faisait des sermons et engageait son entourage à écouter la parole divine et à suivre exactement les pratiques du culte. » A la suite de cette maladie, son caractère devint inégal, superstitieux; elle passait en toutes choses d'un excès à l'excès opposé avec une grande rapidité. Tantôt elle voulait entrer dans un couvent, tantôt au contraire elle voulait se marier, et ces deux vocations si différentes prenaient alternativement dans son esprit une influence exclusive.

A 35 ans, Mlle R... tomba dans une citerne en arrosant son jardin; elle était en sueur; cet accident lui occasionna, quelques jours après, un rhumatisme articulaire aigu. Elle conserva de cette maladie des traces profondes que les eaux minérales de Saint-Laurent parvinrent à diminuer, mais non à faire disparaître entièrement. A cette époque, les règles cessèrent, et malgré l'application d'un cautère permanent, les premiers signes de la déformation thoracique considérable que nous constatons aujourd'hui, commencèrent à se manifester.

Les malheurs et les pertes d'argent accablaient sa famille depuis quelques années, et Mlle R... voyait déjà son avenir sous des couleurs sombres, lorsque sa mère éprouva dans l'espace de quelques mois deux ou trois attaques d'apoplexie. La malade lui prodigua les soins les plus affectueux, les plus dévoués; mais son caractère s'aigrissait peu à peu; elle avait souvent, sous le plus léger prétexte, des moments de colère pendant lesquels elle disait toujours : « Je veux me tuer ! »

En 1852, elle perdit son frère d'une attaque d'apoplexie foudroyante. Son chagrin fut tel qu'on crut qu'elle ne survivrait pas à ce nouveau malheur de famille. Elle avait des étourdissements, des bruits dans les oreilles, et sa surdité, qui n'avait pas encore une grande importance, s'aggrava rapidement. Recueillie par sa sœur et son beau-frère, elle paraissait heureuse, mais elle chantait presque toute la journée avec une certaine exaltation. A la suite d'un bruit accidentel et auquel Mlle R... ne s'attendait pas, elle se mit à crier comme une désespérée, en disant que le diable, dans la personne de sa sœur, la poursuivait. A partir de ce moment, son délire a été variable dans son intensité, quoique toujours facile à reconnaître. Toute sa journée était employée à faire des prières ou des lectures pieuses; ordinairement son langage était fort raisonnable, seulement de temps en temps la crainte des influences diaboliques semblait la dominer fortement. Pendant un an elle resta dans un état qui laissait encore l'espérance d'une guérison complète et prochaine. Dans son entourage, on remarquait pourtant que les accès de folie devenaient de plus en plus intenses et que son délire s'étendait davantage. Enfin, dans un de ces accès Mlle R. fut si agitée par suite des hallucinations et des voix humaines et célestes qu'elle croyait entendre, que sa sœur, ne pouvant plus la garder, se vit dans la nécessité de l'envoyer à Montdevergues.

Dans le rapport que le commissaire de police fit à l'occasion de l'admission de la malade à l'Asile, nous trouvons les passages suivants : « Mlle R..., qu'on avait laissée bien tranquille dans sa chambre, venait d'échapper à la surveillance de sa garde, et entrait brusquement dans la pièce où nous nous trouvions, apostrophait violemment sa sœur, qu'elle accusait de faire une prière au diable pour que celui-ci la tourmentât et empêchât l'accomplissement d'un mystère qui s'opérait à l'instant chez elle. Un jour, après avoir passé plusieurs heures en prière, elle lança un bougeoir à sa sœur qui la comblait de tendresse pour l'amener à prendre quelques aliments, et la poussa hors de sa chambre en la traitant de Satan, de possédée, etc. Elle a menacé plusieurs fois de s'arracher l'œil parce que le démon s'y était logé, et de se couper les mains parce qu'elle sentait que les démons s'y agitaient. »

Depuis son entrée dans l'établissement, Mlle R.. a été excessivement malheureuse, par suite de son délire et des sensations pénibles qui la tourmentent sans cesse. Maigre, bossue, nerveuse, mais intelligente, vive, adroite, laborieuse, elle est douée d'un caractère égoïste et orgueilleux. Quoique très-affectueuse en apparence, elle a toujours été indifférente; ses plaintes sont très-fréquentes, même en dehors de ses idées délirantes. Elle est très-soigneuse et tient dans un ordre parfait, quoique bizarrement associés, les objets qui remplissent les tiroirs de sa travailleuse. Son linge, bien plié et bien enfermé, est compté fréquemment; cependant il lui arrive très-souvent de prétendre qu'elle n'a plus de mouchoirs, de chemises ou de bas propres, alors qu'elle en a par douzaines dans un coin de son armoire : sa mémoire sous ce rapport ne lui est pas toujours fidèle. Minutieuse en tout, elle reste longtemps à faire sa toilette : la première à se lever, la dernière à se coucher; elle demeure un temps infini en prières. Quand on lui adresse des observations à cet égard, elle convient que ses prières sont en effet un peu longues; mais le diable, dit-elle, lui suscite toute sorte d'embarras, de distractions, de pensées mondaines, dans le but d'empêcher les élans de son âme vers le Créateur. Elle passe une partie de la journée à coudre, et en définitive sa conduite est assez satisfaisante.

Mlle R... croit être sous l'influence constante de deux génies : le génie du bien qui la protége, et le génie du mal qui la rend horriblement malheureuse. Un prêtre, un interne, un employé de l'Asile, l'évêque de Nimes, les jésuites, etc., etc., sont tour à tour «les suppôts de Satan, qui, esclaves obéissants de leur abominable maître, s'industrient de mille et mille façons pour lui procurer les souffrances les plus inouïes». Elle s'imagine qu'ils ont une figurine en cire sur laquelle ils opèrent, et qu'au moyen du magnétisme et d'une science infernale plus ou moins occulte, ils ont la faculté de lui transmettre le mal qu'ils font à cette figurine : «Je suis, dit-elle, le télégraphe qui reçoit les réponses.» Son bon ange, qu'elle personnifie également, est tantôt Dieu lui-même, tantôt l'Empereur ou l'Impératrice, tantôt enfin une autre personne. Elle ne s'explique pas très-bien comment Dieu ne s'oppose pas toujours à la réalisation des manœuvres diaboliques; et cependant, quand on lui fait comprendre la contradiction qu'il y a dans ses pensées à cet égard, elle dit : «Puisque Dieu a voulu que le diable fût, il doit lui laisser une certaine latitude, et le monstre abuse, croyez-le bien, de cette condescendance divine.» Quand l'Empereur ou une autre personne veille à son existence, «si souvent compromise par les agents mystérieux», elle est plus à son aise et plus logique dans ses explications. Dieu leur remet, il est vrai, ses pouvoirs; mais la nature humaine est oublieuse, insouciante, imprévoyante, et ses ennemis savent à merveille profiter d'un moment de distraction d'un protecteur éloigné pour la torturer. «Toutefois ces tortures, qui finiront par me rendre folle, ne m'enlèveront pas la vie; Dieu ne le permet pas, et puis mes bourreaux ne veulent pas ma mort, puisqu'ils se priveraient, en me tuant, des grandes joies que leur procurent mes souffrances.»

Une fois la personnification de ses deux génies bien constatée, elle paraît ne plus se préoccuper ni du bon Dieu ni du diable; il faut fixer son attention sur ce point et l'interroger dans ce sens pour qu'elle leur attribue un rôle actif. Voilà comment il se fait que Mlle R... puisse passer des mois entiers en parlant de ses ennemis, sans qu'il soit question ni de son bon ni de son mauvais génie. Dans ces circonstances, elle est successivement victime du spiritisme, de l'électricité, du magnétisme ou de persécutions dirigées par des prêtres, par des jésuites, etc. Bien plus, son bon génie de la veille devient parfois son mauvais génie le lendemain, et cela sans qu'elle sache se rendre compte de ce changement autrement qu'en disant : «Le monstre avait d'abord caché son infâme jeu.»

Il serait difficile d'énumérer tous les genres de souffrances ressenties par cette malade. Nous allons reproduire quelques-unes des nombreuses plaintes qu'elle nous a adressées par écrit :

«Depuis trois jours, je suis soumise à une action magnétique mieux faite pour des chevaux que pour des humains ; elle provoque en moi une exaltation qui m'empêche de prier et qui me rend folle. Je suis hors de moi : je suis convaincue que tous les hommes de l'établissement ont été obsédés pour coopérer à cette action, qui tombe sur moi comme une masse de plomb et m'anéantit. MM. les vicaires qui habitent Montfavet m'ont tenu des dagues si fortes sur le cervelet et avec tant de persistance, que je ne puis plus remuer la tête. En même temps qu'on tenait ainsi des paquets de dagues sur mon cerveau, on m'a magnétisée des pieds à la tête, afin de développer en moi le sommeil somnambulique malgré la défense positive de la loi divine.» (Novembre 1865.) Toute la nuit j'ai été sous l'impression d'un cauchemar affreux, par suite de l'action des verges et tubes mercuriels sur mon cerveau : on m'a mise dans un état incroyable d'exaspération par les coups redoublés des tubes mercuriels et des verges qu'on m'a portés sur le crâne. Si la main de Dieu ne m'eût retenue, j'aurais pu me faire bien du mal. On me brûle la poitrine et ailleurs avec quelque chose qui en même temps me pique et me déchire. Je suis convaincue qu'on va me mettre du venin des jésuites, et qu'on fait sur moi de nouvelles tentatives afin de parvenir à m'enduire des saloperies des jésuites. Hier, après dîner, on a entrepris de percer le crâne de mes figurines, et malgré l'horrible souffrance que j'ai éprouvée de cette opération, on a eu la cruauté de mettre en action sur mon crâne une quantité de tubes mercuriels que je sentais circuler aussi bien dans mes membres et mes entrailles que d'une oreille à l'autre, en s'entrechoquant avec ceux qu'on agitait dans mon cerveau. L'eau-forte est toujours mise en usage en toutes les actions qu'on exerce sur moi, afin de me rendre folle. » (29 novembre 1866.)

« Je ne puis plus résister à l'immersion continuelle de l'eau-forte ou des acides sur le crâne, sur les dents, dans la poitrine et ailleurs; ma raison en est altérée au point de ne plus pouvoir lier mes pensées; mes dents en sont tout ébranlées, mes poumons sont ulcérés, ma respiration est un gémissement; je me sens suffoquée par des trousses de globules mercuriels accrochées au cœur, au péritoine et aux poumons. Cet appareil correspond à l'arbre droit qu'on actionne sur mon cerveau. » (26 avril 1867.)

«Mes aliments du soir sont infectés d'une saloperie gluante et nauséabonde qui m'empêche de les manger. A l'action de l'électricité sur mes entrailles et mon cerveau on vient d'ajouter celle de la rage.» (22 novembre 1867.)

Au milieu de tant de souffrances, Mlle R... a eu cependant quelques consolations de sa façon. Pendant longtemps elle a cru être enceinte; mais sa grossesse, qui devait se terminer par la naissance du Messie, n'avait rien de naturel; elle était l'œuvre divine de son Seigneur et maître. Ses ennemis en étaient si furieux qu'ils actionnaient avec rage, espérant parvenir ainsi à détruire le germe que ses entrailles nourissaient. Aujourd'hui, 2 octobre 1868, elle ne parle plus de sa grossesse.

«Le Seigneur, écrivait-elle le 17 mars 1867, le Seigneur, par inspiration secrète, a voulu que je sente qu'il ne pouvait permettre que je sois corporellement l'épouse de l'ange Raphaël auquel Dieu m'a unie par la prière dès ma naissance, et avant que le divin Messie ne soit formé en son indigne épouse. Je suis dans l'admiration des prodiges que Dieu opère par la vertu du corps et du sang de Jésus-Christ. Je sens au moment que j'éprouve l'action mercurielle et qu'on agit sur moi comme sur un bœuf, que le bon Dieu me laisse le libre usage de toutes mes facultés! Jour et nuit je suis abreuvée d'eau-forte et d'huile de vitriol, mais Dieu me permet de répondre à l'action de son amour et de pouvoir lire, écrire et même chanter sans que le timbre de ma voix soit altéré. C'est un grand prodige.»

Mlle R... a prétendu aussi que sa grossesse était le résultat d'une opération magnétique de son confesseur, et qu'elle devait donner au monde un être surnaturel. Enfin elle se plaignait amèrement « des obsessions et de la brutalité avec lesquelles l'évêque de Nimes, les jésuites, et même une foule de portefaix très-robustes, soudoyés par les jésuites, venaient matériellement la souiller, la déshonorer, espérant la rendre enceinte et la faire accoucher d'un monstre dont la vie devait occasionner la honte et le malheur à jamais irréparable du genre humain.»

Dans une lettre adressée à une personne qu'elle prenait pour son saint époux, Mlle R... disait : «Le Seigneur vient de m'accorder une grande faveur; malgré le tourment et la turbulence perpétuelle qui m'empêchent si souvent de m'entretenir paisiblement avec toi, j'ai senti le mouvement de ton action conjugale, et j'ai répondu plusieurs fois de suite à ton amour. Après tu m'as dit : tombe à genoux, ma bonne, ma sainte épouse; je viens d'agir sur toi sans rapport; c'est la première fois que le Seigneur me le permet; tu dois le remercier et en même temps tu dois le prier de s'opposer à la malveillance du premier de nos persécuteurs, etc.»

Cette malade est convaincue que les prêtres s'emparent de son sang, de sa sueur, de ses excréments, et qu'en faisant avaler aux personnes une petite quantité de l'une de ces matières, elles sont vouées à jamais au culte du diable, qui en fait des bourreaux et des agents transmetteurs de sa puissance satanique. Ces transmetteurs imitent la douceur et la bonté divines d'une manière si parfaite, qu'ils trompent ainsi les malheureux destinés à être la proie de la séquelle infernale. Aussi Mlle R... prie le bon Dieu, par l'intermédiaire de son saint époux, de lui permettre, en toute circonstance, de distinguer la voix et l'action divines, afin d'éviter les piéges qu'on lui tend à chaque instant. Elle prétend qu'on s'est emparé du résidu de ses urines, qu'on l'a mis dans la soupe, et que celle-ci, distribuée dans le quartier des hommes, les a rendus furieux, et qu'ils vont désormais diriger leur fureur sur elle et sur tous ceux qui seront en contact avec eux.

Voici maintenant quelques extraits des notes prises à diverses époques:

Elle passe une bonne partie du jour et de la nuit à faire ses prières; le séjour au lit lui est parfois impossible. Aussitôt que ses draps sont un peu chauds, elle éprouve des picotements et des sensations pénibles à la peau qui l'obligent à se lever ; le froid seul calme ces sensations, mais on ne peut pas permettre à Mlle R... de s'endormir sur la descente de lit ; aussi les sœurs sont-elles obligées de lui venir en aide et de la surveiller très-attentivement pour l'empêcher de passer la nuit couchée par terre. (Janvier 1865.)

Mlle R..., qui se trouve dans une période d'exaltation très-intense, passe des nuits entières sans se coucher dans son lit, sous le prétexte qu'une somnambule payée par Mgr l'évêque de Nimes est à son côté, prête à lui rendre un mauvais service. Elle s'imagine que nous avons dans la maison certaines personnes de sa connaissance; elle les entend et demande à les voir. Par moments elle est étrangère à tout ce qui l'entoure ; cachée dans un coin, seule, à genoux, se frappant la poitrine de temps en temps, elle fait à haute voix des prières qui se composent tout simplement d'un, deux ou trois mots en latin ou en français, qu'elle prononce sans s'arrêter, tant que la salive le lui permet ; elle cesse lorsque la sécheresse dans sa bouche lui rend la prononciation impossible.

Il y a plusieurs jours que nous cherchons à obtenir de cette malade une lettre pour sa sœur, mais il lui est impossible de parvenir à la faire. « L'évêque de Nimes et l'archevêque d'Avignon, dit-elle, me dictent ce que je dois écrire ; mais comme ils sont constamment en contradiction, et que l'un me dit d'effacer ce que l'autre vient de me dicter, il s'ensuit que je me fatigue inutilement. » (28 août 1865.)

Depuis quelque temps déjà cette malade est bien exaltée et bien malheureuse. Parmi les voix imaginaires qu'elle croit entendre, il en est qui l'encouragent et qui la consolent ; mais les voix de cette nature sont assez rares, tandis que les sensations nerveuses douloureuses et les hallucinations pénibles sont, au contraire, presque incessantes. Il lui arrive parfois de prendre quatre, six, dix fois la plume, sans pouvoir écrire une ligne, tant elle est obsédée par les illusions et les hallucinations qui la tourmentent. Elle a un appétit très-exagéré, qui provient d'un état nerveux de l'estomac. (23 février 1866.)

Les conceptions délirantes et les perpétuelles hallucinations qui naissent dans l'esprit de cette malade, l'agitent et la fatiguent au dernier point. Mlle R... se plaint à chaque instant des obsessions incessantes des jésuites, qui, non contents de cracher sur elle leur venin mortel, lui versent du mercure dans la tête et lui infligent mille tortures. Un jour, ce sont des coins en fer que l'on enfonce dans son crâne à coups de maillets, d'autres fois ce sont ses membres que l'on arrache et que l'on coupe à morceaux pour les donner à manger à d'autres personnes que l'on veut obséder aussi.

Ces souffrances physiques, venant s'ajouter aux souffrances morales, rendent Mlle R... fort malheureuse.

Sous le rapport physique, elle est dans un état très-satisfaisant, car, malgré ses plaintes continuelles, son appétit est très-bon et elle se nourrit parfaitement. (15 septembre 1868.)

Cette malade ne présente pas de phénomènes hystériques bien marqués. Elle n'a pas non plus beaucoup d'hallucinations dans ses périodes ordinaires d'exaltation mentale. Depuis qu'elle est soumise à notre observation, nous l'avons vue deux fois dans un accès de surexcitation extrême. Ces deux accès d'agitation étaient caractérisés principalement par une espèce de surexcitation nerveuse très-intense et par un état extatique très-marqué. Elle se cachait derrière une porte et restait ainsi éloignée de tout le monde une demi-journée à genoux, sans éprouver aucune fatigue et sans ressentir, elle qui est très-frileuse, la sensation du froid d'un jour d'hiver très-rigoureux. Sa sensibilité physique était si affaiblie, qu'il fallait la secouer fortement pour la faire sortir de cette situation, qu'elle appelait «son anéantissement en Dieu». Mais un moment après elle reprenait la même attitude, et, les yeux dirigés vers le Ciel, elle priait ou plutôt elle répétait sans cesse deux ou trois mots, toujours les mêmes, et devenait presque insensible et complétement étrangère à tout ce qui l'entourait.

La maladie de Mlle R... affecte la forme rémittente. Les périodes de calme, comme les accès ordinaires d'agitation, ont une durée de trois ou quatre mois. Ses accès d'agitation sont plus courts, mais, en compensation, leur intensité est inquiétante. Ils sont du reste beaucoup plus rares, son intelligence commmence à s'affaiblir, mais cet affaiblissement est encore très-peu sensible.

A part les douleurs nerveuses que Mlle R... éprouve sans cesse, nous n'avons à noter comme phénomènes physiques que des symptômes peu importants. Généralement son appétit est très-satisfaisant, ses digestions s'opèrent facilement, et les autres fonctions organiques s'effectuent d'une manière satisfaisante. Pendant deux mois, au commencement de l'année courante, cette malade éprouva un appétit insolite, qui dépendait d'un état nerveux de l'estomac, et qui disparut au moyen de l'usage de quelques potions opiacées; ses sécrétions ne paraissent offrir rien d'anormal. A plusieurs reprises nous avons constaté dans son délire quelques idées d'empoisonnement, mais elles coïncidaient avec un trouble du système digestif, et disparaissaient avec lui.

L'observation de Mlle R... est remarquable à plusieurs titres :

1° Nous y voyons une personne qui, malgré sa constitution débile et les nombreuses maladies dont elle a été atteinte, jouit encore d'une santé physique assez satisfaisante.

2° La surdité précoce et la gibbosité tardive sont des faits fort rares.

3° Depuis la sensation la plus normale jusqu'à l'hallucination la plus extraordinaire d'une part, et d'autre part jusqu'à l'insensibilité la plus complète, on y trouve la gamme entière des sensations. L'altération de la sensibilité physique générale est assez évidente dans les souffrances atroces et dans l'anesthésie éprouvées par cette infortunée. En outre, les sens spéciaux offrent des illusions et des hallucinations incontestables ; et pour que rien ne manque au tableau pathologique, elle présente des idées-images fortement accusées qui, sans être des idées ordinaires ou des hallucinations proprement dites, constituent un phénomène intermédiaire entre ces deux ordres de faits.

4° Sa maladie peut être diversement interprétée sous le rapport nosologique, selon le moment de l'observation, ou selon le point de vue sous lequel se place l'observateur.

En considérant la forme phrénopathique, elle peut être prise tour à tour pour une manie, pour une monomanie, pour une mélancolie, pour un délire des persécutions, pour un délire extatique, ou pour un délire hallucinatoire; toutes ces formes morbides ayant successivement leur justification dans l'appareil symptomatique. Toutefois, généralement son mal a les caractères du délire religieux.

5° Par sa nature, cette affection appartient-elle au rachitisme? Les affections mentales de nature rachitiques sont si peu connues encore dans l'état actuel de la science, qu'il ne nous est pas permis de nous prononcer à cet égard.

Quand on étudie attentivement Mlle R..., on est frappé d'un fait qui paraît avoir une grande importance, car il dérive de son état physiologique aussi bien que de son état pathologique. Nous voulons parler de la bizarrerie, de la singularité qu'on observe dans tous ses actes et dans toute sa manière d'être, soit physique, soit intellectuelle, soit morale. La bizarrerie est au fond de tous les éléments de sa folie comme elle est au fond de son individualité. Cette malade est une personne essentiellement bizarre. Sa physionomie, son attitude, ses goûts, ses idées, ses hallucinations mêmes, ont un cachet singulier que les détails précédents ne sauraient mettre en relief. Aussi croyons-nous que ce fait, par sa signification et par son importance, pourrait être pris en considération, dans la détermination nosologique de l'affection mentale qui afflige cette aliénée.

L'histoire pathologique de Mlle R.... n'est pas donnée ici, comme exemple du délire des sortiléges. A nos yeux, c'est incontestablement un cas d'érotisme auquel se lient des perversions et perturbations sensorielles graves, et dont le côté affectif est religieux à prédominance démoniaque; comme conséquence de cet état psycho-somatique, la croyance aux persécutions s'est produite et développée. Sous ces divers rapports, elle se rattache à notre sujet, à cause des rapprochements qu'il est possible d'établir entre les conceptions délirantes et les perturbations sensorielles de Mlle R.., et le délire des sortiléges tel que le montrent les observations publiées dans les pages qui précèdent.

Nous pensons toutefois que la forme primitive du délire de Mlle R.... est actuellement altérée par suite d'un affaiblissement assez considérable des facultés intellectuelles. L'aliénation mentale de Mlle R... est évidemment très-ancienne, elle est devenue chronique, la mémoire est notablement atteinte, et la dissociation des idées s'est réalisée manifestement.

Ce fait explique parfaitement, à nos yeux, les changements perpétuels que ce délire présente, tout en restant à peu de chose près dans le même cercle, d'ailleurs assez étendu; il explique encore le peu de cohérence qu'ont les conceptions délirantes, et le défaut général d'enchaînement régulier dans leurs manifestations orales ou écrites; il explique enfin le désaccord notable qu'on peut constater dans les pensées et dans les paroles, et surtout les contradictions saisissantes et habituelles, entre les conceptions et les actes. Cette démence, qui nous semble bien plus considérable encore qu'elle ne paraît l'être, est parvenue à une phase presque indéfiniment stationnaire, état que l'on remarque chez un grand nombre de malades, et qui, d'après nos propres observations, se trouverait plus ordinairement dans les aliénations mentales héréditaires, dans celles que l'on pourrait appeler constitutionnelles.

Néanmoins et malgré la généralisation accentuée du délire, il est possible de remonter à ce qu'il devait être à l'origine, c'est-à-dire longtemps avant l'admission de la malade à Montdevergues. Nous sommes très-porté à penser que dans ce cas d'aliénation, l'élément somatique a joué un rôle aussi important pour le moins que l'élément religieux, s'il n'a même prédominé de toute façon.

En effet, Mlle B... était douée, d'une part d'une grande exaltabilité, et élevée dans des idées religieuses rigides, excessives, peut-être mystiques, qui la poussaient sans cesse à s'exagérer la grandeur des fautes qu'elle pouvait commettre. Elle a eu, d'autre part (cette remarque nous paraît incontestable), des impulsions érotiques tenant à sa constitution organique, intenses et dépourvues de satisfaction. Plus tard, à la suite d'un accident relativement sérieux, il s'est produit dans la sphère génitale des troubles organiques considérables, et surtout dans le système nerveux local, dont la suppression menstruelle anticipée a été la cause ou l'effet, et en tout cas la preuve ; dès-lors, l'érotisme a acquis chez cette malade une importance de premier ordre.

De bonne heure, une lutte s'était établie entre les instincts, les impulsions érotiques, à ce titre essentiellement aveugles, de Mlle R..., et les sentiments de pudeur, de devoir, de scrupule, qui chez elle convergeaient tous de manière à revêtir la forme religieuse.

Ces considérations nous paraissent expliquer comment le délire a offert nettement et offre encore, quoiqu'à un moindre degré, la manifestation de ces deux tendances opposées, représentées par les génies du bien et les génies du mal. Ces deux ordres de génies sont devenus d'abord, d'un côté les démons et ses agents, de l'autre l'ange Raphaël, c'est-à-dire des êtres empruntés essentiellement au monde religieux. Il est facile de comprendre pourquoi l'esprit du mal est prépondérant : c'est que les impulsions prohibées, mauvaises, ont essentiellement dominé dès le début; c'est de là, ce nous semble, que provient la direction démoniaque, si apparente dans cette histoire.

Quant aux idées de persécutions, elles ne sont qu'une conséquence de l'existence de la lutte entre le génie du mal ordinairement prédominant, et la résistance représentée par le génie du bien.

Dans cette observation, il nous paraît donc que l'érotisme, causé probablement, en tout cas entretenu, exaspéré par un état morbide local de l'utérus ou de ses annexes, a exercé et exerce encore une influence capitale sur la forme et la marche de cette maladie mentale, la démence apportant son contingent de mobilité, de variabilité, de contradictions et d'oubli. Nous ferons, de cette remarque, les applications que doivent comporter les développements divers donnés à cette étude.

OBSERVATION XIV.

Démonopathie à possession; illusions internes variées; atteinte au sentiment de la personnalité corporelle; agitation interne.

Mme Émilie M..., née à Paris, âgée de 46 ans, est entrée à l'Asile d'aliénés de Montpellier le 6 avril 1868.

Cette malade est d'un tempérament très-nerveux et d'une constitution frêle et délicate, au point de vue de la conformation organique; elle paraît avoir néanmoins une assez grande force de résistance vitale. Excellente mère de famille, très-attentive à ses devoirs, elle aimait beaucoup son intérieur, son mari et ses enfants, et leur donnait tous ses soins. A partir de l'invasion de l'aliénation mentale, elle est devenue indifférente à tout; les affections de famille, qui étaient assez prononcées chez elle, se sont d'abord attiédies et puis totalement effacées. Son impressionnabilité était extraordinaire; son mari prétend qu'elle était en quelque sorte un baromètre vivant, annonçant à l'avance les moindres changements atmosphériques. Mme M... craignait le vent à un degré extraordinaire; quand il soufflait avec quelque force, elle était très-péniblement affectée, si elle y était exposée; il lui inspirait une crainte bizarre : elle s'imaginait que les maisons étaient sur le point de tomber; parfois même elle allait les toucher, afin de s'assurer que ces constructions n'étaient pas ébranlées par la violence du vent.

Exécutante consommée, Mme M... aimait la musique avec passion et la sentait vivement. Dès sa plus tendre jeunesse, on lui avait fait apprendre cet art, et plus tard son père, voulant qu'elle devînt très-bonne pianiste, la forçait à s'exercer pendant cinq ou six heures par jour. Aujourd'hui, lorsqu'on demande à Mme M... quelles étaient les impressions que lui faisait éprouver la musique, elle répond : «Elle m'a toujours donné sur les nerfs, plutôt que de me faire éprouver une sensation véritablement musicale ; lorsque je jouais quelque chose qui me plaisait, j'avais un tremblement au niveau du menton et dans les jambes.»

Pieuse et même un peu dévote, sans exagération toutefois, elle a dans ces derniers temps complétement délaissé l'église et abandonné toute pratique religieuse; en effet, quand l'aliénation mentale s'est déclarée avec intensité, elle a témoigné de l'éloignement pour les exercices du culte catholique, auquel elle appartient. Elle a reçu une excellente éducation : son père, homme rigide, lui en a toujours imposé, à tel point que, même très-longtemps après son mariage, lorsqu'elle le voyait, elle tremblait comme une enfant. Son caractère était gai, sans susceptibilité, mais un peu froid, même à l'égard de ses parents ; elle n'a jamais contracté d'amitiés bien vives.

Réglée depuis l'âge de 15 ans, elle a toujours eu des menstrues normales. Déjà, à cette époque, on pouvait remarquer une certaine tendance vers l'hypochondrie : elle se soignait pour le moindre petit mal. Plus tard, bien avant l'éclosion de sa maladie actuelle, son mari s'était aperçu qu'elle exagérait les moindres douleurs. A part une gastralgie qu'elle eut deux ans avant de se marier, mais qui ne laissa après elle aucun trouble dans les fonctions digestives, elle n'a jamais éprouvé d'autre maladie.

Elle habita Paris jusqu'à l'âge de 34 ans ; depuis douze ans déjà elle était unie à un riche industriel. Ce fut un mariage de convenance, d'après Mme M... « Je ne pouvais faire, nous a-t-elle dit, qu'un mariage de convenance, parce que j'ai toujours eu le cœur sec.» Pourtant elle était attachée à son mari, fut toujours satisfaite de lui, et jamais aucun nuage ne vint troubler le paisible bonheur de ce ménage. C'est M. M... qui nous a donné ces derniers détails, propres à rectifier notablement les assertions de Mme M... Il est visible que, sous l'influence de la maladie, elle exagère tout au moins considérablement la « sécheresse » naturelle de son cœur.

Elle vécut ainsi paisiblement à Paris pendant douze ans, à partir de son mariage, sans chagrins, sans maladies, sans troubles d'aucune espèce.

M. M... se retira alors des affaires et prit la résolution de fixer sa résidence dans les montagnes de la Lozère, à L... La malade s'habitua assez facilement à la vie de province; elle fut tout entière occupée de son mari, de l'éducation et de l'instruction de ses enfants, et des soins de sa maison. Ses enfants lui ont donné de la satisfaction ; cependant elle en perdit deux en bas âge; mais cette perte, quoique vivement sentie, ne bouleversa pas profondément son moral.

Nous avons vu quel était le caractère de cette malade; nous avons fait remarquer combien elle était nerveuse et impressionnable; nous avons signalé sa tendance à exagérer le plus petit mal. Avant de décrire sa maladie, son éclosion, la marche qu'elle a suivie et les modifications qu'elle a subies jusqu'à ce jour, nous devons dire un mot de l'hérédité: il n'y a jamais eu d'aliénés dans la famille; cependant il est utile de noter qu'une tante de la malade fut toute sa vie tourmentée par des névralgies de la face.

Étant jeune fille, Mme M... était sujette à l'engorgement des ganglions sous-maxillaires. Elle n'a jamais eu aucune maladie de la peau, ni avant, ni pendant son mariage, en un mot aucune affection sérieuse.

Néanmoins, pendant dix ans, elle a gardé une gastralgie intense qui a dû influer sur son caractère naturellement porté à l'hypochondre : deux heures environ après chaque repas elle souffrait horriblement; les digestions étaient lentes et très-pénibles, et quelquefois elle était prise de vomissements. C'est à cette époque que Mme M... remarqua que ses gencives, qui avaient été pendant toute sa vie très-délicates et très-rouges, étaient le siége d'une hémorrhagie, peu considérable il est vrai, mais très-fréquente. Cet état se prolongea pendant quelques mois, durant lesquels elle remarqua que ses menstrues étaient moins abondantes.

Chaque fois qu'elle devait avoir ses règles, elle était prise d'une espèce de picotement au niveau du nombril, sensation désagréable qui disparaissait dès que l'écoulement s'était établi, et qui cessa complètement quand l'aliénation mentale fut établie, comme tant d'autres sensations anormales qu'elle a éprouvées.

Elle fait remonter à cinq ans les prodromes de sa maladie; c'est alors qu'elle commença à ressentir ces douleurs bizarres qui ont déterminé de si importantes modifications dans l'état moral et dans l'état physique. C'est pendant un voyage qu'elle fit à Villefort, que ces névralgies variées, complexes, se modifiant à l'infini, disparaissant pour revenir plus intenses, etc., donnèrent pour la première fois la sensation d'une constriction singulière au cou. Elle respirait sans gêne, mais elle ne pouvait manger sans douleur, et elle n'avalait les liquides qu'avec beaucoup de difficulté; afin de parvenir à les ingérer, elle était obligée parfois de faire comme si elle se gargarisait, et alors seulement les liquides arrivaient jusqu'à l'estomac. Un médecin qu'elle consulta lui donna à choisir entre un vomitif et une application de sangsues au niveau de la région antérieure du cou; elle préféra ce dernier traitement, qui n'amena aucune amélioration. Il lui semblait toujours qu'elle allait s'asphyxier lorsqu'elle prenait des aliments.

Son état ne fit qu'empirer; elle fut prise de sensations nerveuses générales qui ne causaient pas précisément une véritable douleur, mais qui l'agaçaient au dernier degré. La malade se sent incapable de nous faire exactement comprendre à quelles sensations pénibles cet état nerveux donnait naissance; elle était sans cesse *agacée*: telle est l'expression à laquelle elle revient toujours pour nous décrire ce qu'elle éprouvait alors.

Cette constriction au *gosier* disparut comme elle était venue, au bout d'environ un mois. Le lieu qu'elle nous a désigné avec le doigt comme étant le siége de cette sensation, est la région laryngienne; mais, d'après les explications qu'elle nous a données, nous avons toute raison de penser que le mal, situé au niveau du larynx, se réalisait plus profondément et qu'il correspondait à l'œsophage.

Néanmoins, Mme M... nous assure n'avoir eu ni spasmes, ni même cet état que les femmes comprennent, qu'elles ne peuvent définir, et qu'elles appellent des vapeurs.

Elle passa six mois à L... dans un état difficile à décrire. Le traitement qu'instituèrent ses médecins consista en toniques, en ferrugineux, en bains chauds, en pilules et en potions calmantes; mais il n'amena aucune amélioratien sensible. L'appétit était nul; la malade dormait peu et dépérissait à vue d'œil, ce qui la préoccupait beaucoup, et elle disait souvent : « Voyez comme je suis devenue, je ne serai bientôt plus qu'un squelette. » Elle se rendit à Clermont-Ferrand pour s'y faire traiter, pour changer d'air, d'occupations et de distractions, et pour voir sa sœur, qui habitait cette ville. On lui fit prendre des antispasmodiques, et surtout de l'éther, qui fut donné sous toutes les formes. Elle se trouva mieux et retourna à L...; c'était au commencement du printemps de l'année 1867. « Je me sentais renaître, et je crus alors que je guérirais», nous dit-elle. Néanmoins il lui restait toujours quelque chose d'indéfinissable, des maux de tête et des idées bizarres qui commençaient déjà à germer dans son cerveau fatigué. Ce mieux relatif dura six mois.

Mais ensuite, les céphalalgies que nous venons de signaler prirent une très-grande intensité. C'était comme une sonnerie qu'elle avait dans la tête, un tic-tac perpétuel qui lui enlevait la faculté de se recueillir et de penser, et la rendait incapable de s'occuper de ce qui se passait autour d'elle. Elle éprouva alors et elle éprouve encore une sensation bizarre et qui était nouvelle : il lui semblait qu'elle parlait en dedans d'elle-même. Bientôt tout se brouilla dans sa tête, devint confus et incohérent.

La malade avait une impression de «constriction à la taille et un rongement au niveau de la région épigastrique, comme si elle avait eu là une bête à mille pattes, selon son expression, qui rampait dans les chairs ».

Lorsqu'elle était couchée, le soir, « elle éprouvait des sensations non moins curieuses : quelque chose de lourd semblait partir des pieds, et en montant envahissait tout son corps, l'étreignait, puis l'étouffait pour ainsi dire », et alors elle était prise de sueurs abondantes et restait dans une espèce de coma.

L'appétit était mauvais : il lui semblait qu'elle mangeait de la terre qui lui râclait le gosier. Néanmoins elle digérait bien, mais elle avait une constipation opiniâtre, et pendant cinq mois elle ne pouvait aller du corps qu'avec l'usage de purgatifs et de lavements répétés.

Ces céphalalgies, ces bruits dans la tête, furent plus marqués à gauche qu'à droite. D'ailleurs, toutes les sensations anormales qu'elle a eues, ont toujours été plus accentuées du côté gauche que du côté droit.

Elle maigrit davantage, et un de ses médecins, ayant attribué toutes ses sensations à des phénomènes nerveux réflexes dus à la présence du tænia, lui prescrivit du kousso ; ce médicament n'expulsa pas un seul fragment d'entozoaire.

Ces symptômes si variés se prononcèrent encore davantage, il y a huit mois. Pendant l'hiver dernier elle était devenue tellement sensible et irritable, qu'il lui semblait que le froid lui *mordait* le visage. Un soir, après son souper, elle fut prise de fortes palpitations de cœur qui correspondaient avec les battements à la tête et avec cette espèce de sonnerie que nous avons mentionnée. Ces palpitations durèrent dix minutes, puis elles recommencèrent au bout d'un quart d'heure. Dans la suite, les palpitations se reproduisirent assez souvent.

La malade alla à Paris pour faire un traitement dans la maison du Dr Dubois; mais au bout de quelques mois elle retourna à L..... dans le même état. Elle tomba bientôt dans une grande agitation. Ses idées devinrent comme incohérentes et elle était indifférente à tout. C'est alors que les conceptions démoniaques commencèrent à prendre pied très-sérieusement dans son esprit ; elle refusait de manger, pour se laisser mourir et mettre fin ainsi à cet état sans nom qu'elle ne pouvait plus endurer.

Le 6 avril 1868, elle entra à l'Asile d'aliénés de Montpellier, sur un certificat constatant qu'elle « est atteinte d'aliénation mentale à forme lypémaniaque avec agitation» . Dans cet établissement, elle se plaint de souffrances intolérables ; elle dit qu'elle ne sait plus ce qu'elle devient, qu'elle n'est plus qu'une bête.—Elle accuse des douleurs de tête, des tintements d'oreille, un bruit de sonnerie dans la tête, phénomènes qui sont perpétués et auxquels correspondent parfois des palpitations de cœur. Elle éprouve aussi une sensation très-pénible de déchirement dans les entrailles, de la chaleur, du fourmillement au creux épigastrique.

Mme M... sent que son gosier est toujours sec, et cette sensation donne lieu chez elle à un tic qui consiste à faire toute la journée de petits efforts de toux. Il lui semble, lorsqu'elle mange, que la nourriture se rend dans une fournaise qui est à la place de son estomac, et d'où rayonnent des bouffées de chaleur qui se propagent dans l'épaisseur de ses membres et dans le reste de son corps. Lorsqu'elle remue la tête, il lui semble que des pierres s'y brisent et que des craquements ont lieu dans le cou. Les douleurs dans l'abdomen et au niveau de l'épigastre sont devenues plus fortes. En même temps, un curieux changement s'est opéré : elle qui était autrefois si impressionnable, est devenue complètement indifférente à tout; elle ne pense plus à sa famille, s'émotionne très-difficilement, et ne craint plus l'eau; elle prétend que son corps est un morceau de bois. Les palpitations ont disparu, et elle affirme qu'aujourd'hui son cœur ne bat plus.

«Le démon tient mon corps, il m'étreint, il déchire mes entrailles, il est dans ma tête; je ne dois jamais mourir, mais toujours souffrir !» Voilà ce qu'elle ne cesse de répéter.

Les conceptions démoniaques sont continues et inébranlables chez cette malade : «le démon lui a pris son âme, elle est perdue sans ressources, ou mieux elle n'est plus rien, puisqu'elle n'a plus d'âme et que son corps n'est qu'un morceau de bois, qu'elle ne le sent plus, qu'elle ne sent rien en elle qui lui appartienne».

« Puisque vous souffrez, lui objections-nous, vous êtes bien quelque chose ?—Non, je ne suis plus rien, nous dit-elle; c'est le démon qui m'a enlevé mon âme et me fait souffrir précisément parce qu'il a changé mon corps en un morceau de bois ou de marbre, et que j'ai la sensation de n'être que cela. Voilà la douleur que j'éprouve.» Elle revient toujours à dire qu'elle ne s'appartient plus ni corps ni âme et qu'elle est la chose du démon.

Nous lui avons plusieurs fois demandé à quelle cause elle attribuait cet état si pénible, elle nous a toujours répété qu'elle n'en savait rien; qu'elle n'avait jamais commis aucune grande faute qui ait pu lui attirer une si horrible destinée; qu'au début elle avait cru que ce n'était qu'une maladie, mais qu'elle avait bien vu qu'il n'en était rien, puisque aucun mal ne pouvait produire tout ce qu'elle éprouvait, etc. «Je n'ai plus d'âme, c'est le démon qui me fait parler ou plutôt c'est le démon qui parle en moi.» Toutes ces convictions sont parfaitement arrêtées, inébranlables, à peine varie-t-elle dans quelques détails sans importance. Ce qui la rend malheureuse surtout, c'est l'idée qu'elle ne guérira pas.

Mme M... gémit, se lamente sans verser une larme, et pousse fréquemment de petits cris inarticulés. Sa physionomie exprime l'anxiété la plus vive, la crispation est dans tous ses traits; la peau de son visage a singulièrement bruni et paraît comme tannée. Quoique sous l'influence constante d'un sentiment qui la pousse au désespoir, elle ne profère pas de cris éclatants ni de plaintes bruyantes; elle ne s'agite pas violemment et ne se livre à aucun geste désordonné; sa tenue reste assez convenable. L'agitation de cette malade est incomparablement beaucoup plus intérieure qu'extérieure : elle ne réagit que faiblement.

Le délire que nous venons de décrire s'est produit d'assez bonne heure et très-peu de temps après la transformation des sensations pénibles déjà signalées. Il fut d'abord peu marqué, peu précis et même non permanent; mais il ne tarda guère à prendre plus de force et de continuité, et à devenir ce qu'il est. C'est immédiatement après son voyage à Paris que ce délire acquit une importance réelle et qui n'a fait que s'accroître jusqu'à présent.

Les tics nerveux sont plus nombreux : elle s'égratigne le visage, le cou, les mains; elle enlève la paille des chaises et se livre à mille autres mouvements nerveux analogues. Tous ces tics révèlent une sorte d'agacement particulier et porté à un très-haut degré, qui sont l'indice d'une violente irritation.

« Ma tête est devenue comme un pavé, dit-elle, et mon cœur un morceau de marbre. » Depuis quelque temps elle est prise de frémissements profonds; ces phénomènes sont actuellement presque continuels.

Elle ne mange presque pas, se promène en balançant le corps et en agitant sans cesse la tête; lorsqu'on ne la surveille pas de près, elle la heurte contre la muraille. Elle nous avoua qu'elle voulait mettre fin à ses jours, qu'elle n'avait pas une maladie nerveuse, mais bien « un germe infernal dans son corps, un état horrible qui ne peut cesser ».

Mme M. a cessé d'être menstruée un mois après son entrée à l'établissement. Cette suppression, que son âge explique du reste, n'a paru avoir aucune influence sérieuse sur son état.

Le délire sensoriel, affectif et intellectuel que présente Mme M... peut être considéré comme représentant dans son ensemble et dans ses détails un type de délire démoniaque par possession. Aucun des traits du tableau n'y manque, et tous ressortent avec une vigueur que l'on est rarement appelé à constater.

Plusieurs circonstances contribuent à rendre cette observation particulièrement instructive : d'abord Mme M.., a été toute sa vie d'une impressionnabilité nerveuse inouïe; en outre, douée de la faculté de se recueillir et de s'observer, elle a pu non-seulement appliquer dès le début son esprit à l'interprétation de ce qu'elle ressentait, ce qui l'a conduite au délire intellectuel ; en dernier lieu, elle peut rendre compte aujourd'hui de l'état singulièrement pénible de son système nerveux, elle peut faire connaître ses appréhensions et dépeindre l'impression bizarre, et pourtant en quelque façon logique, que lui donne l'état de souffrances physiques dans lequel elle se trouve.

C'est, en effet, par des souffrances du système nerveux nettement localisées que la maladie a débuté ; ces souffrances n'ont pas été de l'ordre des névralgies, elles appartiennent plutôt à la catégorie des sensations anormales internes. Dans ce genre, la malade a parcouru toute la gamme que peut créer le système nerveux emporté sur les ailes de l'imagination.

En les examinant de près, on voit que ces souffrances se rapportent d'abord à la contractilité, plus tard à la calorification locale, habituellement diminuée, rarement exagérée, et enfin, surtout en ces derniers temps, à l'analgésie et dans une certaine mesure à l'anesthésie partielles.

Un autre fait de conscience plus intime encore est digne d'attention dans cette histoire ; c'est celui qui se rapporte à la séparation que la malade sent comme réalisée entre son âme et son corps : son âme est emportée, a disparu ; son corps est un morceau de bois. L'observation précédente nous avait présenté la même particularité, mais moins clairement accusée que dans celle-ci. Nous ne voulons pas insister davantage sur ce genre de considérations, parce que nous aurons à interpréter ultérieurement ces faits d'une manière plus complète et dans de meilleures conditions.

OBSERVATION XV[1].

Une race contemporaine de prétendus sorciers.

Il existe à C..., au fond de la Provence, une famille où la folie, ou tout au moins l'excentricité, la bizarrerie, unies à la faiblesse intellectuelle, sont héréditaires depuis très-longtemps. Chaque génération fournit son contingent à la pathologie mentale. Cette malheureuse race est aujourd'hui divisée en deux branches; les vicissitudes de la fortune ont élevé l'une jusqu'à une honnête aisance, elles ont maintenu l'autre dans une position précaire. L'aisance de la première a pu modifier, atténuer l'intensité du mal; mais de temps en temps quelque rejeton, plus fortement marqué de l'empreinte héréditaire, vient attester l'origine commune. L'autre s'éteint aujourd'hui dans la misère; l'infirmité traditionnelle, acquérant une intensité plus grande encore chez ses derniers descendants, a fait de l'un d'eux un type d'aliéné curieux, et sans doute rare aujourd'hui.

Mais avant tout, quelques mots sont nécessaires sur les ascendants

[1] Nous devons tous les éléments de cette histoire curieuse à M. Perreymond, interne distingué de l'Asile de Montpellier.

et leurs mœurs. Cette famille, frappée pour ainsi dire d'anathème social, s'était appauvrie de jour en jour. Elle ne mariait ses membres que difficilement, et avait fini par s'allier en dernier lieu avec une famille dont l'*idiotisme* est franchement héréditaire et proclamé tel par la voix publique.

De la branche infirme, il ne restait que trois membres : deux frères et une sœur ; nous raconterons, autant que nos souvenirs nous le permettront, la vie du fils aîné, intéressante sous tous les rapports ; nous ne nous occuperons que secondairement des deux autres.

Leur père s'était marié avec une femme très-misérable, qui avait pour métier le triste office de revêtir les morts de leurs derniers habits. Cet homme vivait une partie de l'année dans une masure bâtie à quelques pas du village, au milieu d'une carrière de gypse, et fabriquait du plâtre ; ses enfants gardaient des chèvres dans la journée ou menaient une vie vagabonde ; la femme ne descendait au village que lorsque le glas lui annonçait que quelqu'un avait cessé de vivre. A un quart de lieue à peine d'une localité assez peuplée, ils vivaient ainsi isolés, concentrant et renforçant leur ignorance, ne cherchant nullement à se modifier au contact des autres. Ils étaient devenus depuis longtemps la risée en même temps que la terreur des habitants. Les enfants du pays couraient après l'*habilleuse de morts*, en lui jetant des pierres ; mais par contre, la nuit, les grandes personnes en avaient peur. Nous avons vu le père aux vêpres le dimanche : il chantait les psaumes dans un latin pittoresque et bouffon. Ces chants paraissaient s'être transmis de père en fils. Il était rare de ne pas entendre dans la plâtrière quelqu'un d'entre eux chanter le *Magnificat*, le *Te Deum* et autres chants d'église, qu'il accommodait à sa façon. Ces chants religieux, ou ayant la prétention de l'être, ne les empêchaient pas de passer pour sorciers. La mère surtout jetait des sorts, disait-on, en regardant les gens ou les bêtes d'une certaine manière.

L'aîné des enfants s'appelaient Auzile. C'est celui qui a présenté les traits les plus curieux. A l'âge de 15 ans, il se mit à prophétiser et à prédire l'avenir. Depuis on ne le nommait plus que Zili (Auzile) le *prophète*. De temps à autre, il était atteint d'accès de manie qui ne le rendaient pas dangereux, mais accroissaient ses extravagances. Alors on le voyait allant par les chemins, gesticulant, parlant haut, invoquant les prophètes et les apôtres, ou bien examinant pendant la nuit la position des étoiles et traçant des figures géométriques sur la poussière. Son observatoire était dans les ruines du château de P..., situé au-dessus du village. C'était là que les esprits forts du pays venaient passer des heures entières à le faire prophétiser, prédire le beau ou le mauvais temps, et lui faire jeter des sorts sur certaines propriétés ou certaines familles.

Un jour, il est cité comme témoin devant le tribunal de D... Là, il répond au président, qui lui demandait ses nom et prénoms : « Je suis Jacques Auzile, prophète (dans le sens de sorcier, de celui qui devine l'avenir), et je m'en flatte. » Les juges ne voulurent pas en savoir davantage, et il fut renvoyé.

Il marchait toujours avec une petite boîte en fer-blanc, renfermant des croix, des croissants, des triangles et d'autres objets en bois représentant des figures géométriques ; il était muni, en outre, d'un sac où étaient d'autres petits objets aussi en bois ; ces objets représentaient des mots dont il se servait pour tirer l'horoscope de ceux qui venaient le consulter. Il importe d'ajouter que ses horoscopes étaient toujours gratuits.

Malgré tous ces actes de superstition, Auzile observait certaines pratiques religieuses : il ne manquait jamais les offices aux grandes fêtes; il faisait même partie d'une confrérie religieuse. Au fond, il avait un caractère excellent et il était très-probe. Vers la fin de sa vie, il avait pris la manie de surveiller gratuitement les propriétés qui environnaient la maison de son père ; il déclarait sans pitié aux propriétaires les noms de ceux qui se permettaient certains vols de fruits et d'autres objets.

Il vécut ainsi jusqu'à l'âge de 55 ans environ. Atteint d'une pneumonie grave, il prédit qu'il trépasserait un vendredi à trois heures. Ce jour-là, beaucoup de gens se réunirent dans la chambre où il agonisait, persuadés qu'il mourrait à l'heure qu'il avait indiquée, et le hasard fit que sa prédiction s'accomplit.

Le frère cadet vit encore; de très-petite taille, mal fait et un peu rachitique, il a un bras paralysé, à la suite d'une attaque qu'il a eue il y a quelques années; il était sonneur de cloches avant cet accident. D'une intelligence plus que bornée, il n'a jamais pu se marier. Il avait montré dès sa jeunesse une disposition particulière pour les arts mécaniques : c'est ainsi qu'il arrangeait les montres, sans avoir jamais fait aucun apprentissage; nous avons entendu dire qu'il avait fabriqué une horloge en bois. Il est aussi lui-même un peu sorcier ; mais il se contentait de prédire le temps et le résultat des récoltes.

La sœur est une espèce d'idiote; elle est défigurée par la petite vérole et elle est goîtreuse, affection inconnue dans ce pays. Elle ramasse des pommes de pin dans la forêt, et on la rencontre la langue pendante et bavant sur elle. Elle est bègue et se fait comprendre très-difficilement.

Le père avait deux frères : l'un est mort aux *petites-maisons* d'Aix; l'autre a eu une fin tragique. C'était, à ce qu'il paraît, le plus intelligent de tous. Il avait été soldat pendant les guerres de l'Empire, et avait servi dans les grenadiers de la garde impériale jusqu'en 1815. C'était un homme exalté et très-violent. Il tua d'un coup de bêche un officier autrichien qui commandait un détachement hébergé dans le pays. Il avait menacé plusieurs fois cet officier, et il passait les journées à poursuivre les soldats et à les injurier. A la suite de quelque acte de violence, il avait était mis en prison, et depuis qu'il en était sorti, il avait résolu de se venger sur l'officier. On usa de représailles, et les étrangers le firent fusiller sans procès.

Quant à la branche plus fortunée de cette famille, quoiqu'un peu moins intéressante au point de vue médical, elle ne laisse pas d'être curieuse.

Ce sont des gens hargneux, amis de la chicane, ayant toujours des procès, se disputant sans cesse entre eux, et criant pour la moindre des choses dans leur maison. Ils se comportent de la même manière en public; ils ne peuvent parler sans crier et se quereller. Le dernier représentant de cette branche est aujourd'hui un homme de 27 ans. On l'appelle déjà le *fou*. Sa mère est morte folle, et était encore d'une famille où cette affection était héréditaire. Le fils a un goût prononcé pour la vie aventureuse. A 15 ans, à la suite d'une correction paternelle, il disparut du pays et alla en Italie, où il apprit l'état de cuisinier; il fit un voyage en Amérique, repassa en Italie ; puis il s'enrôla dans les bandes garibaldiennes, déserta, revint en France, où il fut pris comme réfractaire et envoyé dans les compagnies de discipline en Afrique. C'est un homme incapable de tenir un raisonnement suivi, et n'ayant pas le bon sens que l'on doit avoir à cet âge.

Nous venons d'indiquer le mode moral, les habitudes, les tendances, la réputation de sorcellerie, etc., des générations contemporaines de cette race singulière. Les personnes âgées assurent que les membres de cette même race avec lesquels ils ont vécu, étaient en tout semblables à ses représentants actuels; elles ajoutent qu'il en était de même de ceux qui les avaient précédés. En effet, la tradition est bien établie dans le pays, que cette famille constitue depuis un temps immémorial une race à part, dont le caractère indélébile s'est transmis jusqu'à nous, et que, de temps immémorial aussi, la réputation de sorciers leur était attribuée.

C'est à la fois une observation et une histoire que nous donnons. Ce récit explique non-seulement certains faits actuels, mais encore bon nombre d'exemples rapportés par les démonographes, et qui ont en apparence un caractère curieusement étrange.

Nous voyons ici une infirmité morale traditionnelle, que vient entretenir l'isolement volontaire dans lequel ces gens-là ont vécu de tout temps ; nous trouvons comme conséquence une transmission de mœurs, d'habitudes, de croyances qui ne pouvaient que renforcer l'infirmité originelle. Il ne faut pas perdre de vue aussi que l'infirmité morale héréditaire est étroitement unie à des défectuosités somatiques tout aussi héréditaires. La mauvaise conformation corporelle, le rachitisme, ou le goître dans un pays où il est totalement inconnu, se rencontrent sur plusieurs des membres contemporains de cette singulière famille : défectuosités somatiques, infirmité morale, se donnent ici la main et se fortifient réciproquement. Cette histoire fournit un nouvel exemple de cette étroite connexion.

La réputation de sorcellerie faisait en quelque sorte partie de leur patrimoine, sans doute à cause de l'isolement étrange dans lequel ils demeuraient, et de l'excentricité sauvage de leurs habitudes ; la réputation qu'on leur avait faite ne pouvait que du plus au moins leur persuader qu'ils étaient ou pouvaient devenir sorciers. Aussi observe-t-on que tout récemment l'un d'entre eux prend cet office tout à fait au sérieux, et qu'ayant la plus grande confiance dans son savoir, il ne laisse pas échapper une occasion d'en faire profiter ceux qui viennent le consulter.

La tradition de sorcellerie est aujourd'hui exceptionnelle, en dehors des gitanos, qui constituent une race de parias volontaires au sein des peuples les plus civilisés de l'Europe ; il n'en était pas ainsi autrefois : tous les historiens démonographes l'assurent, et Bodin en particulier donne comme une des meilleures marques auxquelles on puisse reconnaître si un individu est sorcier, le fait d'appartenir à une famille convaincue de se livrer aux sortiléges. Quel aurait été, du temps de Bodin, le sort de la pauvre et triste famille de C... ?

SECTION PREMIÈRE

DE LA CROYANCE POPULAIRE AUX SORTILÉGES.

I.

DES SUPERSTITIONS EN GÉNÉRAL.

Le problème de l'infini pèse sur nous, il accable notre esprit, il étreint notre cœur. Lettrés et ignorants, hommes du sacerdoce et gens du monde, libertins et travailleurs, riches et pauvres, esclaves et hommes libres, tous sur cette terre, aux pôles comme à l'équateur, nous portons en nous-mêmes les questions vertigineuses dont il est la source inépuisable. Nous avons conscience de sa domination irrésistible, et nous nous formons, chacun à notre manière, une idée de sa puissance incommensurable : mœurs, croyances, souvenirs, récits, viennent en foule fournir des aliments à l'imagination, et opposer à la raison des abîmes sans fond.

Et néanmoins cette puissance si haut placée au-dessus de nous, nous voudrions la voir, la toucher, la surprendre dans le secret de son œuvre, nous voudrions surtout en prendre la mesure. Mais ce qu'il ne nous a pas été donné de saisir dans sa réalité, l'imagination, cette faculté maîtresse qui nous a été départie pour orner de quelques fleurs notre existence terrestre, l'imagination, nous la montre là où nous l'appelons, telle que nous la souhaitons, et avec la parure que lui prête notre caprice. Elle crée pour chacun de nous un infini approprié à son usage, à ses goûts, à sa fantaisie, aux inclinations intimes de son cœur, aux aspirations plus au moins élevées de son esprit.

Pour les uns, l'infini sera l'Intelligence suprême, le Bien rayonnant d'une splendeur incomparable; pour d'autres, ce sera le génie du mal dans sa laideur repoussante, dans ses œuvres maudites, et parfois aussi dans sa grandeur perverse; pour d'autres encore, plus bornés dans leurs conceptions, l'infini ne sera guère plus représenté que par des esprits secondaires, intermédiaires voltigeant partout, apparaissant quand on sait les invoquer, et réalisant alors des prodiges qui, tout en faisant courir le frisson, donnent une vaine pâture à notre insatiable curiosité. Ainsi misérablement rapetissé, l'infini devient banal, usuel; il se met à la portée de tous, et on peut vivre familièrement avec lui. Aussi hante-t-il de préférence les caractères faibles, les intelligences parfois brillantes, mais souvent mal réglées, toujours incomplètes ou infirmes par quelque côté. Ce n'est déjà plus l'infini, l'infini dans sa majesté écrasante; c'est un triste ramas de superstitions que repousse la foi aussi bien que la raison.

Dans cette région, accessible aux plus bornés, les esprits étroits, ceux qui ne possèdent qu'une imagination stérile, ne sont pas moins fertiles en chimères que les plus cultivés, les plus féconds. Ils suppléent largement à leur indigence native, en puisant dans l'immense réservoir des traditions superstitieuses transmises à travers les siècles de main en main, de bouche en bouche. Ils y trouvent à foison des explications toutes prêtes qui, après avoir apaisé leur curiosité, s'emparent de leur raison, et dirigent désormais leurs pensées, leurs désirs et même leurs actes.

Dominés à jamais, ces hommes donneront la meilleure part de leur activité à la poursuite des faits qui représentent à leurs yeux le mystère avec ses secrets inviolés. Ces faits sont ceux dont l'interprétation ou mieux la causalité non-seulement est inconnue, mais encore paraît au-dessus de toute recherche scientifique ; ce sont des phénomènes qui, par leur étrangeté plus ou moins réelle, semblent se dérober totalement aux lois de la nature. L'explication, où donc la trouver? Au-dessus de la nature, disent les adeptes, dans cette région ténébreuse que l'on a successivement décorée d'une foule de noms, et que, dans ces derniers temps, on a appelée le *monde supernaturel*.

Ce monde est ondoyant comme l'imagination des croyants, il peut être conçu de bien des façons : de là, des théories sans nombre pour donner la dernière raison des événements extraordinaires grands ou petits ; et, il faut le remarquer, par une singularité de notre constitution morale, les petits accidents de chaque jour troublent davantage notre quiétude et excitent plus notre activité chercheuse que les grands bouleversements sociaux.

Ces menus accidents, conjonctures, coïncidences ou coups de la fortune, on est plus ou moins entraîné à les rapporter à une cause occulte qui, suivant le caprice régnant de l'époque, a reçu une sorte d'existence indépendante sous divers noms significatifs : Destin ou Hasard, Nymphes ou Dryades, Nains ou Géants, Génies ou Vampires, Fées ou Démons, Revenants ou Sorciers, etc.; tous esprits d'un ordre inférieur, et néanmoins puissants, dont on a successivement peuplé le sombre empire du mystère. Il faut à l'intelligence humaine, toujours altérée de conquêtes, un être idéal qui réponde à ses aspirations vers les régions invisibles, et qui explique à souhait l'incompréhensible.

Le merveilleux nous enveloppe de toutes parts, il s'impose à notre esprit ; il nous fait rêver au bonheur que nous convoitons et au malheur qui nous irrite, au passé qui nous attriste, à l'avenir dont les voiles nous offusquent, jamais au présent dont nous sommes déjà rassasiés. Quel vaste et splendide sujet de méditations pour l'historien, le philosophe, le penseur, le médecin !

Éclairé par la vive lumière que la science médicale répand sur tant de questions obscures, nous voudrions parcourir et contempler dans son ensemble cet immense chaos de superstitions étranges ; nous voudrions faire la part des réalités qu'un fard trompeur dérobe à la vue ; nous voudrions enfin savoir de quelle écume a jailli l'idée-mère de ces vaines croyances, montrer quelle forme elle a d'abord revêtue, quels enfants elle a créés, et comment sa fantastique lignée s'est perpétuée de génération en génération, s'est transformée d'âge en âge, tout en restant au fond identique à elle-même ; les vêtements variés dont on l'a successivement affublée n'ont guère été qu'un déguisement insuffisant pour tromper un observateur pénétrant.

Cette œuvre attrayante, déjà entreprise par des hommes supérieurs, n'a pas été encore accomplie au point de vue médical et avec les secours précieux que prête le riche concours des connaissances modernes. Fortifié et éclairé par la contemplation constante et approfondie de l'homme sain et de l'homme malade, un médecin de génie serait seul à la hauteur de cette tâche ardue ; lui seul pourrait, au sein d'une connexion en apparence inextricable, distinguer et apprécier les influences si inégales dans leur énergie et si diverses d'origine qui convergent vers un résultat final : civilisation, croyances religieuses, société, famille, influences somatiques et morales agissant au milieu des conditions si variées de climats, de localités, de traditions, de constitution individuelle, d'éducation, d'habitudes, de manière de vivre, d'abus, d'hérédité, de sexe, d'âge, etc. Conçu de cette façon, le sujet prendrait une ampleur inattendue, et ses applications à la société et à l'individu acquerraient une importance qu'il est impossible de méconnaître. Cette tâche si large et si difficile ne nous est certes pas réservée ; nos prétentions s'arrêtent en quelque sorte à l'une des dépendances de l'édifice. Notre projet se borne, en effet, ainsi que l'indique déjà le titre de cette étude, à examiner la croyance aux sortiléges telle qu'elle subsiste encore aujourd'hui dans notre région méditerranéenne particulièrement, et à la considérer dans ses rapports avec les facultés intellectuelles de l'homme sain et en état de délire.

Deux tendances opposées existent en nous : la propension au bien, l'impulsion au mal. Ces deux tendances, ne pouvant avoir à la fois satisfaction, sont en opposition perpétuelle; elles se combattent sans trêve ni fin. L'une, l'impulsion au mal, répond à des instincts secrets, elle est douée de toute la fougue qu'ont les impulsions aveugles; l'autre, plus pure, plus élevée dans ses aspirations et dans son but, la propension vers le bien, a surtout l'énergie de la résistance, plus rarement la force active.

La lutte est constante; tantôt le bien ne remporte que des triomphes, et peu à peu, par l'effet de ses victoires successives, les impulsions mauvaises perdent de leur puissance, elles sommeillent de plus en plus, s'effacent presque, et l'homme parvient à marcher d'un pas ferme, sans obstacles, sans tergiversations, sans graves défaillances, dans la voie de l'honneur, de la dignité et du devoir. Tantôt, au contraire, après quelques luttes entre les deux tendances innées, l'impulsion au mal acquiert une influence toujours croissante, et la route fatale est parcourue jusqu'au bout. D'autres fois, et c'est le cas le plus fréquent peut-être, il n'y a jamais de succès décisif, la vie s'écoule mêlée de bien et de mal, la balance penchant tour à tour d'un côté et de l'autre.

Cette opposition, dont tout homme a conscience, se traduit dans le monde de la superstition, le seul dont nous ayons à nous occuper, par la conception d'êtres spirituels chargés, chacun dans la région que l'imagination leur attribue, de présider, soit à l'accomplissement du bien, soit à la perpétration du mal. Les deux tendances se trouvent ainsi personnifiées, non dans le monde de la réalité, dans le monde palpable, mais dans la sphère supernaturelle, invisible, intangible.

Les superstitions, quelles que soient leur ancienneté et leur origine, se divisent donc en deux grandes classes. Dans l'une, les esprits supérieurs que l'on prétend invoquer sont des génies naturellement portés au bien, qui ne font jamais du mal par plaisir, mais seulement, et dans des cas exceptionnels, par une sorte de sentiment de justice et en quelque façon à titre de châtiment mérité; ils ont leur libre arbitre, et ils savent rester passifs ou même réagir, quand la cause à laquelle on les invite à prêter assistance est indigne de leur appui. Les fées, bien qu'on ait admis ultérieurement et par corruption des fées malfaisantes, les fées représentent surtout les esprits bons, secourables, compatissants, accourant presque toujours à propos, la main pleine d'obligeantes merveilles. Certains génies qu'ont rendus célèbres les contes persans des *Mille et une nuits*, appartiennent encore à la classe des êtres essentiellement bienveillants. Malheureusement, il faut le reconnaître, le nombre de ces esprits bons et doux est limité, et le rôle que leur attribuent les récits fantastiques n'est ni fréquent ni considérable.

Trop souvent, même dans la région des chimères, la scène est exclusivement occupée par les esprits méchants: lamies, larves, goules, vampires, etc., se heurtent ou se succèdent dans les annales de la fantaisie humaine. Tous ces êtres ont une destinée tracée par la fatalité; la perversité malfaisante, offensive, fait partie de leur nature, ou mieux la constitue en entier; ils puisent là précisément la raison de l'existence qu'on leur prête ou qu'on leur a prêtée.

En tête des esprits mauvais se trouvent, depuis des siècles, les démons, que l'imagination s'est complu parfois à entourer d'une sombre auréole, malgré la réprobation universelle dont ils n'ont pas cessé d'être frappés.

Dans cette étude, il sera souvent question des démons tels que l'imagination superstitieuse les a conçus en personne, en influence, en actes. Néanmoins la croyance religieuse aux démons et aux tentations qu'ils font subir à l'âme chrétienne, n'est nullement en cause dans ce travail. Dans une œuvre médicale du genre de celle-ci et telle que nous l'avons comprise, il n'y a rien contre ni au-dessus des croyances religieuses; il ne s'y trouve que des considérations dont les éléments sont puisés en dehors de la sphère religieuse, et qui n'ont par conséquent aucun point de contact avec elle.

Les exemples dans lesquels ces deux tendances s'affirment par des créations auxquelles l'esprit se plaît à donner une existence réelle, ne sont pas rares assurément, et nous pourrions en emprunter à des sources bien diverses; nous pensons toutefois qu'il nous suffira de rappeler quelques-uns des principaux faits contenus dans une des observations que nous avons publiées en tête de cette étude [1].

Le sujet de cette histoire médicale, Mlle R..., croit être sous l'influence constante de deux génies : le génie du bien qui la protége, et le génie du mal qui la rend cruellement malheureuse. Un prêtre, un interne, un employé de l'Asile, l'évêque de Nimes, les jésuites, etc., sont tour à tour « les suppôts de Satan qui, esclaves obéissants de leur abominable maître, s'industrient de mille et mille façons pour lui infliger les souffrances les plus inouïes ». Son bon ange, qu'elle personnifie également, est tantôt Dieu lui-même, tantôt l'Empereur ou l'Impératrice, tantôt enfin une autre personne.

Les deux tendances qui, successivement ou à la fois, viennent s'imposer irrésistiblement à l'esprit de Mlle R...., ont acquis une personnification réelle, si bien que cette malade se sent constamment entraînée dans des directions absolument opposées par les pouvoirs supérieurs qui font peser sur elle tour à tour ou en même temps leurs volontés discordantes.

C'est sans doute le délire qui parle et agit ici; mais la

[1] Obs. XIII, pag. 137.

distinction qui existe naturellement entre les deux tendances opposées n'est que plus formellement établie, l'irrésistibilité n'est que plus hautement accusée. Délirants ou sains, tous les esprits sentent ces impulsions contraires; tous du plus au moins, à certains moments de leur vie, dans les grandes crises principalement, sont portés non-seulement à leur prêter une existence réelle, mais encore à leur attribuer une influence directe, immédiate, dominatrice, divergente, sur les actes et même sur les pensées.

Nous voyons, comme dans la vie commune, le sujet de cette histoire, bien plus souvent et bien plus tyranniquement persécuté par la mauvaise tendance, le génie du mal, que secouru et fortifié par l'impulsion louable, ou le génie du bien.

Pour compléter cette rapide revue des esprits bienfaisants et des esprits essentiellement méchants, il nous resterait à mentionner ceux auxquels on a prêté un caractère espiègle, taquin, malicieux : les lutins, les farfadets, etc. Les esprits auxquels les tables tournantes ont donné le jour, les *esprits frappeurs*, que le spiritisme est venu agrandir et perfectionner, se rapprochaient, à leur origine, des capricieux lutins.

Si nous voulions faire un examen complet, nous aurions encore à dénombrer les esprits dont l'unique ou du moins la principale mission est de dévoiler l'avenir, et de diriger les actions des hommes particulièrement dans les circonstances difficiles de la vie. Les oracles, et de nos jours l'inspiration mesmérienne, magnétique, spiritiste, se rattachent à cette classe d'idées. Les principes sur lesquels étaient fondées les pratiques des augures, des aruspices, quoique plus matérialistes, ont de grands rapports avec les superstitions de ce genre. Mais notre cadre ne comporte pas les développements qu'exigerait une pareille étude. Le sujet principal de ce travail, la sorcellerie, doit avoir maintenant toute notre attention.

II.

DE LA SORCELLERIE.

§ I. De la croyance aux sortiléges.

Le mot *sorcellerie* a pour racine, chacun le sait, le substantif *sort*. Le sens primitif de cette dernière expression ne s'est pas conservé intégralement, il a subi des modifications successives et considérables. Primitivement ce terme s'appliquait à une opération dans laquelle on croyait que le hasard intervenait, et qui avait pour but de procurer un gain par l'inspection de nombres amenés fortuitement. C'était donc spécialement un terme de jeu. Bientôt on fit servir cette opération à déterminer le parti que l'on devait prendre pour mettre fin aux hésitations, aux perplexités individuelles. A force de prêter une existence au hasard et de lui accorder par suite une puissance réelle, on finit par élever ce qui n'était d'abord qu'un jeu au rang d'institution publique. Dans certaines circonstances importantes on invoquait solennellement les décisions du hasard. Quand, à la suite de quelque grave insubordination d'une légion chez les Romains, par exemple, le général jugeait nécessaire de décimer telle ou telle centurie, il faisait procéder en grande pompe au choix des victimes par un tirage au sort; le dieu Hasard semblait ne désigner que ceux qui méritaient le dernier supplice.

N'a-t-on pas conservé jusqu'à aujourd'hui cette pratique pour la formation de nos armées, sans y attacher généralement l'idée superstitieuse qui guidait les anciens dans les graves conjonctures? Cependant, à notre époque, on voit des individus, même des familles, accompagner le *tirage au sort* de pratiques bizarres qui rappellent les croyances d'un passé lointain.

Ne sait-on pas d'ailleurs combien les joueurs, même parmi les plus éclairés, sont restés superstitieux, et combien ils croient à une sorte d'ensorcellement particulier s'appliquant aux chances du gain? L'influence néfaste attachée à la présence de telle ou telle personne suspecte, est bien connue de tous ceux qui ont observé à l'œuvre des joueurs passionnés.

Dans le monde ancien, on entoura l'emploi des dés et de certains autres instruments numériques, de pratiques de plus en plus superstitieuses, de plus en plus magiques. On augmenta le nombre de ces pratiques, on agrandit leur portée, on étendit le cercle du pouvoir mystérieux dont on avait imaginé l'intervention, et on arriva ainsi à la *sorcellerie.* Néanmoins, dans les idées des anciens à ce sujet, on voyait constamment flotter quelque chose de vague, d'indéterminé.

La foi nouvelle, malgré sa pureté, ne put parvenir à détruire la croyance aux sortiléges; celle-ci persista et parut même acquérir de nouvelles forces. Le principe sur lequel reposait la sorcellerie dans les temps antérieurs fut déplacé, et la croyance subit une transformation. Le pouvoir occulte malfaisant cessa d'être mobile et incertain quant à sa nature ; il devint précis et affirmatif dès qu'il fut fâcheusement assimilé au démon.

La théorie se compléta par l'adjonction d'individus parfaitement réels, les *sorciers*. Après avoir fait un pacte abominable avec le diable, les sorciers ont en quelque sorte le droit de forcer le génie du mal à intervenir chaque fois que leurs inspirations méchantes ou leur intérêt les y portent ; la sorcellerie est donc l'œuvre qui appartient essentiellement au sorcier. Ce système est complet, parfaitement enchaîné; on comprend dès-lors la résistance qu'il a opposée et oppose encore aujourd'hui, mais dans une moindre mesure, aux progrès de la civilisation moderne.

Parallèlement à la sorcellerie, même conçue de cette façon, de vieilles traditions ont subsisté jusqu'à ces derniers temps : la *magie*, l'*astrologie*, la *chiromancie*, l'*oneirocratie ;* nous allions ajouter la *crânioscopie*, mais nous laissons de côté l'art d'examiner le crâne afin de découvrir l'avenir d'un individu déterminé, les tendances fatales de cet homme étant révélées par l'inspection de l'enveloppe osseuse de l'encéphale. Ce système a déjà fait trop de bruit, et nous passons.

L'astrologie et la chiromancie, quoique accompagnées de pratiques superstitieuses, ont prétendu avoir pour bases des principes scientifiques d'un ordre tout particulier et que les adeptes ne pouvaient parvenir à connaître qu'au prix d'études longues et incessantes. Malgré ces pompeuses affirmations, on peut dire que de la science, même de la science du moyen-âge, elles n'avaient que la forme ; toutes leurs recherches et leurs résultats étaient vains quand ils n'étaient pas inventés par la supercherie, ce qui arrivait le plus souvent.

La *magie*, il faut le reconnaître, avait à son origine un but plus élevé et des moyens plus sérieux. C'était une science telle que la comportait l'état des connaissances humaines à ces époques reculées ; c'était, suivant la définition de Bodin, « la science des choses divines et naturelles[1] ». Mais, à force d'oublier son point de départ, elle finit par subir des déviations telles qu'elle vint se placer à côté de la sorcellerie; d'où le mauvais renom de ceux qui pratiquaient cet art, les *magiciens*.

La foi dans les opérations magiques a presque atteint notre époque, elle florissait encore du temps de Richelieu. Cet esprit supérieur n'a pas dédaigné de s'en occuper ; alors qu'il n'était encore qu'évêque de Luçon, en 1626, il s'attachait à établir la distinction, d'ailleurs ingénieuse, qui lui paraissait exister entre ces deux arts : «La magie, a-t-il dit, est un art de produire des effets par la puissance du diable ; la sorcellerie, ou maléficerie, est un art de nuire aux hommes par la puissance du diable. Il y a cette différence entre la magie et la sorcellerie, que la magie a pour fin principale l'ostentation et la sorcellerie la nuisance. »

Lors du fameux procès des possédées de Loudun, il est à tout instant question des magiciens ; dans cette affaire, ils étaient à peu près assimilés aux sorciers véritables. Cette identification était dans le courant de l'esprit humain, et elle n'est pas encore complètement effacée. Dans une des observations que nous publions[2], nous voyons le malade

[1] *De la démonomanie des sorciers*, par I. Bodin, Angevin. Paris, chez Jacques du Puys, M.D.LXXX, pag. 51.

[2] Voy. obs. I (Ferdinand A...), pag. 55.

mettre sur le compte des *magiciens* ce que la plupart des autres aliénés affectés du délire des sortiléges attribuent aux sorciers. L'idée est la même, quoique la qualification diffère; dans tous ces cas, en effet, les sortiléges sont en jeu. Déjà Bodin avait donné au mot sorcier un sens très-large, puisqu'il appliquait ce nom à «celui qui par moyens diaboliques sciemment s'efforce d'arriver à quelque chose[1]».

La croyance dérive, nous l'avons déjà indiqué, d'une aspiration vers l'infini, élevée et pure dans son origine, mais singulièrement empreinte, dans sa réalisation, de la faiblesse de l'humaine nature et de l'infirmité native ou acquise d'un certain nombre d'individus. Mais cette aspiration ne suffirait pas pour donner un corps à la croyance, pour la réduire en système et lui communiquer ainsi une existence durable. Pour produire ces derniers résultats, c'est-à-dire pour arriver à l'affirmation convaincue, il faut, dans une certaine mesure, l'intervention du raisonnement. L'explication suppose, en effet, un enchaînement d'idées, un raisonnement quelconque bon ou mauvais, et justement la croyance à la sorcellerie est composée d'une série d'explications plus ou moins coordonnées dont l'esprit complaisant se paie sans y regarder de trop près. Presque toujours, quand ceux qui ont foi aux sortiléges et aux superstitions en général invoquent un fait comme confirmation de leur croyance, ils se servent à leur insu d'un véritable sophisme. Là où ils voient un enchaînement de causalité, il n'existe qu'une simple relation de temps : *Cum hoc ergò propter hoc;* ou bien : *Post hoc ergò propter hoc.* Tout se réduit à cela dans l'immense majorité des cas; pour les cas qui n'entrent

[1] *De la démonomanie des sorciers*, pag. 1.

pas dans ce cadre, il reste encore une ample provision de sophismes de la même force.

Qu'un événement d'ailleurs naturel vienne à se produire avec éclat et d'une façon soudaine, inattendue, les esprits seront frappés d'étonnement, et ils chercheront une explication, non parmi les interprétations habituelles, qui ne paraissent pas alors suffisantes, mais au-dessus, dans le monde du *merveilleux*.

De ces événements, les uns sont publics : ce sont des bouleversements qui parfois ébranlent la société jusque dans ses fondements, renversent en quelques instants les fortunes les mieux assurées, brisent les liens de famille, et atteignent même les individus dans leur existence.

Ces cataclysmes sociaux, peut-être à cause de leur grandeur, ne font pas songer aux agents, relativement mesquins, que la sorcellerie met en jeu. Dans ces graves conjonctures, ceux qui peuvent penser jettent leurs regards plus haut, ou cherchent à déterminer la part qui doit être faite aux entraînements de l'humanité et aux passions des individus, afin de se rendre compte de la violence et de la direction de l'ouragan social. — Les esprits qui ne sont pas aptes à saisir l'enchaînement des causes sont simplement opprimés, attérés ; ils attendent sans méditations la fin de la tempête, et emploient tout ce que leur intelligence a pu conserver de force à tenter de se mettre à l'abri de ses coups. — Ceux qui sont entraînés eux-mêmes dans le mouvement, et y participent, sont tout entiers à l'action du moment : aucun d'eux ne songe alors aux sortiléges.

Les accidents et les malheurs privés entrent plus facilement dans la sphère de la sorcellerie. Parmi les accidents ou les malheurs particuliers, ceux dont l'explication paraît impossible à trouver, sont aisément considérés comme l'effet des sortiléges par les esprits enclins à ce genre de spéculations. Que, par exemple, un enfant jusque-là bien portant devienne soudainement malade, sans qu'on puisse remonter à l'origine du mal ; que l'affection morbide ait une marche capricieuse, qu'elle soit tenace malgré les soins les mieux entendus, les gens imbus de superstitions s'imagineront aussitôt que tout cela est le résultat de maléfices ; ils y croiront d'autant plus facilement que l'enfant est hors d'état de donner le moindre renseignement, et que par suite une bien plus grande incertitude règne communément sur le point de départ, le siége et la nature du mal qui le ronge. Les maladies qui, dans les campagnes, viennent enlever obstinément et successivement les animaux dans la même habitation, les épizooties, les désastres ruraux, sont propres également à faire naître et à propager les explications superstitieuses du genre de celles qui nous occupent.—Les petits accidents quotidiens, les contrariétés sans cesse renouvelées, qui excitent l'impatience par leur persistance, et dont néanmoins on ne peut saisir l'origine, appartiennent à la même classe de faits.

Voilà donc un ensemble d'événements qui jouent d'abord le rôle d'influences provocatrices à l'égard de la manifestation de la croyance aux sortiléges, et qui viennent ensuite lui apporter une confirmation que l'on s'imagine être irrécusable.

Il est une autre catégorie de faits qui, bien que se rapprochant de ceux que nous venons de mentionner, ont des caractères tellement spéciaux qu'ils doivent être placés dans un groupe à part. Nous voulons parler des maladies en apparence singulières, bizarres, réellement extraordinaires, dont l'homme peut être atteint.

Le système nerveux joue, comme on le sait, le rôle principal dans la production, la constitution phénoménale et l'évolution de ces affections morbides. Elles sont étranges, parce qu'il nous est donné rarement, même à nous médecins, l'occasion de les observer, et que, dans les circonstances peu fréquentes où elles se manifestent, elles affectent chaque fois des allures toutes particulières. Les symptômes en paraissent incohérents, en contradiction perpétuelle avec eux-mêmes et avec ce que nous savons de physiologie et de pathologie communes; ils acquièrent par secousses, par soubresauts, une intensité qui surprend; enfin, ils cessent avec une brusquerie non moins étonnante, sans laisser des traces en rapport avec leur violence. Des perturbations intellectuelles et affectives dues à une surexcitation spéciale et non moins extraordinaire, les accompagnent le plus souvent et viennent compléter un tableau déjà bien singulier. Tels sont les cas parfois si curieux de sommeil ou d'abstinence prolongés sans participation de la volonté, les cas de somnambulisme, la catalepsie, les manifestations parfois si excentriques, qu'on nous passe l'expression, de l'hystérie et des maladies hystériformes, certaines exaltations, l'extase morbide, etc.

Tous ces faits sont réels, il faut le reconnaître, quoique très-exagérés, embellis et dénaturés. L'observation attentive et positive de la science moderne les dépouille de plus en plus de leur apparence fantasmagorique, soit en ramenant les récits à la stricte vérité sous la pression d'une observation minutieuse et sagace, soit encore en découvrant les supercheries qui contribuent si fréquemment à rendre la scène plus étrange. Néanmoins il se produit, dans ces cas, des phénomènes dont les caractères sont si insolites que les esprits portés à la superstition ou déjà dominés par la croyance au merveilleux, ne manquent pas de les mettre à profit pour la plus grande gloire de leurs convictions favorites. Ces faits ne sont pas rigoureusement inexplicables, mais plus ou moins inexpliqués dans l'état actuel de la science, et cela suffit pour pousser une population enthousiaste et imbue de préjugés dans les voies du supernaturalisme démoniaque.

Dans le groupe que nous venons d'indiquer, chaque fait, quelque surprenant qu'il soit, ne reste pas tel qu'il a été réalisé ; l'imagination, saisie d'étonnement dans le premier instant, ne tarde pas à s'enflammer ; elle colore de sa brillante palette l'événement, et lui prête une forme étrange. Cette transformation s'opère d'autant mieux, d'autant plus vite que la description du fait, en se propageant de bouche en bouche, reçoit à chaque transmission quelque nouvel embellissement. Devenu ainsi fantastique, l'événement ne semble pouvoir être expliqué logiquement que par l'intervention d'un agent tout aussi fantastique qu'il paraît l'être lui-même. De là à l'admission d'un sortilége et à l'influence plus ou moins directe du démon en personne, il n'y a qu'un pas, et ce pas ne peut qu'être aisément franchi, quand les esprits sont préparés depuis longtemps à accueillir avec faveur toute spéculation qui revêt un caractère merveilleux.

La croyance aux sortiléges provient encore d'autres sources. L'ingestion ou l'inhalation de certaines substances douées d'une action énergique sur le système nerveux, produisent des effets véritablement étranges, surtout pour ceux qui ne sont pas habitués à les observer. Ces effets ne manquent pas de servir à la fois de point de départ et de preuves aux théories superstitieuses. Il est à peine utile de rappeler à cette occasion l'action profonde qu'exercent plusieurs narcotiques : stramoine, jusquiame, mandragore, opium, etc., et surtout l'influence singulière du hachisch. Tout le monde a entendu parler du Vieux de la Montagne et de ses séïdes, les *assassins* qui en Terre Sainte jetaient l'effroi même au cœur des plus vaillants croisés ; on n'ignore pas non plus l'usage que font encore les Orientaux de cette substance énergique, afin de vivre pendant quelques heures dans le monde de la fantaisie.

Certaines vapeurs plus ou moins enivrantes ont pu produire les mêmes résultats ; les historiens assurent que les Pythonisses devaient leur exaltation, que l'on considérait comme prophétique, à l'influence de vapeurs de ce genre auxquelles les prêtres payens les soumettaient à propos.

Dans les temps relativement modernes, n'a-t-on pas attribué à une substance avec laquelle la classe populaire s'est trop familiarisée, l'alcool, des effets que l'on tenait pour prodigieux, ainsi qu'en témoigne le nom qui lui fut donné à l'époque même de sa découverte, *eau-de-vie*, expression qui est encore demeurée debout? Aussitôt que les Européens eurent fait connaître cette boisson aux peuplades sauvages de l'Amérique, celles-ci exprimèrent leur surprise et indiquèrent l'effet de son ingestion en la qualifiant *d'eau-de-feu*.

Déjà, même aux yeux des gens superstitieux, les phénomènes obtenus par les agents que nous venons de mentionner, quoique étranges, singuliers, parfois effrayants, se rapprochent des effets manifestement naturels. Il est résulté de là, qu'à l'occasion de cet ordre de faits on a cru inutile le plus souvent de remonter jusqu'aux démons. On s'est contenté, en conséquence, d'imaginer toute une classe de causes tenant à la fois au monde de la nature et au monde supernaturel, les *causes occultes,* et on leur a rapporté les résultats dont on ne pouvait avoir la clé. On s'est laissé aller, il est vrai, jusqu'à idéaliser, ou mieux *spiritualiser* les *causes cachées,* tout en paraissant les soumettre plus ou moins au creuset alors peu sûr de la science.

Les ouvrages du fameux Fernel lui-même portent de nombreuses traces de l'influence, encore persistante en ce temps et sur un pareil homme, de la foi aveugle en ces agents. Leur vertu particulière, inexplicable, ou tout au moins inexpliquée, mystérieuse même dans une certaine mesure, on l'appelait *occulte*, car alors cette expression signifiait tout cela. Néanmoins la soustraction de ces faits au monde naturel n'était pas complète même en plein moyen âge, et cette soustraction s'est atténuée au fur et à mesure du progrès des connaissances humaines, si bien qu'il n'en subsiste plus guère de trace que chez certains esprits toujours fascinés par le mystère.

Nous arrivons maintenant à une classe de faits qui, aux yeux même des adeptes, subissent davantage le joug des lois de la nature. Le vulgaire se fait parfois de la science et du pouvoir des savants une idée singulièrement exagérée et en même temps curieusement travestie. Les inventions modernes, que l'on pourrait presque qualifier de merveilleuses, l'ont frappé d'une admiration mêlée d'étonnement : les machines à vapeur, le télégraphe électrique et bien d'autres appareils dont il ne peut saisir le mécanisme, provoquent cette impression à la fois juste et erronée.

Les ignorants ne s'arrêtent pas à mi-chemin ; ils sont donc portés à s'imaginer que les savants ont à leur disposition des appareils encore plus extraordinaires. Qu'une circonstance exceptionnelle vienne à se présenter, ou qu'un certain délire se produise par suite de quelque maladie, le soupçon sera aussitôt transformé en certitude. Le vulgaire sera dès-lors convaincu que la science possède des secrets transmis mystérieusement de main en main, et que ces secrets peuvent servir à guérir des maladies, à fabriquer des machines véritablement merveilleuses et à susciter des prodiges.

De ces conceptions et d'autres analogues naît la croyance à une classe de sortiléges que l'on pourrait appeler scientifiques. La confiance que beaucoup de gens, même parmi les plus cultivés, accordent à divers charlatans et imposteurs, n'a guère d'autre origine. Dans tous ces cas, le point de départ est scientifique, il est vrai, mais singulièrement altéré par le goût du merveilleux, et les effets produits sont fantastiquement défigurés et agrandis.

En résumé, la croyance aux prodiges superstitieux et notamment aux sortiléges, puise son origine dans quatre groupes principaux de faits : événements surprenants, phénomènes somatiques spontanés et prodigieux en apparence, effets singuliers et étonnants de certaines substances, merveilles de la science. Comme nous l'avons fait remarquer, il existe dans ces divers groupes, ainsi rangés, une gradation telle que les premiers appartiennent totalement, quant à l'explication dont ils sont le prétexte, au domaine de la fantaisie supernaturelle, et que les derniers ne sont guère que des faits scientifiques vus à travers un verre grossissant et difforme, et interprétés par l'imagination au service de l'erreur. Sur tout cet ensemble plane plus ou moins, suivant les préjugés individuels ou les opinions communes dominatrices, la croyance à l'influence et même à l'action prépondérante de certaines puissances spirituelles, malfaisantes de leur nature et appartenant à un monde supérieur, au monde supernaturel.

Cette étude est essentiellement consacrée aux sortiléges en général, et plus particulièrement à ceux qui, dans la pensée des croyants, nécessitent l'intervention des esprits dont nous venons de parler, esprits que dans le monde nouveau on a appelés démons. Comment est conçue par les adeptes la réalisation de cette intervention? Nous avons actuellement à le rechercher.

§ II. Des Sorciers.

Deux voies sont ouvertes : dans l'une on trouve le démon agissant directement et sans invocation préalable sur les choses, sur les animaux, sur l'homme lui-même, et procédant par conséquent en vertu de sa propre impulsion au mal ; dans l'autre voie, on rencontre un être de plus, le *sorcier*. Le sorcier est un homme qui s'est fait sous certains rapports une existence à part. Il est entré en relations avec le démon en lui livrant son âme ; un pacte est ainsi conclu, dans lequel il trouve d'immenses avantages matériels, au prix de sa perdition spirituelle. L'homme qui a contracté une pareille convention fait une affaire qui intéresse surtout sa propre personne, il n'est ensuite sorcier que par fantaisie. Telle était l'opinion que l'on avait autrefois, aux époques où les conceptions démoniaques avaient un puissant empire sur le commun des hommes.

Cette manière de comprendre l'origine des relations établies entre le sorcier et le démon, s'est modifiée plus tard;

elle a perdu de sa précision. Actuellement, les personnes imbues de ce genre de superstitions sont convaincues que des rapports se sont établis, mais elles ne recherchent guère à l'aide de quels moyens le sorcier est devenu ce qu'il est ; elles supposent que certaines pratiques secrètes et réprouvées, auxquelles il s'est livré, ont amené ce résultat ; généralement on ne va pas aujourd'hui jusqu'à croire qu'un véritable pacte s'est conclu, et que l'âme du sorcier est perdue sans rémission possible. Il existe, du reste, sur ce point beaucoup de vague dans la pensée des croyants. Voilà comment l'imagination inspirée par la superstition comprend actuellement l'origine du pouvoir départi à son agent par l'esprit du mal.

Il est inutile de dire que la réalité ne répond nullement à ces conceptions singulières, car, au fond, on ne peut reconnaître que deux classes de prétendus sorciers. D'une part, il y a des individus qui ont été affublés du titre de sorciers malgré eux, souvent à leur grand déplaisir, parfois à leur insu ; c'est le public ignorant qui les fait ce qu'on prétend qu'ils sont ; ce sont les plus nombreux assurément. A côté d'eux se trouvent ceux qui, après avoir reçu cette qualification volontairement ou en dehors de leur participation, l'acceptent avec empressement et ne manquent pas de l'affirmer à chaque occasion favorable. Les motifs qui les portent à donner leur assentiment à l'opinion d'un certain public ou même à la fortifier, ne sont pas les mêmes pour tous. Un sentiment d'orgueil, de vanité, d'ostentation, le désir de se faire craindre et respecter, un sentiment de méchanceté naturelle, guident les uns ; la spéculation toute pure est le grand mobile des autres ; ces derniers sont les sorciers médicastres, les sorciers charlatans. Comme ils ne sont susceptibles d'aucune étude scientifique, nous les laisserons de côté.

Quelle que soit la catégorie à laquelle ils appartiennent, les sorciers jouent le rôle d'intermédiaires ou plutôt de mandataires du démon, dont ils ont su s'attirer les bonnes grâces. Dans certaines circonstances, par la vertu de pratiques secrètes et de l'invocation, ils peuvent forcer le démon lui-même à apparaître et à exécuter ponctuellement leurs ordres.

Ce sont donc les personnes qui ont foi aux sortiléges qui créent elles-mêmes de toutes pièces les sorciers; elles affublent de cette qualification tel ou tel individu, et, une fois donné dans une localité, ce fâcheux renom ne s'efface plus. Mais quels indices dictent ces singulières désignations?

Les signes révélateurs sont empruntés à deux sources distinctes : les caractères physiques et moraux de l'individu suspect, et les événements ou accidents auxquels il se trouve mêlé plus ou moins fortuitement.

L'apparence fait tout ou presque tout pour faire naître et fortifier dans les masses les convictions de ce genre. Que dans un village, par exemple, un individu ait une physionomie accentuée dans le sens d'une laideur froide, sombre et repoussante ; que son extérieur et ses allures répondent à sa physionomie; que sa mise soit négligée et mieux encore sordide ; qu'il soit peu communicatif et même méfiant; que dans ses démarches il affecte un air mystérieux ; que ses habitudes aient en quelque façon un cachet particulier et qui le distingue de la foule ; qu'il ait des tics et des manies inexplicables ; qu'il soit un peu sauvage et qu'il montre une certaine singularité dans des actes dont le vulgaire ne pourra pénétrer le motif, et bientôt, dans un pays où la croyance est généralement répandue, il deviendra plus ou moins suspect, il sera plus ou moins fortement soupçonné d'être en communication avec le démon et de perpétrer en silence des actions réprouvées. Pour qu'un individu déjà mal noté à cause de ces particularités personnelles soit définitivement intronisé sorcier, il suffit de l'intervention d'un accident même minime, qui achève aisément l'œuvre si bien ébauchée.

C'est là, en effet, que les coïncidences bizarres d'événements font sentir toute leur influence sur l'opinion superstitieuse du vulgaire. Qu'une relation quelconque de temps, de lieu, ou même d'actes, vienne à se produire fortuitement entre l'individu suspect et l'événement étrange ou soudain dont l'explication échappe à la sagacité banale, aussitôt l'opinion du vulgaire acquerra une détermination précise. L'événement est extraordinaire, étonnant; son mode de réalisation incompréhensible: il doit y avoir là de la sorcellerie! s'écrie-t-on; l'individu suspect s'y est trouvé mêlé par sa venue, sa présence ou sa retraite, il n'y est pas étranger assurément, c'est à lui qu'est dû le sortilége funeste ou fâcheux: il est donc sorcier! affirme-t-on comme conclusion irréfutable.

Ces faits et ces conjectures ne tardent pas à se répandre, chacun y ajoute quelque circonstance aggravante, sans trop de mauvaise intention, et l'opinion commune est définitivement formée. Désormais on épiera les moindres particularités, on laissera passer à travers un crible complaisant les faits qui contredisent le préjugé, mais on retiendra soigneusement tout ce qui semblera le confirmer.

Des preuves à l'appui de la qualification s'accumuleront ainsi indéfiniment.

L'attribution de sorcellerie à un individu puise donc son origine aux mêmes sources à peu près que la production de la croyance elle-même aux sortiléges. La simple coïncidence est essentiellement prépondérante dans les deux cas. S'il vient à se manifester des coïncidences propres à détourner la conviction sur d'autres individus, on ne les voit pas ; s'il se réalise des non-coïncidences irréfragables et à la décharge de la personne taxée de sorcellerie, on les néglige sans le moindre scrupule. De tels procédés ne sont pas exclusivement propres au monde de la superstition; dans le courant de la vie commune, et pour des affaires autrement importantes, ils reçoivent de nombreuses applications ; la passion ou la prévention donnent l'aveuglement dans ce dernier cas, tandis que c'est la superstition qui l'impose dans l'autre.

Dans quel sexe va-t-on choisir de préférence les prétendus sorciers ? Ce sont surtout des femmes qui sont accusées de se livrer aux sortiléges. Quand nous traiterons du délire qui se rattache à la croyance aux maléfices, nous aurons à rechercher les causes principales de cette prépondérance, et nous verrons que la constitution physiologique et les tendances de la femme donnent la raison capitale de la multiplicité des sorcières. Pour le moment, nous ne devons nous occuper, dans cet ordre de faits, que des influences secondes. Quand elle néglige le soin de sa personne, ce qui arrive presque toujours dans les villages et dans les classes misérables, la femme en vieillissant perd sa beauté et son charme ; elle acquiert en revanche une laideur disgracieuse et même repoussante : dans ce sexe, la dégradation physique est plus saisissante que dans l'autre. Il en résulte que les femmes remplissent facilement le programme qu'un sentiment instinctif a tracé comme signalement caractéristique de l'individu qui se livre aux maléfices.

En effet, dans les villages de notre littoral méditerranéen, où la croyance aux sortiléges est encore si répandue, on trouve peut-être cent femmes taxées de sorcellerie pour un seul homme. Ces prétendues sorcières sont, en général, de bonnes femmes assez laides et âgées, ayant le plus souvent un peu d'excentricité dans les habitudes et dans le caractère, et par surcroît une certaine dose d'humeur malicieuse.

Quant aux sorciers, ils ne sont que très-rarement originaires de ce pays ; ce sont presque toujours des pâtres, des gardiens de moutons, dans notre région méridionale. Pourquoi les gens de cette profession plutôt que d'autres? Leurs manières, leurs habitudes, leur vie isolée d'ordinaire, s'écoulant dans des lieux relativement reculés et presque déserts ; la taciturnité que leur donne ce genre d'existence, et quelques bribes de savoir sur le cours des astres et sur la prévision du beau et du mauvais temps; leur habileté surprenante à connaître, chez les animaux qui leur sont confiés, des particularités qui échappent à tout le monde; la connaissance transmise par tradition de quelques remèdes secrets et de quelques pratiques bizarres auxquels le plus souvent ils sont les premiers à croire : tout cela inspire facilement au vulgaire superstitieux des sentiments de crainte, de respect et d'étonnement, qui peuvent le conduire assez aisément à attribuer à ces hommes ignorants un pouvoir supérieur et des relations avec l'esprit du mal. Toutefois le nombre des pâtres sorciers décroît de jour en jour dans nos contrées. Cela tiendrait-il à ce que, par suite de l'ouverture multipliée des voies de communication, leur vie est moins isolée, leurs mœurs et leur caractère moins sauvages, leur tenue moins inculte qu'autrefois?

Les considérations que nous venons d'exposer au sujet du signalement des sorciers, s'appliquent principalement aux villages de notre région; car dans nos villes, et en particulier à Montpellier, où il nous est donné d'observer les faits de plus près et quotidiennement, l'attribution de sorcellerie ne se réalise pas de la même façon. On doit dire d'abord qu'elle est incomparablement plus rare. Quoique non extirpée encore totalement, dans les villes, du cœur des gens de la classe populaire, la croyance aux sortiléges en général y est moins répandue et surtout moins puissante. Dans les cités, il y a trop de diversions pour les esprits, et puis, même quand l'ignorance est presque complète, l'intelligence a des tendances plus élevées, écloses au contact obligé avec des hommes cultivés et d'un rang supérieur. Malgré toutes ces influences, la foi à la sorcellerie y subsiste encore, mais elle reste vague, indéterminée et sans pouvoir, en un mot expirante.

C'est surtout quand il s'agit de faire reposer la qualification de sorcier sur la tête d'un individu, que dans les villes les signes saisis par l'observation individuelle et l'attention toujours en éveil, viennent à faire défaut. Là on a de très-nombreuses relations, et on connaît peu dans leur vie intime les personnes avec lesquelles on est en rapport; puis les caractères accentués tendent à s'effacer par l'effet du mouvement urbain et des frottements perpétuels qu'il engendre. Aussi, au sein des grandes agglomérations, ne trouve-t-on guère que des sorciers de profession, des sorciers charlatans. Ceux-ci, à l'aide de supercheries et de pratiques bizarres, forcent plus ou moins les gens crédules, craintifs et enclins au merveilleux, à croire à leur pouvoir et à leurs communications avec les esprits supérieurs.

Il ne suffit pas d'être convaincu qu'un individu réalise des sortiléges, on désire savoir quel est son but, quel avantage il retire de ces pratiques, quel est enfin le mobile qui le porte à frapper de maléfices tel ou tel individu spécialement. La logique, même chez l'ignorant, même au village, exige impérieusement une réponse à ces questions. L'opinion commune n'a pu trouver de solution précise à ces divers problèmes ; néanmoins elle s'est fait des motifs à imputer aux sorciers une idée qui satisfait plus ou moins l'esprit. Certains hommes, pense-t-on, sont tombés par leurs fautes, par leur curiosité téméraire ou leur cupidité coupable, au pouvoir du démon ; ils sont désormais ses esclaves, obligés de lui obéir en tout, de faire le mal quand le maître le commande, ce qui doit être fréquent; ils sont ses agents directs, ses instruments, ses premières victimes. Les gens superstitieux de notre contrée comprennent rarement de cette façon la relation du sorcier avec l'esprit du mal.

Plus souvent, tout en étant soumis au démon dans une certaine mesure, le sorcier a une liberté réelle, il possède un pouvoir malfaisant qu'il tient de son maître, et dont il s'empresse de profiter pour persécuter ceux qu'il a pris en haine. C'est un être dont la nature est essentiellement mauvaise ou dont le cœur est perverti ; il ne se plaît qu'à faire du mal à autrui, là seulement il trouve une secrète volupté. Il n'a que des ennemis, jamais d'amis ; restreint est le nombre des personnes pour lesquelles il n'a que de l'indifférence, à celles-ci il fait la grâce de les épargner. Il tourmente ordinairement sans motifs et seulement pour infliger des souffrances, pour causer des désastres ; mais ses maléfices les plus cruels sont réservés à ceux dont il veut se venger.

Tel est le but, tels sont les mobiles d'action attribués au sorcier dans notre région; quels sont ses moyens ?

§ III. Des sortiléges et des maléfices.

Par lui-même, le sorcier n'a qu'un pouvoir très-borné, c'est en empruntant sans cesse au démon une partie de sa puissance qu'il parvient à ses fins. La délégation de pouvoirs, qu'on nous permette cette expression, n'est pas absolue, elle n'est pas perpétuelle et réalisée une fois pour toutes; ce n'est que par des appels successifs à l'esprit du mal que le sorcier peut répandre des maléfices. L'appel est qualifié d'invocation; il exige, pour être suivi de succès, le concours de certaines pratiques secrètes et abominables. Ces pratiques étaient jadis compliquées et accompagnées d'un appareil aussi bizarre qu'effrayant. L'invocation, quand elle était faite suivant les règles et par celui qui avait le droit d'y procéder, avait toujours pour résultat l'apparition du démon en personne. Actuellement, l'imagination populaire a simplifié considérablement les pratiques et réduit l'importance de l'invocation.

Les pratiques se bornent à une attitude particulière, à quelques gestes singuliers, à quelques paroles dénuées de sens généralement et prononcées à voix basse ou plutôt marmottées. Quant à l'invocation, on l'a presque entièrement supprimée. Dans notre contrée, en effet, on ne croit plus que le sorcier puisse obtenir à volonté, ni autrement, l'apparition du démon. Ainsi restreinte, l'invocation est plus qu'une prière sans doute, puisqu'elle a le caractère d'un appel à Satan, dans une certaine mesure impératif, pour la réalisation de maléfices déterminés quant à leur but et à leur objet : en vertu d'une participation au pouvoir prodigieux de son maître et associé, le sorcier veut accomplir ses desseins nuisibles. Les relations entre l'esprit du mal et son coopérateur, les communications du pouvoir, restent donc spirituelles, comme l'est le pouvoir, comme l'est le mode d'action lui-même ; généralement le résultat seul est matériel, encore dans quelques cas est-il purement spirituel. Telles sont les croyances que l'on conserve dans nos campagnes, au sujet des rapports dont nous nous occupons, et des conditions dans lesquelles le mal est infligé. Nous avons peut-être donné à l'exposé de ces opinions plus de netteté qu'elles n'en ont dans l'esprit de ceux qui les partagent ; néanmoins dans l'ensemble elles sont telles que nous venons de les indiquer.

L'action par laquelle le sorcier réalise le dommage est désignée généralement sous le nom de *sortilége* ; et le résultat, c'est-à-dire le dommage produit dans ce cas, est appelé *maléfice*. Dans notre contrée, on confond l'action et le résultat sous une dénomination commune : le sorcier, dit-on, *jette un sort* sur telle personne, sur tel objet. Du reste il n'y a là rien de particulier à cette région, car l'expression que nous rapportons est une expression ancienne et qui est encore répandue dans une foule de pays.

D'après les idées reçues, l'acte se réalise de deux manières : à distance et par une influence purement spirituelle, ou par action presque immédiate et avec l'intervention d'une substance matérielle.

Pour opérer le maléfice, le sorcier se contente parfois d'un geste ou même d'un simple regard, regard tantôt vif, profond, méchant et pénétrant, tantôt prolongé, fixe et fascinateur. Ce n'est là, chacun le sait, qu'une tradition romaine parvenue jusqu'à nous, et que les Italiens, ceux de Rome particulièrement, ont soigneusement conservée, pour ressembler du moins en cela à leurs glorieux ancêtres. Le *mauvais œil*, comme la *jettatura*, est encore fort répandu dans nos villages. Dans ce cas et d'autres analogues, l'action se produit nécessairement à distance et par une influence spirituelle.

L'imagination accorde encore aux sorciers d'autres moyens, et ces moyens, tout en restant fantastiques par un certain côté, sont cependant moins incompréhensibles. On croit assez fréquemment qu'ils parviennent à réaliser leurs maléfices en faisant usage de certaines substances, de certaines matières mystérieuses. Ces substances sont généralement des *poudres*, expression favorite dont se servent les personnes qui croient les avoir absorbées à leur grand détriment. D'autres fois, mais plus rarement, ce sont des vapeurs. Les poudres sont toujours mêlées secrètement à une boisson, afin que la victime les absorbe sans s'en apercevoir; jamais peut-être elles ne sont données en nature. Mais ce qu'il y a de singulier, c'est que l'on ne paraît pas admettre qu'un liquide puisse être doué par le sorcier d'une vertu malfaisante directement et sans l'addition d'une poudre. Cette particularité, difficilement explicable, fait évidemment partie intégrante de la croyance superstitieuse, elle est sans doute traditionnelle.

Tout en se rapprochant des agents toxiques, ces substances, ces *poudres*, ne sont pas considérées comme de véritables poisons, elles ont une sorte d'action *occulte;* aussi leurs effets diffèrent-ils très-notablement de ceux des empoisonnements ordinaires. Tantôt elles donnent des maladies inexplicables, étranges dans leur invasion, leurs manifestations, leurs conséquences finales. Tantôt, sans produire de maladies proprement dites, elles influencent d'une manière bizarre les fonctions de l'économie, et particulièrement les fonctions du système nerveux. En tête de ce genre d'effets doivent être placées les secousses, les contractions brusques et involontaires que le patient explique conformément à sa croyance. Il s'imagine que le sorcier le fait marcher, danser, sauter à son gré, qu'il le comprime, qu'il l'étouffe, etc. Tantôt enfin les poudres agissent directement sur l'intelligence et la troublent d'une façon plus que singulière ; elles inspirent à l'esprit des idées surprenantes, mais surtout, et c'est là ce qui impressionne le plus le patient, elles lui enlèvent sa volonté, et même, dans une certaine mesure, sa conscience, avec le sentiment de sa personnalité. Nous reviendrons sur les questions que soulèvent de telles conceptions, quand nous étudierons le délire des sortiléges, et nous aurons à montrer que ces pensées ont pour point de départ des états morbides psycho-somatiques dont la détermination n'est pas impossible.

Dans ces cas, malgré l'appel que le patient et les spectateurs adressent exclusivement à la sorcellerie pour obtenir une explication, l'interprétation s'éloigne beaucoup moins de l'ordre naturel que dans les cas précédents. La supposition même ainsi conçue du mode d'action des *poudres*, est déjà un premier pas vers le bon sens, vers les notions positives de la science. Ici incontestablement la croyance aux sortiléges se dépouille en partie du merveilleux qui fait partie de son essence, elle est amoindrie.

On trouvera, dans les observations que nous avons publiées en tête de cette étude et dans celles que nous relaterons ultérieurement, plusieurs exemples se rapportant à ce genre de croyances. L'histoire d'Antoine S... est tout à fait démonstrative[1]. Cet individu était un pauvre cultivateur d'une intelligence bornée, vivant dans un pays où la sorcellerie est perpétuellement à l'ordre du jour. Quoique excellent travailleur, il se livrait à des excès de vin qui, sans être très-considérables, avaient pu, à cause de leur fréquence probablement, déterminer des perturbations du système nerveux étranges pour lui, et dont il avait seul conscience; des idées vagues de sorcellerie flottèrent dès-lors dans son esprit. Dans une ferme où il était employé, on lui donne, ainsi qu'à ses camarades, du vin à boire; il croit voir au fond de son verre une certaine poudre; malgré ses craintes, il boit assez de vin pour prendre un peu d'ivresse. Son imagination, déjà dominée par la foi aux sortiléges, travaille de plus en plus ; la nuit suivante, il commet une grande imprudence en couchant en plein air. A partir de ce moment, il est réellement et sérieusement malade; il éprouve surtout une sensation de brûlure intérieure très-pénible, il sent ses forces s'épuiser peu à peu, son énergie s'éteindre de jour en jour, sans que la détérioration physique soit appréciable. C'est dans la ferme qu'on lui a *jeté un sort* en lui faisant prendre cette poudre, pense-t-il. Cette conviction l'obsède pendant plus

[1] Observ. II, pag. 11.

d'un an. Puis, à la première occasion, il tue d'un coup de fusil celui qu'il considérait comme l'auteur du maléfice. La filiation est dans ce cas parfaitement établie.

Cette filiation n'est pas moins nette dans l'histoire de Pisser[1]. Cet individu était également peu intelligent ; il avait fait pareillement des excès de boisson, mais beaucoup plus considérables, et qui produisirent un alcoolisme chronique avec exacerbations. Il se crut alors tourmenté sans cesse par deux sorcières ; il constata notamment dans une tasse de café que ces prétendues sorcières lui faisaient prendre, une *poudre* qu'il regarda comme un poison d'une espèce particulière sans doute, et tel que peuvent en donner des sorciers. Il s'exalta de plus en plus, et finit par donner la mort à une femme qu'il ne connaissait que depuis peu d'instants.

L'auteur de l'autobiographie très-curieuse intitulée : *Les farfadets ou tous les démons ne sont pas dans l'autre monde*, Berbiguier, s'imagina plusieurs fois que les *farfadets* lui faisaient prendre à son insu des *poudres* étranges, pour le tourmenter et lui enlever la raison.

On trouvera dans le cours de ce travail d'autres exemples que nous croyons inutile de rapporter ici, ceux que nous venons d'indiquer étant suffisants pour le but que nous poursuivons en ce moment.

Afin de terminer ce que nous avons à dire sur le pouvoir des sorciers considéré en lui-même, et sur l'origine de ce pouvoir, nous devons rechercher si, dans la pensée des personnes qui sont dominées par la croyance aux sortiléges, c'est toujours avec l'aide du démon que le sorcier

[1] Observ. III, pag. 52.

réalise ses maléfices. Cette dernière interprétation est assurément la plus ordinaire ; toutefois, dans bon nombre de cas et chez beaucoup d'individus, la pensée du démon est habituellement écartée.

Le sorcier peut tenir sa puissance de certains esprits supérieurs, agents occultes qui ne sauraient être confondus avec les démons, parce que leurs tendances ne sont pas aussi perverses, et que les croyances religieuses même altérées, défigurées, comme elles le sont dans la conception des sortiléges démoniaque, sont tout à fait bannies de ce système. En outre, les maléfices ont un caractère moins méchant, moins atroce ; la malice, la singularité, jouent un grand rôle dans les persécutions dont on croit être alors victime. Il est essentiel d'ajouter que cette manière de voir est vague et peu précise; néanmoins la distinction est réellement importante, à cause de l'exclusion du sentiment religieux, qui apporte, partout où il intervient, une influence spéciale et d'une grande portée, que nous aurons à apprécier à fond quand nous nous occuperons des divers délires.

Parvenus au point où nous sommes arrivés, nous jugeons utile de jeter un coup d'œil rétrospectif sur le chemin que nous venons de parcourir ; nous croyons surtout nécessaire d'indiquer les principales questions dont l'élucidation complétera la première section de cette étude.

Nous avons successivement examiné les sources de la croyance aux sortiléges, les traits caractéristiques que l'on attribue aux sorciers ou leur signalement, leurs mobiles, leur but, leurs pratiques, et enfin l'origine de leur puissance; il nous reste à indiquer les effets de leurs manœuvres, c'est-à-dire les maléfices et l'état de ceux qui sont censés les subir : l'ensorcellement, en un mot. Nous verrons ensuite si l'on admet l'existence de pratiques destinées à écarter les maléfices ou à en détruire les effets. L'énumération et l'appréciation des principales influences agissant dans le sens de la production de la croyance, de la forme qui lui est donnée, et de sa conservation au sein des populations, exigeront aussi une étude détaillée. Les enseignements nombreux qui découlent de cet examen doivent tourner au profit de l'individu à l'état sain ou malade, et au profit de la société considérée dans le présent et dans l'avenir; nous serons ainsi amené à mentionner les épidémies morales dans lesquelles la croyance à la sorcellerie a exercé une action prépondérante; nous terminerons enfin cette section par la comparaison de la croyance aux sortiléges avec cet ensemble de croyances plus ou moins analogues que l'on a désignées dans ces derniers temps sous le nom nouveau de *supernaturalisme*.

En se livrant aux manœuvres secrètes que nous avons indiquées, *en jetant un sort*, pour employer l'expression consacrée, le sorcier produit des effets que l'on appelle *maléfices*, et communique à l'objet sur lequel est dirigée son action, un état particulier auquel on donne généralement la qualification d'*ensorcellement*.

En France, sur le littoral de la Méditerranée, le patois populaire a conservé des mots destinés exclusivement à qualifier les sorciers et les effets par eux réalisés. La sorcière est appelée la *mâsca*, et, circonstance singulièrement remarquable, ce mot n'a pas de masculin, d'où on peut inférer déjà que, suivant l'opinion commune, il existe si peu de sorciers qu'il est inutile de leur réserver un nom, les sorcières étant les seuls agents dont il y ait lieu de s'occuper dans le monde de la superstition.

Du mot *mâsca* on a fait le verbe et le substantif : *ëmmasca, ëmmascamén*, pour dénommer l'œuvre finale des sorciers. Le substantif *mâsca* n'est évidemment qu'un terme tiré de la langue romane, et qui est parvenu jusqu'à nous. N'aurait-il pas son origine dans l'antiquité, sinon pour la racine, du moins pour le sens ? On sait que les Latins employèrent d'abord le mot *larva* pour désigner une sorte de spectre lugubre et terrifiant; les appareils de théâtre qui dissimulaient le visage et lui prêtaient le caractère exigé par les jeux scéniques, reçurent postérieurement le même nom, à cause de leur aspect généralement effrayant. Dans la langue romane, le premier sens, c'est-à-dire celui de sorcière, existait seul pour le substantif *mâsca*, parce que l'appareil appelé par les Latins *larva* n'était plus usité, les jeux scéniques, tels qu'ils étaient figurés par les anciens, étant abandonnés, et les mascarades n'étant pas encore inventées. Beaucoup plus tard, par suite d'une dérivation de sens inverse de celle adoptée par les Latins, le mot *mâsca* a désigné, dans notre langue populaire, la pièce de carton ou d'étoffe dont on se couvre le visage pour se déguiser en temps de carnaval. Ce terme a été légué à la langue française, qui ne l'a plus conservé que dans sa signification dérivée.

Quoi qu'il en soit de cette discussion étymologique, il est curieux de constater que chez les anciens et chez les populations du midi de la France au moyen-âge, on trouve deux expressions en quelque sorte parallèles et offrant chacune deux sens identiques, un sens primitif et un sens secondaire, la dérivation s'étant réalisée d'une façon inverse.

Les exemples de pareilles désignations empruntés à nos documents ne nous manqueraient pas ; nous nous contenterons de rappeler l'histoire de Maurin [1], à cause de la région où elle s'est passée. Cet individu habitait la Provence ; il était atteint d'épilepsie depuis son bas-âge, et cette maladie le tourmentait cruellement au moral comme au physique. Il s'imagina qu'un jeune homme fort studieux, son voisin, et qui aimait à remplir ses loisirs de lectures assidues, lui avait donné cette affection convulsive, et qu'il entretenait ses souffrances à l'aide des connaissances puisées dans *ses livres;* Maurin répétait sans cesse : *M'a ëmmascat!* Voulant mettre fin à ses souffrances intolérables et peut-être aussi se venger, il donna, sans autre motif, la mort à ce jeune homme, ainsi qu'à sa mère. Au fond de la Provence on trouve donc, comme dans la région circamontpelliéraine, la même expression, conservant un sens identique et représentant une croyance qui y subsiste encore dans toute sa force.

La discussion à laquelle nous nous sommes livré n'est pas seulement philologique, elle a aussi pour but de montrer une fois de plus que nous tenons des anciens un grand nombre de nos superstitions; que nous avons, à leur suite, établi les mêmes rapprochements et tiré des inductions semblables. La croyance à la sorcellerie, en effet, n'est pas d'hier, et malheureusement elle existera encore demain.

Les maléfices que l'on impute encore de nos jours aux

[1] Observ. VII, pag. 86.

sorciers, dans notre contrée, sont nombreux et variés. Ils peuvent atteindre les hommes, les animaux et les choses.

Les objets purement matériels sont susceptibles de subir l'ensorcellement tout aussi bien que les êtres vivants. Dans nos campagnes, en effet, on attribue parfois aux sorciers certains désastres agricoles. Une récolte est emportée par une tourmente atmosphérique, ou mieux elle est dévorée par des animaux, le plus souvent des chenilles, qui apparaissent subitement et semblent sortir de terre en foule comme des bataillons serrés montant à l'assaut. Aussitôt le paysan stupéfait et péniblement affecté par la soudaineté, la rapidité et l'importance du désastre, est tout disposé à recourir aux causes occultes, aux influences maudites. Il voit là l'œil ou la main d'un sorcier, pour peu qu'il soit déjà imbu lui-même de la croyance aux sortiléges; et, s'il en est exempt, l'opinion commune vient lui imposer cette explication. Nous l'avons dit précédemment, tout événement qui étonne l'esprit et remue profondément le cœur de l'homme par un certain cachet de fatalité néfaste, tend à jeter l'imagination dans les régions supernaturelles.

N'a-t-on pas vu naguère les gens des campagnes attribuer aux chemins de fer, lors de leur première apparition dans une contrée, une influence dévastatrice sur les récoltes? Les nouvelles machines marchaient comme des êtres fantastiques; leur imputer la perte accidentelle d'une récolte sur pied placée non loin de leur passage, était une chose en quelque sorte logique pour des populations incultes et superstitieuses. Qu'on ajoute à ce sentiment l'esprit de réaction contre toute nouveauté, qu'inspire la routine aux ignorants, et on s'expliquera comment des idées si absurdes ont pu se faire jour. Aux environs de Montpellier même, de pareilles croyances ont régné quelques instants. Néanmoins, à mesure que tous, citadins et villageois, se sont familiarisés avec les machines à vapeur, en profitant des avantages que les chemins de fer répandent, cette superstition est tombée pour ne plus se relever.

Ce n'est pas seulement sur les récoltes que peuvent peser les sortiléges; les objets purement matériels, tels que les vêtements, les ustensiles de ménage, les meubles et même les maisons, sont susceptibles de recevoir l'ensorcellement. Ici la bizarrerie, la singularité et même le plaisant, dominent; on n'y rencontre que très-rarement des désastres.

Dans plusieurs de nos villages, il existe bon nombre de personnes, de femmes surtout, qui assurent, avec tout le sérieux possible, avoir vu des meubles remuer, des couvertures de lit se mettre en mouvement et même se tourner brusquement sens dessus dessous; elles affirment aussi avoir vu et entendu parfois les ustensiles de cuisine se mouvoir et se heurter bruyamment. Elles sont persuadées également que les pots contenant les aliments en préparation se renversent tout seuls, que le bouillon ne peut se faire, parce que l'ébullition est empêchée; que la lessive est rendue impossible; que, la nuit particulièrement, des bruits sinistres se font entendre dans tous les meubles, etc.

Certaines personnes croient à des ensorcellements plus fantastiques encore. C'est ainsi que l'on accorde au sorcier le pouvoir de changer la forme et peut-être la nature des objets. Un villageois de notre connaissance est parfaitement convaincu que des pommes de terre s'étaient métamorphosées en véritables châtaignes dans son pot où il les faisait cuire. Les détails varient à l'infini, la fantaisie de chacun les inventant et les disposant à plaisir. Rien ne réussit quand un *sort est jeté,* tout marche de travers et contre toute attente, etc. Quand un accident de ce genre est arrivé à un individu, qu'il croit en avoir été lui-même le témoin ou la victime, paroles, raisonnements sont impuissants, sa conviction reste entière, inébranlable.

Toutefois la croyance à l'ensorcellement des objets inanimés reçoit des applications plus rarement que les autres croyances. Il faut ajouter qu'en général on est moins impressionné par cette sorte de maléfices, qui parfois excitent le rire au lieu d'inspirer la terreur. Leurs conséquences, par rapport aux impulsions et aux actes des individus qu'ils atteignent indirectement, sont, en tout cas, dénuées de portée, du moins dans notre région.

Nous trouvons un exemple remarquable des suites funestes que peuvent avoir de telles convictions. Le sujet de l'observation que nous avons publiée[1] est la femme Legrand. Elle en vint à s'imaginer que *sa maison était ensorcelée,* et elle voulait détourner absolument son mari et ses enfants de l'habiter, parce qu'elle avait cru remarquer qu'un dépérissement physique très-grave était réservé aux personnes qui étaient soumises à l'influence d'un logis ensorcelé. Pour empêcher un si grand malheur, la femme Legrand jugea à propos de mettre le feu à sa maison; c'était, pensait-elle, le meilleur moyen pour empêcher sa famille d'habiter cette demeure. Le mobile d'action, quoiqu'en apparence logique, n'était cependant dans ce cas que l'effet d'une maladie, d'une aliénation mentale carac-

[1] Observ. IV, pag. 61.

térisée. Nous n'insistons pas davantage sur cette histoire, d'ailleurs très-curieuse, parce que nous aurons à y revenir, mais à d'autres points de vue.

La sorcière, d'après les idées populaires, a d'assez nombreuses relations avec les animaux domestiques, et particulièrement avec plusieurs d'entre eux. En première ligne il faut placer le chat, qui semble être son animal familier; le chat paraît même en certains cas posséder une partie de la puissance de la jeteuse de sorts, et spécialement la prévision de l'avenir. C'est ainsi notamment qu'il annonce par ses allures les malheurs et surtout les morts prochaines. On croit que si un chat vient se promener autour d'une personne grièvement malade, et que par ses mouvements il semble témoigner de la satisfaction, la mort du patient est très-prochaine. Quand plusieurs chats réunis procèdent de cette façon, l'événement malheureux est certain. Il y a mieux encore : si les chats se rendent dans la chambre du malade à la file l'un de l'autre, la certitude est absolue. Aussi l'effroi et la douleur ne manquent-ils pas dans nos villages de pénétrer au sein d'un assez grand nombre de familles, si quelque personne avisée se met à remarquer ces sinistres coïncidences. Cet animal, quand il est près de mourir dans une habitation, annonce aussi un grand malheur pour la famille avec laquelle il se trouve en ce moment.

Après le chat vient le porc, sans doute parce qu'il est l'*animal immonde* et qu'il paraît avoir des allures sournoises. On lui suppose des accointances avec les sorciers et surtout avec son maître diabolique, mais on ne lui reconnaît pas d'intervention spéciale dans les maléfices. Il est inutile de parler des poules noires, qui sont si bien utilisées par les femmes faisant le métier de sorcières. Si certains animaux domestiques paraissent plus ou moins associés à l'agent du démon, plus souvent les autres, et c'est le plus grand nombre, en sont les victimes. Parmi ces derniers, on compte les bêtes d'étable.

C'est en effet aux chevaux, aux mules et surtout aux ânes que le sorcier inflige ses maléfices. Il leur inspire de simples caprices, des incartades, ou bien il dirige leurs mouvements justement en sens inverse de celui que commande le conducteur. La bête ensorcelée se met à ruer, à sauter, à refuser avec un entêtement incroyable de passer par tel endroit; elle semble même apporter une bonne dose de malice dans sa résistance obstinée. D'après cela on comprend sans peine que les ânes soient mis en tête des animaux que le sorcier se plaît à persécuter. D'autres fois les animaux de trait sont hors d'état de traîner une charrette médiocrement chargée, tous leurs efforts restent impuissants; il suffit au sorcier de regarder la charrette d'une certaine façon pour qu'aussitôt ce véhicule soit comme cloué au sol ou pour qu'il acquière immédiatement un poids énorme. Ces superstitions sont très-répandues dans nos villages; mais il en est, concernant toujours les animaux, qui reçoivent peut-être plus d'adhésion encore.

On est fermement convaincu que le sorcier donne des maladies aux animaux domestiques. C'est particulièrement lorsqu'il survient quelque épidémie meurtrière qui frappe plus ou moins brusquement un grand nombre de bêtes à la fois, que l'on attribue à des sortiléges ces accidents réellement graves pour l'agriculteur. Quand ces pertes se sont réalisées successivement dans le même local, comme cela se présente parfois, on ne manque pas de dire : C'est l'effet d'un ensorcellement. La cause de ces pertes multipliées étant insaisissable le plus souvent pour tous, presque toujours pour le vulgaire, on pense au sortilége qui peut seul expliquer de tels désastres.

Il est une circonstance curieuse à noter, en fait de maléfices dirigés contre les animaux agricoles : ce sont habituellement les sorciers qui sont accusés ; de semblables méfaits ne sont donnés aux sorcières que dans des circonstances exceptionnelles.

Une superstition assez répandue et qui se rattache à celles que nous venons de mentionner, est la croyance aux transformations somatiques. Elle a évidemment la tradition antique pour origine, les payens nous l'ont léguée. On ne pense pas, avec eux, que les sorciers aient le pouvoir de changer la forme d'un animal ; mais, dans un grand nombre de nos localités, on est encore convaincu qu'ils peuvent revêtir à leur choix l'apparence de telle ou telle bête. C'est naturellement le chat, leur favori, qui d'ordinaire leur prête en quelque sorte sa configuration. J'ai recueilli de nombreuses preuves de cette croyance. Deux ou trois faits parmi ceux que j'ai rassemblés, et qui sont regardés comme parfaitement certains par ceux qui les ont racontés, suffiront pour montrer jusqu'à quel point de telles idées sont tenaces, une fois qu'elles ont pénétré dans les couches les plus profondes de la société.

A Villeneuve-lès-Maguelone, village situé sur le littoral et à 12 kilomètres de Montpellier, naguère un paysan, habile chasseur, tira presqu'à bout portant sur un magnifique chat blanc ; il ne le tua pas. Cet animal était *una mâsca*, c'est-à-dire une sorcière métamorphosée en chat, pensa-t-il aussitôt ; dans la localité, cette opinion ne manqua pas de devenir assez générale.

Voici un autre fait plus singulier :

Deux membres d'une famille dans laquelle se trouvait un enfant sérieusement malade, croient apercevoir au bout d'une rue une femme réputée sorcière ; ils se mettent immédiatement à sa poursuite, mais au détour de la voie ils ne trouvent plus qu'un énorme lapin, dont ils s'emparent sans peine ; ils mettent cet animal dans un *sac parfaitement lié* (on insiste beaucoup sur ce détail, dont on est sûr) et le portent chez eux ; le lendemain, ils ne trouvent plus rien dans le sac : le lapin avait disparu, et cependant la ligature du sac était *tout à fait intacte* (ce dernier détail est aussi certain que le premier, assure-t-on). Les deux paysans en conclurent que le lapin n'était positivement autre chose que la sorcière. Cette conviction est restée tellement entière chez ceux qui prétendent avoir été témoins du fait, que toute discussion à ce sujet ne serait pas admise.

Les métamorphoses du genre de celles que nous mentionnons sont à peu près constamment mises sur le compte des sorcières et rarement des sorciers.

Le sort, d'après les idées populaires, est jeté quelquefois sur les objets inanimés, plus souvent sur les animaux, nous venons de le constater, mais il l'est bien davantage sur les hommes. C'est là que les maléfices sont non-seulement plus nombreux, mais encore incomparablement plus offensifs. Il faut ajouter que très-généralement la sorcière ou le sorcier ne s'attaquent aux animaux domestiques que pour causer un dommage à un individu, le plus ordinairement au propriétaire de la bête. Ils préfèrent donc, on le conçoit, s'adresser à la personne même à laquelle ils veulent du mal.

Mais c'est à ceux qui, dans la famille, sont les plus aimés, les plus choyés, c'est-à-dire aux enfants, que la sorcière s'adresse communément. Quand un enfant languit, qu'il dépérit de jour en jour sous l'influence d'une cause inconnue, on cherche où est l'auteur du maléfice, et si l'on parvient à remarquer une de ces coïncidences dont nous avons déjà parlé, si l'on voit, par exemple, une femme réputée sorcière se promener autour de la maison, on n'hésite pas à lui imputer la maladie et ses suites funestes. D'autres fois c'est contre des adultes que sont dirigés les sortiléges, et presque toujours ce sont les maladies de langueur qui inspirent une telle conviction. Pour être peu variés, les maléfices à l'égard des hommes n'en sont pas moins terribles.

Les observations que nous avons publiées présentent presque toutes cette attribution. Les épileptiques dont nous avons donné l'histoire attribuent tous leur mal à la sorcellerie. Pisser, ce malade chez lequel les excès alcooliques avaient eu de si fâcheux résultats, mettait aussi ses souffrances sur le compte des sorciers; Antoine S... était intimement persuadé qu'il était victime d'un ensorcellement particulier, etc.

L'exemple le plus caractéristique est encore fourni par la femme Legrand, incendiaire, dont l'histoire est instructive sous beaucoup de rapports. Elle s'était imaginé qu'on ensorcelait son mari et ses enfants. Voici l'idée qu'elle se faisait des maléfices qu'elle croyait peser sur la tête de ceux qui lui étaient chers: « Je n'ai pas voulu rester dans la maison, parce que j'avais vu des flammes descendre, et, depuis, mes enfants sont devenus comme *enragés* : ils *séchaient, dépérissaient*; c'est à cause de cela que j'ai mis le feu[1]. » Ces paroles sont bonnes à recueillir, car, bien qu'émises par une femme évidemment aliénée, elles dépeignent parfaitement les résultats que l'opinion du vulgaire prête le plus ordinairement aux sortiléges.

C'est le plus souvent par un mauvais regard, quelquefois par les *poudres* magiques, que les sorciers réalisent leurs funestes desseins. Naguère, dans un village de la banlieue de Montpellier, à Celleneuve, une jeune femme perdit assez brusquement une jeune enfant; sa propre belle-mère, qu'elle regardait déjà comme sorcière, n'avait jeté qu'un seul regard sur sa petite-fille, et ce regard était si malfaisant, que la mort en avait été la conséquence prochaine, disait-elle avec conviction.

Une particularité à noter, c'est que la croyance au *nouement de l'aiguillette* n'est pas encore totalement éteinte. Dans quelques villages, à Villeneuve-lès-Maguelone, par exemple, elle conserve encore une assez grande vigueur. Là, on ne doute pas que l'aiguillette ne puisse être nouée aux nouveaux mariés; quand un empêchement conjugal vient à se produire, on est convaincu qu'il y a entre les époux de grandes batteries pendant toute la nuit, et qu'ils finissent par mettre le feu à la paillasse. Un fait de ce genre s'est passé dans cette localité, il y a peu d'années ; on se livra à plusieurs pratiques pour chasser ce maléfice, et on voulait même faire recommencer la cérémonie religieuse du mariage.

On croit que la sorcière qui a jeté un sort est précisément

[1] Observ. IV, pag. 66.

la personne la plus propre à le retirer. Si elle a donné une maladie par ses sortiléges, elle pourra, suivant sa volonté, la faire cesser plus sûrement et plus vite que tout autre sorcier, quelque habile qu'il soit d'ailleurs. Aussi pense-t-on que ce qu'il y aurait de mieux à faire, dans les cas de ce genre, ce serait de maltraiter la sorcière, de la frapper violemment jusqu'à ce qu'elle eût obtempéré à la demande. Il importe d'ajouter que la douceur des mœurs ne transforme pas les paroles en actes dans ces conjonctures. Quand on s'aperçoit qu'une femme réputée sorcière est fatiguée, qu'elle a les yeux battus, qu'elle est plus pâle qu'à l'ordinaire, on se dit : « La nuit dernière elle a été sans doute vigoureusement maltraitée par quelqu'une de ses victimes ».

Cette opinion superstitieuse provient d'une époque bien antérieure et s'est conservée jusqu'à nos jours. Nous ne remonterons qu'au XVIe siècle, et nous lui emprunterons un exemple singulièrement instructif à cause de la crédulité aussi entière que naïve du narrateur, qui était cependant un homme instruit et distingué[1] :

« Il n'y a païsant de village qui ne sache que par le moyen d'un vers des Psalmes, que ie ne mettray point, estant prononcé pendant qu'on faict le beurre, il est impossible de faire rien. Et me souviens qu'estant à Chelles, en Valois, un petit laquais empeschait la chambrière du logis de faire son beurre ; elle le menassa de le faire fouëtter pour luy faire oster le charme, ce qu'il fist, ayant dict à rebours le mesme vers, aussi tost le beurre se feist, combien qu'on y avoit employé presque un iour entier. »

On est convaincu qu'il existe des talismans ayant la

[1] Bodin ; *Démonomanie*, pag. 55.

vertu de guérir les maladies; comme du temps des Romains, on croyait aux effets des cachets des oculistes, dont plusieurs, fort curieux, sont arrivés jusqu'à nous. Néanmoins, il faut le reconnaître, on ne fait plus usage de talismans proprement dits; mais certaines personnes, les femmes surtout, se livrent à des pratiques qu'elles regardent comme propres à préserver des maléfices. C'est pour atteindre ce but qu'elles font parfois une espèce de cordon de tout ce que renferme un oreiller et qu'elles le placent en guise de collier au cou des enfants. Une pratique très-bizarre, et cependant très-connue et très-employée par les femmes, est la suivante : pour qu'un enfant ou même un adulte, soit préservé, il suffit de lui mettre un de ses vêtements à l'envers : c'est le plus souvent le tablier ou le mouchoir de cou qui remplit cet office.

Il existe aussi des manœuvres beaucoup plus compliquées et qui sont plus particulièrement destinées à faire cesser les maléfices. — Nous laissons de côté celles dont se servent les sorciers charlatans pour en imposer à la crédulité publique et se créer des revenus. — Les manœuvres dont nous voulons parler peuvent être réalisées avec succès par le premier individu venu, pourvu qu'il sache exactement tout ce qu'il est nécessaire de faire, sans oublier le moindre détail, et pourvu qu'il ait entière confiance. On peut pratiquer ce qu'on appelle le grand et le petit jeu.

Le *petit jeu* est d'une excessive simplicité : il consiste à jeter une bonne poignée de sel dans le feu et une quantité égale aux quatre coins de la maison. Quant au *grand jeu*, il est autrement compliqué. Nous croyons inutile de rapporter en détail comment il se pratique; nous nous bornerons à dire que des œufs doivent être placés symétriquement d'une certaine façon et brûlés au carrefour d'une route parfaitement déserte; que l'on doit ensuite prendre le *plus beau* chat qu'on puisse trouver, l'écorcher, en retirer le foie et piquer ce viscère avec des épingles : chaque coup d'épingle atteint le sorcier et le fait souffrir tant et si bien qu'il est contraint de retirer son maléfice. Ce procédé singulier procède de l'envoultement, si pratiqué au XVIe siècle. Pour ce qui concerne l'époque moderne, il rappelle Berbiguier, — sur l'histoire duquel nous insisterons ultérieurement, — et ses épingles innombrables dont il piquait sans cesse ses habits; il était persuadé que de cette manière il embrochait les farfadets, ses terribles ennemis, comme un anatomiste pique des coléoptères, et qu'il pouvait alors aisément les enfermer dans une bouteille.

Les pratiques bizarres dont nous parlons ont pour but de faire cesser le mal déjà réalisé. Néanmoins, dans la pensée de ceux qui les emploient, elles n'ont aucune influence directe sur le maléfice lui-même, elles ne s'adressent qu'au sorcier, elles prétendent l'obliger à lever le sort qu'il a jeté méchamment; c'est là assurément l'idée dominante. Cette opinion explique parfaitement la tendance qu'ont certains villageois à malmener l'auteur du désastre, et le recours qu'ils ont à des sorciers de profession et pour ainsi dire patentés.

Ce n'est pourtant pas à de telles consultations que se bornent ceux qui redoutent les maléfices. La plupart sont persuadés qu'il existe des moyens propres à écarter l'influence des sortiléges ou assez puissants pour rendre invulnérables ceux contre lesquels l'agent du démon voudrait les diriger. Cette conviction semble intimement liée à la croyance aux maléfices. L'homme, par une disposition naturelle de son esprit, tourne son activité intellectuelle et physique vers la préservation de tout désastre qui le menace et qu'il est à même de prévoir.

Aussi s'est-on de bonne heure attaché à rendre inutiles les efforts des sorciers. Nous ne remonterons pas jusqu'aux Romains, dont la fertilité d'inventions protectrices contre les sortiléges est généralement connue; nous nous arrêterons seulement quelques instants à notre société française du moyen âge.

Il existe un livre que sa singularité et sa naïveté rendent excessivement curieux à parcourir : c'est le *Malleus maleficarum*, etc.; *auctore Jacobo Sprengero, ordinis prædicatorum, olim inquisitore*. Il a été traduit en français sous ce titre : *Le maillet des sorcières*. Dans cet ouvrage, publié au XVe siècle, par conséquent au moment où le moyen âge finissait, on trouve exposée, et par un homme qui avait une foi aussi sincère que profonde dans la sorcellerie, les croyances qui avaient fermenté dans les esprits pendant cette longue et remarquable période de l'histoire, pour faire au XVIe siècle une explosion si meurtrière. Rien ne manque dans cette sorte de traité didactique : aussi bien la description détaillée des œuvres horribles des sorcières et du démon, — incubes, succubes, possessions, voyages à travers les airs, etc., — que l'indication minutieuse des pratiques dont la vertu essentielle est d'écarter les sortiléges et d'en faire cesser les effets : *remedia adversùs maleficia*. On y trouve la mention de plusieurs procédés encore en usage.

Bodin, dans sa *Démonomanie*, livre que nous avons

cité, et sur lequel nous aurons à revenir, s'occupe aussi de ce sujet. Il y consacre un chapitre tout entier. Sans faire sortir de l'oubli dans lequel sont si justement tombées les extravagances qu'il conseille ou qu'il réprouve comme damnables, nous pouvons signaler un moyen qui paraît se rapporter à une pratique encore en vogue dans quelques circonstances. Ce jurisconsulte raconte « que Sathan tenoit une jeune fille démoniaque, en laquelle il parloit, disant qu'il ne sortiroit point qu'on n'ostast une lame de cuyvre que l'ami de la fille avoit mis sous la porte. » Actuellement, un objet quelconque en fer a pris la place du cuivre, mais l'idée est la même. Dans quelques villages, en effet, on est convaincu que lorsqu'on voit passer une sorcière, il est nécessaire, pour se préserver de ses maléfices, et notamment du *mauvais œil,* de saisir aussitôt un objet en fer et de le serrer dans la main. Il existe même une expression patoise devenue proverbiale, et qui désigne cette pratique dont le point de départ échappe, à moins qu'on n'aille chercher son origine dans le fameux serpent d'airain. L'objet en cuivre dont parle Bodin se rapporterait à une pratique marquant la transition.

Dans les villages, on croit posséder un certain nombre de manœuvres plus ou moins secrètes qui ont toutes pour but d'écarter les maléfices. Chaque femme s'imagine avoir trouvé quelque moyen doué de la vertu désirée; mais ces pratiques individuelles, qui ne sont pas corroborées par la confiance publique, n'ont qu'une durée éphémère, même pour la personne qui les a imaginées. Il en est cependant dont l'usage est devenu général, et qui par cela même se sont perpétuées jusqu'à nos jours.

Nous avons déjà mentionné le procédé plus que singulier

qui consiste, pour les femmes, à mettre quelque vêtement, et spécialement le tablier, à l'envers. Les enfants surtout sont fréquemment munis de cet ajustement inexplicable : on les croit plus exposés que les adultes aux graves maléfices. Les mères leur placent aussi au bras gauche certains bracelets sur la forme et la nature desquels les opinions varient de village à village, et même de femme à femme; car, il peut être utile de le faire remarquer, les femmes seules ont recours aux divers procédés de préservation. Toutes ces bizarreries sont en outre accompagnées d'ordinaire de pratiques assurément respectables dans leur origine, mais qui, par l'application qu'on en fait, deviennent des actes tout aussi superstitieux que ceux que nous venons d'énumérer.

Ce n'est pas seulement à des époques reculées que des hommes instruits, et dont les œuvres ont mérité la reconnaissance de la postérité, ont préconisé l'usage de certains moyens préservateurs, sortes de talismans dont l'effet serait irrésistible. N'y aurait-il pas lieu, en effet, de voir avec étonnement l'ordre si éminent des Bénédictins composer et propager, à une époque relativement récente, une médaille dont la vertu essentielle serait d'écarter les maléfices? Cette médaille est encore entre les mains d'une foule de personnes. Un certain nombre en font usage sans trop connaître sa destination ; mais la plupart s'en servent dans le but que nous indiquons, puisque cette pièce est connue de nos jours sous le nom de *médaille des sorciers*[1], c'est-à-dire contre les sorciers.

[1] Cette pièce a été publiée et figurée par Tobiesen Duby, dans son grand *Traité des monnoies des barons et prélats de France*; Paris, imprimerie

La médaille dont nous parlons ne paraît pas très-ancienne, circonstance singulière; du moins ce n'est qu'en 1647 qu'elle est mentionnée pour la première fois. C'est en

royale, MDCCXC (tom. I, pag. 74). — Duby indique, en outre, une variété qui ne diffère que par la face.

Nous serons peut-être agréable aux numismates, s'il en est qui parcourent ces pages, en donnant la description de diverses variétés que nous avons entre les mains :

AU DROIT; *Première médaille :* dans le champ, le monogramme moderne du Christ, surmonté d'une petite croix potencée ✝; au-dessous les trois clous; légende : ✱ VRSNSMV ✱ SMQLIVB ; ces sigles signifient : V*ade* R*etro* S*atanas*, N*unquam* S*uade* M*ihi* V*ana*, S*unt* M*ala* Q*uæ* L*ibas*, I*pse* V*enena* B*ibas*. (C'est très-probablement le droit de la médaille originale.) — Une première variété offre le buste de saint Benoît, tête nue, en costume monastique et portant dans la main droite un petit crucifix; légende : S P BENEDICTVS (S*anctus* P*ater* B*enedictus*). — La seconde variété représente saint Benoît en pied, tête nue, le capuchon à moitié redressé et tenant de la main droite relevée une petite croix pattée et de la gauche un volume; sur le sol, à gauche, une mître abbatiale, et, à droite, un aigle portant dans son bec un objet rond (un pain?); légende : ✱ CRVX S. P. BENEDICT. (C*rux* S*ancti* P*atris* B*enedicti*). Cette pièce est ovale et d'une belle exécution. — *Deuxième médaille :* buste à mi-corps de saint Benoît, à barbe très-longue, coiffé d'une grande mître ornée sur sa face de deux pierres précieuses et revêtu d'une aube que recouvre le manteau monastique; le saint bénit de la main droite suivant le rite latin; il tient un volume sous son bras gauche, et sur son épaule, du même côté, repose une crosse. Dans le champ, à gauche, est représenté en dimension très-réduite le revers de la première médaille déjà décrite (1re variété). En légende circulaire : S. PATER. BENED. (Cette médaille est ovale et d'une assez belle exécution; d'après son style, la forme de la mître et l'ornementation de la crosse, on peut la faire remonter à la fin du XVIIe siècle.) — *Variété* qui ne diffère que par quelques détails insignifiants (le manteau recouvre en entier le saint, la légende est plus abrégée, etc.), sauf toutefois sur la petite médaille inscrite au champ dont la dernière lettre de la légende circulaire est un S au lieu d'un B.

℞ *Première médaille :* croix ancrée et échancrée; légende : sur la branche verticale CSSML (C*rux* S*acra* S*it* M*ihi* L*ux*), sur la branche transversale de

Bavière, à l'occasion d'un procès de sorcellerie, que l'on commença d'abord à s'en occuper, à la suite des aveux de quelques-uns des sorciers mis alors en jugement. Ces malheureux déclarèrent avoir reconnu que leurs sortiléges n'avaient pu avoir d'effet sur les personnes ni sur les bestiaux du château de Nattremberg, à raison de quelques médailles qui étaient aux lieux qu'ils indiquèrent. On raconte que des recherches furent faites immédiatement dans la bibliothèque d'une abbaye de Saint-Benoît, qui était peu éloignée du lieu où l'on avait découvert les sorciers, et qu'on y trouva un ancien manuscrit qui donnait un *parfait éclaircissement* des légendes et des vertus de cette médaille[1].

la croix NDSMD (N*on* D*raco* S*it* M*ihi* D*ux*); cette croix est cantonnée des quatres sigles CSPB (C*rux* S*ancti* P*atris* B*enedicti*). — Première variété: même revers. — Seconde variété: la croix est largement pattée, sans échancrure et munie d'un double orlet; elle est posée sur un champ convexe et contient les mêmes sigles; elle est entourée d'un cercle à grénetis; autour, sur un champ plan et en légende circulaire, les sigles du droit de la première médaille, avec le monogramme du Christ, sans croix, au commencement de la légende. — *Deuxième médaille*: la Sainte Vierge assise dans un fauteuil, revêtue d'un large manteau et d'un voile sur lequel repose une couronne comtale; elle tient de la main droite un globe surmonté d'un lys; sur ses genoux, l'enfant Jésus debout, ayant sur la tête une couronne ducale, bénissant et portant dans la main gauche le globe terrestre; dans le champ, à gauche, la margelle d'un puits; à droite une petite maison; tout autour de hautes plantes à larges feuilles; sur l'une de ces plantes, à gauche, est placée une scie de menuisier. En légende N. S. D. MONS. (N*ostra* S*ancta* D*omina* MONS*arati*, *de Monsarat*, en Italie). A l'exergue, ROMA. — La variété ne diffère au revers que par de menus détails d'exécution.

Une variété qui paraît la plus ancienne de toutes ces pièces, est en étain; elle est presque identique au premier type (1re variété).

[1] On a publié sur cette médaille « un petit livre qui est aujourd'hui fort rare et ayant pour titre: *Des effets ou vertus de la croix ou médaille du*

Nous sommes entrés dans ces détails au sujet de la *médaille des sorciers*, parce que ces particularités sont peu connues et qu'elles peuvent intéresser quelques curieux, mais nous avons voulu surtout montrer combien la superstition des sortiléges est tenace dans ses pratiques et ses talismans, et combien elle montre de souplesse. Elle sait revêtir toutes les formes, jusqu'aux plus trompeuses, afin de parvenir ainsi à glisser ses œuvres partout, même dans des mains où on ne croirait pas pouvoir les trouver, mais où elles ne figurent guère comme talismans.

On pense donc qu'il existe des objets matériels doués de la vertu de préserver des sortiléges; néanmoins, aux yeux des croyants, l'emploi de ces moyens n'est pas la plus sûre garantie. On croit qu'il faut surtout s'attacher à éviter la rencontre de la sorcière, c'est là le point capital; aussi se garde-t-on bien, à moins de nécessité absolue, de passer devant son habitation. Pour ce qui concerne ce dernier mode de préservation, un assez grand nombre d'hommes de la campagne sont aussi crédules que leurs femmes.

La région circa-montpelliéraine elle-même reste infestée de la croyance aux sortiléges; à quel degré? nous le recher-

grand patriarche saint Benoît, extrait de l'imprimé d'Allemagne; Paris, chez N. Ressin, 1668» (Duby); réédité avec quelques changements en 1741. — Le *Magasin pittoresque* (1841, pag. 92) s'est occupé de cette médaille; mais l'article de cet excellent recueil, qui n'est du reste composé que de quelques lignes, renferme une inexactitude au sujet de l'origine et du nom de cette pièce; il donne en outre une lecture tout à fait vicieuse de plusieurs légendes. — Nous avons sous les yeux une plaquette de quatre pages, concernant la même médaille: *s. d.*; Montpellier, imprimerie de X. Jullien; c'est une réimpression toute moderne d'une œuvre anonyme du XVIIe siècle.

cherons tout à l'heure. Voyons d'abord comment cette croyance est répartie dans la contrée.

Tout porterait à supposer que de telles superstitions se sont conservées spécialement dans les localités retirées, où le mouvement des affaires est restreint et les déplacements difficiles, et où par conséquent les anciennes idées doivent se maintenir davantage dans leur intégrité traditionnelle. Il n'en est rien pourtant. Autour de Montpellier, et dans un rayon assez étendu, ce sont précisément les localités les plus avancées sous tous les rapports qui sont restées les plus entachées de ces vieilles erreurs.

Nous remarquons, en effet, ces croyances dans la région sud-ouest, et en général on peut dire sur notre littoral. Les villages les plus renommés à ce point de vue sont : Mauguio, Palavas, Villeneuve, Vic, Mireval, Frontignan, etc., et la ville de Cette elle-même ; toutes ces agglomérations de populations sont placées au bord de la mer. Puis, en se dirigeant vers l'ouest et en s'éloignant un peu du littoral, on trouve ; Fabrègues, Saussan, Pignan, La Vérune, Saint-Jean-de-Védas, Celleneuve, etc. ; au nord, Castelnau et particulièrement Montferrier.

Ces villages sont tous peuplés d'hommes actifs, intelligents, âpres, habiles et souples au travail, peu routiniers dans leur pratiques agricoles. C'est là que, dans ces dernières années, la viticulture a réalisé le plus de progrès, même chez les plus petits propriétaires ; c'est là que l'on trouve le plus d'instruction, que les intérêts généraux du pays occupent relativement davantage les esprits ; c'est là que les femmes communément pratiquent des industries qui les appellent fréquemment à Montpellier ; c'est là, en un mot, que le niveau général et individuel est le plus élevé, et néanmoins c'est dans cette même contrée que l'on peut recueillir les faits les plus nombreux, les plus bizarres, les plus accentués, pour ce qui regarde les sortiléges et les sorcières.

Si, au contraire, on remonte vers le nord de l'arrondissement, dans la région plus accidentée où les derniers contreforts de la chaîne des Cévennes rendent les communications moins fréquentes, où les affaires sont moins actives, où le paysan reste fortement attaché aux anciennes idées, à ses habitudes, à ses mœurs, à ses croyances, où la vie propre à chaque localité a plus de prépondérance, là on ne trouve plus aussi fortement établies les superstitions du genre de celles qui nous occupent. Dans cette région, les villageois sont crédules, superstitieux à leur façon; ils poussent parfois certaines pratiques religieuses au-delà de toutes limites, et néanmoins, là, chaque localité n'a pas comme ailleurs ses sorciers ou n'en a que rarement; et dans ce cas ce sont presque toujours des étrangers, habituellement des bergers, qui deviennent sorciers de gré ou de force. Si quelques idées de sorcellerie viennent à traverser l'esprit, on en parle peu, et l'événement qui a fait penser un instant aux sortiléges est assez vite oublié; la superstition y existe sans doute, mais elle revêt plutôt un caractère affectif, et, bien que tenace, elle reste vague et indéterminée; elle n'a pas de système, pas de théorie, comme sur le littoral.

Certaines croyances rappellent cependant la sorcellerie; au premier rang, il faut placer quelques idées superstitieuses appliquées à l'éducation si chanceuse des vers à soie. Bon nombre de paysans, par exemple, ne consentent qu'avec la plus grande peine à laisser pénétrer des étrangers dans leurs *chambrées,* parce qu'ils sont persuadés pour la plupart que l'œil d'un étranger porte alors malheur. Ils entourent encore l'éducation de cette chenille délicate de quelques pratiques superstitieuses dont il est inutile de donner le détail; mais tout cela ne forme pas un système. Nous avons, au contraire, mentionné d'assez nombreux échantillons de prétendus sortiléges empruntés à la région du littoral; on peut voir là un ensemble de croyances s'enchaînant et constituant, autant que cela est possible pour des paysans et pour cette classe de faits, une théorie qui précisément, parce qu'elle paraît fondée sur la logique par certains côtés, a conquis une solidité et une influence réelles.

Cette dissemblance, si peu attendue parce qu'elle semble en contradiction avec les lois naturelles de l'esprit humain, peut-elle recevoir son explication? L'interprétation de ces faits serait-elle donnée par la recherche attentive dans le présent aussi bien que dans le passé, des conditions physiques et morales de nature à exercer une influence durable sur chacune de ces régions? Assurément, la cause ou mieux les causes ne peuvent se trouver que là, car rien ne vient de rien.

Parmi ces causes, ne pourrait-on pas invoquer la tradition ancienne? Les Romains ont occupé, et pendant fort longtemps, tout notre pays; la Provence et le Languedoc, surtout le Bas-Languedoc, étaient le siége de prédilection de leur empire dans les Gaules. C'est là qu'ils ont laissé l'empreinte la plus forte. Maintenant, si l'on recherche quelle est dans cette dernière zone la région où les Romains ont habité de préférence, où ils ont fait les établissements les plus considérables, où leurs institutions ont acquis le plus de vitalité, où leurs mœurs, leurs idées, leurs traditions, ont conservé le plus de puissance, et se sont perpétuées le mieux jusqu'à nous, en traversant cette longue période du moyen âge dont les principes civils et religieux étaient si différents de ceux des anciens, on remarque que c'est précisément dans cette lisière du littoral méditerranéen dont nous nous sommes plus particulièrement occupé, qu'ils ont en général laissé les traces les plus profondes et les plus persistantes. Dans ces lieux, on saisit à chaque pas des marques de leur séjour ; ils ont façonné presque tout à leurs mœurs, communiqué leurs idées et imposé jusqu'aux noms : là, les désignations de localités sont latines bien plus souvent que dans le reste des Gaules. D'importants vestiges de leur passage subsistent encore : c'est là que passait la fameuse voie romaine. Trouverait-on dans ce fait l'explication de l'apparente anomalie que nous signalions tout à l'heure ? La confiance inébranlable, perpétuelle et presque absolue dans la superstition, nos paysans la tiendraient-ils des Romains ? Quant à la forme qui lui a été donnée par l'introduction des conceptions démoniaques et de sorciers, c'est le moyen âge qui l'a positivement imposée. Quoi qu'il en soit de cette explication, que nous présentons, on le comprend, avec l'atténuation du doute, le rapprochement que cette discussion nous a amené à établir nous a paru curieux, et nous n'avons pas cru devoir le passer sous silence.

Néanmoins on se ferait une idée fausse de l'état de la croyance aux sortiléges dans notre région, si l'on suivait pas à pas notre exposé, et si l'on n'y apportait des restrictions très-sérieuses.

Assurément le tableau que nous avons donné est exact, du moins nous le croyons; les idées et les pratiques superstitieuses sont bien telles que nous les avons décrites, et cependant leur importance, leur généralisation vraies ne répondent pas parfaitement à notre exposé. D'où provient un tel désaccord?

Afin de faire connaître avec toute la netteté désirable les diverses opinions ou pratiques se rattachant à la croyance aux sortiléges, nous avons été dans l'obligation de grouper les faits, et de les présenter comme un tout inséparablement uni dans chaque lieu où nous avons porté nos regards. Nous avons fait justement ce que fait l'auteur comique, lorsqu'il condense sur un personnage à caractère les traits épars chez un grand nombre d'individus. Le type est vrai, la personne ne l'est pas. Ainsi, les diverses croyances que nous avons indiquées ne se trouvent pas réunies à la fois dans un même lieu; de plus, elles flottent et se succèdent.

En effet, ces croyances n'exercent pas constamment un empire égal : il est des moments où elles sommeillent au fond des cœurs, il en est d'autres où elles se réveillent et agitent plus ou moins les esprits à la suite de quelque fait peu ordinaire qui vient frapper l'imagination publique. Mais, il importe de le dire, les périodes d'engourdissement sont incomparablement plus longues que les périodes d'activité.

Et puis, même dans les moments de surexcitation populaire, il existe au sein des villages les plus imbus de ces superstitions, bon nombre d'incrédules et même de gens disposés à la raillerie. Il est aussi des esprits, et ce sont peut-être les plus nombreux, qui, sans être absolument sceptiques, se montrent presque toujours indifférents et ne se sentent entraînés vers cet ordre d'idées que dans des cas véritablement exceptionnels ; pour subir l'ébranlement général, et encore d'une manière restreinte, il leur faut une ces puissantes émotions publiques que l'on observe très-rarement dans nos régions.

Nous rappellerons encore un fait, que nous avons déjà mentionné du reste : c'est que les croyances aux sortiléges résident spécialement dans le cœur des femmes; la plupart des hommes leur échappent de plus en plus.

Enfin, les superstitions que nous étudions n'obsèdent pas les esprits autant que pourrait le faire penser notre exposé. Le mouvement des idées, des affaires, des plaisirs, des joies et des peines ordinaires de la famille ; toutes ces diversions, immensément plus grandes qu'autrefois, viennent à tout instant arracher l'esprit aux préoccupations superstitieuses. Dans le courant ordinaire de la vie, même au village, de telles préoccupations ne sont que des épisodes.

Réduites aux proportions en réalité assez restreintes que nous venons de tracer, les diverses croyances aux sortiléges persistent inébranlables dans un grand nombre de petites localités. Là même où elles paraissent mortes, il suffit d'une étincelle pour leur rendre la vie. Qu'un événement étrange se produise dans des conditions extraordinaires, et les vieilles idées surgiront de tous côtés et avec une vigueur inattendue; mais, il faut le dire, cette nouvelle vie ne sera plus qu'éphémère. Toutefois il est des lieux où de pareilles croyances sont pour ainsi dire en permanence et où le moindre accident suffit pour mettre les esprits en émoi. Dans un des villages que nous avons cités, n'a-t-on pas vu naguère un cas qui a fait grand bruit de prétendue possession du démon ? Cet événement a suscité de nombreux commentaires, des démarches incroyables et même des pratiques que l'on aurait cru impossibles à notre époque. Cette possession a duré plus longtemps que les possessions ne durent d'ordinaire, si bien que les esprits se sont lassés, et la merveille a fini par disparaître, sans que personne se soit soucié de savoir comment elle avait cessé d'exister.

Nous pourrions relater un autre cas qui a eu lieu tout récemment à Montpellier même, mais dans un cercle assez restreint, et qui n'a acquis qu'un faible retentissement, sans doute parce que l'opinion publique n'y est pas favorable à ce genre de croyances. C'est un fait que nous avons vu de très-près, puisque nous avions donné des soins au malade pendant assez longtemps et antérieurement à la possession. Le délire démonopathique était médiocre, au point de vue des conceptions démoniaques. Cependant quelques personnes, et notamment la mère du patient, firent toutes sortes de démarches pour obtenir l'exorcisme, qui du reste fut refusé. Le malade ne tarda guère à abandonner ses affirmations démoniaques et même à en prendre le contre-pied, puisqu'à l'Asile des aliénés, où il est actuellement placé, il affirme être Jésus-Christ lui-même. Nous ignorons si les quelques personnes qui avaient cru à la possession ont abandonné leur opinion aussi vite et aussi complètement que le malade, mais nous en doutons.

Il serait avantageux sans doute d'exposer, comme nous venons de le faire pour notre région, l'état actuel, dans la la France entière, des croyances superstitieuses en général, et particulièrement de la croyance aux sortiléges. Mais les matériaux d'une pareille histoire sont épars de tous côtés ;

ils n'ont attiré l'attention des écrivains que dans de rares et fugitives occasions : les colliger constituerait un labeur considérable et difficile, peut-être impossible. Notre intention n'a pas été d'ailleurs, — et le titre de ce travail en contient déjà l'aveu, — de tracer ici une histoire complète du monde contemporain de la superstition même réduite à la sorcellerie. Néanmoins, les quelques indications que nous pouvons donner sur les principales formes existant en France ne seront pas dépourvues d'utilité pour le but que nous poursuivons.

Dans notre pays, il est certaines superstitions que l'on peut regarder comme communes, et qui n'ont subi, suivant les diverses régions ou localités, que des modifications de peu d'importance. Celles-là sont évidemment empruntées, tout au moins dans leur constitution, à l'empire romain, dont les idées ont pénétré si profondément dans les différentes parties de l'Europe soumises à sa domination. Il en est d'autres qui, plus spéciales, sont étroitement attachées à la localité ; celles-là doivent être regardées comme une production particulière de chaque pays. Au fur et à mesure du rapide exposé que nous entreprenons, nous aurons, autant que possible, le soin de signaler parmi ces fictions celles qui paraissent avoir un caractère plus essentiellement local, et qu'il nous est donné de connaître avec toute la précision désirable. Mais il y aurait peu d'avantages à leur assigner un examen séparé.

Quelle que soit leur origine, les croyances superstitieuses encore subsistantes peuvent être, au point de vue de leur forme et des idées qu'on y attache, comprises dans plusieurs groupes principaux. En premier lieu, on doit considérer les locutions, manières, usages, fêtes, cérémonies, dont la source est incontestablement superstitieuse, mais dont la signification est presque entièrement perdue pour les érudits, et totalement ignorée des gens du peuple, de ceux mêmes qui y sont le plus fidèles. On peut rapprocher de ces croyances celles qui se rapportent aux enfants, généralement en ce qui concerne leur santé et leur avenir. Viennent ensuite les fictions qui ont trait aux esprits avec ou sans apparition : fées, spectres, fantômes, revenants, etc. On trouve encore les fictions relatives aux transformations et métamorphoses. Enfin, pour clore cette liste, on a la croyance aux arts magiques, sortiléges, maléfices, etc. Celle-ci doit, relativement aux autres, attirer davantage notre attention. Néanmoins, comme toutes ces idées se lient les unes aux autres, il y aurait des inconvénients réels à limiter l'examen à ce dernier groupe. Quelques exemples suffiront pour chacune de ces catégories, et surtout pour celles qui s'éloignent le plus de l'objet principal de nos investigations[1].

Nous ne parlerons pas du fameux *Dieu vous bénisse!* qui est encore si répandu dans les villages de toute la France, et qu'on veut faire remonter à la peste d'Athènes; ni de la salière renversée, ni d'autres puérilités du même genre. Dans un grand nombre de provinces, on conserve le souvenir de Gargantua, on montre le monticule sur lequel ce personnage populaire s'asseyait, et qui lui servait ainsi d'escabeau, etc. Toutefois, le Midi s'est montré plus

[1] Pour cette revue, nous avons mis largement à contribution un livre qui, sous une forme légère, gracieuse et délicate, contient des indications aussi exactes que précises. Nous voulons parler des contes publiés par M. É. Souvestre sous ce titre général : *Les récits de la muse populaire.* (*Revue des Deux-Mondes,* 1849, tom. I et II; et 1850, tom. III.)

oublieux vis-à-vis du fameux Géant que le reste de la France. Mais la bûche de Noël est encore fêtée dans un assez grand nombre de localités de la Provence. C'est le plus jeune enfant de la famille qui chante les vers traditionnels et fait les trois libations voulues.

Dans la Normandie, si riche d'ailleurs en fictions superstitieuses, on croit que les enfants qui viennent au monde pendant une grande tuerie d'hommes reçoivent le don de se *dédoubler*, c'est-à-dire que plus tard leur âme peut abandonner le corps à sa volonté, mais pour un temps limité, trois jours au plus. Si, dans ce délai, elle n'est pas revenue à son gîte, elle est irrévocablement damnée. Les enfants morts sans baptême viennent parfois voltiger dans les campagnes comme des follets, et on les appelle des *Létiches*. Dans le Calvados et la Manche, on prend pour tels les hermines de France, que leur blancheur et leur rareté enveloppent d'un certain mystère. Beaucoup de femmes dans ces pays sont convaincues que les jeunes enfants, quand on les laisse pleurer et crier tout seuls, sont *mal doués* par la faute de ceux qui les abandonnent ainsi, ou qu'ils appellent pendant la nuit les âmes de leurs grands parents dans le cimetière.

Plus nombreuses, plus variées et plus influentes sont les superstitions populaires qui se rapportent aux esprits : esprits agréables et fantastiques, esprits horribles et terrifiants.

Parmi les premiers, on doit compter les lutins, qui jadis étaient répandus sur toute la surface de notre pays, mais qui aujourd'hui se sont réfugiés dans les landes désolées et les chaumières misérables de la Bretagne ou des côtes de la Manche ; dans cette catégorie doivent se placer les fées[1].

La croyance aux fées est conservée dans un certain nombres de contrées de la France, leurs souvenirs partout. On raconte que du temps de Charles VII, la créance en ces êtres imaginaires était universelle. C'est ainsi que dans le procès manuscrit de Jeanne d'Arc, on lit que plusieurs fois on demanda à la jeune héroïne si elle n'avait pas vu les fées, si elle ne leur avait pas parlé, si elle n'avait pas été à leur arbre et à leur fontaine près de Domrémy. Les fées étaient ordinairement imaginées en France sous la figure de petites vieilles, difformes et hideuses, ou sous celles de belles femmes, savantes dans l'art de charmer et dans la divination. Dans le nord de l'Europe, l'imagination leur prêtait une forme plus gracieuse et un caractère plus bienveillant.

On donnait pour habitation aux fées, des grottes et des rochers, mais surtout les grottes les plus parées de stalactites capricieuses dans leurs formes et les plus éclatantes de blancheur. Le nombre des cavernes dont le nom perpétue la trace des fées est considérable en France : dans le Berry on en comptait deux ; dans le Périgord il s'en trouve une que l'on croyait d'une étendue immense et d'une beauté merveilleuse. La même foi régnait dans le Limousin, l'Angoumois, etc. Dans le département de l'Hérault, où le souvenir des fées est totalement effacé, néanmoins la qualification en est restée à la magnifique grotte connue sous le nom de grotte *dé las fàdas*, et en français *des Demoiselles*.

Des traditions, des légendes, des chants nombreux et

[1] *Magasin pittoresque*, tom. I, pag. 298.

assez variés, encore subsistants aujourd'hui dans nos provinces du Nord, reproduisent avec vivacité les croyances poétiques d'un autre temps. Parmi ces *sagas* françaises, une des plus gracieuses est celle qui retrace les malheurs d'une de ces filles-fées condamnées à subir, pendant quelques heures, une de ces métamorphoses qui les laissent sans défense et sans pouvoirs [1]. Si elles sont parfois victimes, plus souvent les fées deviennent persécutrices : tantôt elles apparaissent avec tout l'acharnement du remords, dont elles représentent l'importunité vengeresse; tantôt elles apportent partout où elles passent les désastres qui émanent d'elles. Encore, dans la Normandie, on croit qu'elles viennent tourmenter les nouveau-nés, qu'elles hantent de préférence des sites sauvages, des défilés étroits et dangereux, et même certaines chambres dans bien des maisons; dans ces lieux fourmillent les événenements malheureux. On croit aussi que dans tous les endroits où elles passent, l'herbe se flétrit sous leurs pas. Néanmoins, dans leur ensemble, les fictions féeriques du nord de la France, et particulièrement celles de la Normandie, si riche en souvenirs fantastiques, révèlent plutôt une tendance au merveilleux poétique qu'aux prévisions et aux craintes sinistres.

Dans le midi de la France, les fées sont presque toujours des êtres malfaisants. C'est ainsi que dans plusieurs localités de la Provence, on continue à raconter l'histoire de la *Saurimonde*, malin génie qui prend la forme d'une petite fille et se fait adopter par quelque famille. La prétendue orpheline grandit en beauté et épouse le fils de la famille. Mais dès qu'elle est mariée, elle devient seule maîtresse

[1] É. Souvestre; *loc. cit.*, 1849, tom. IX, pag. 105.

dans la maison et s'arrange si bien que rien ne réussit. Le pain qu'elle fait cuire se moisit aussitôt; elle approche du feu des lacets à gibier qui ne peuvent plus prendre que des crapauds ; elle brûle du bois de sureau pour empêcher les poules de pondre et attire la malédiction sur le logis en détruisant les nids d'hirondelles. Le mari a beau appeler le *pâri*, sorcier campagnard dont l'office principal est d'éloigner les renards, pour faire aux quatre angles de la maison les conjurations nécessaires, son poulailler n'en est pas moins dévasté chaque nuit ; il suspend vainement dans ses étables des *peïros dé picoto* (pierre de petite-vérole), ses moutons meurent l'un après l'autre; enfin la ruine arrive, et avec elle les hommes de loi. Alors la belle mariée, qui a su se faire écrire un contrat par lequel on lui réserve une grosse dot, réclame ses droits, laisse vendre le reste et part en recommandant son mari à *san Plouradou* [1].

Dans le Midi, la fiction des fées n'a pu s'établir avec ses tradititions ordinaires; ce n'est qu'en subissant une transformation qu'elle est entrée dans le courant des idées populaires, et cette transformation s'est réalisée dans le sens des croyances superstitieuses le plus anciennement et le plus solidement établies dans le pays, c'est-à-dire dans le sens des superstitions déjà adoptées par les Romains. Comme cet exemple le montre, toutes les fictions y convergent facilement vers la sorcellerie. Du reste, le nom même de la langue romane donné aux fées dans la région méridionale, *fàda*, est emprunté directement aux Latins; c'est presque identiquement l'expression *fata*, Destins ; ce mot est resté

[1] *San Plouradou* est un de ces saints inventés par l'imagination ou la causticité populaires. Les *pierres de petite-vérole* ne sont autre chose que des *haches celtiques*. (É. Souvestre.)

dans la langue italienne moderne. Et ce qu'il y a de remarquable, c'est que le terme patois *fâda* signifie beaucoup moins une fée qu'une véritable sorcière, et que de plus ce terme a servi de racine au verbe *fadia*, qui signifie exclusivement ensorceler, jeter un sort. Chez les Italiens, il en est de même : le terme *fata* ne désigne qu'une sorcière ; nouvelle preuve de l'expansibilité et de la persistance intraitable des superstitions romaines au sujet de la sorcellerie.

Dans le reste de la France, quand on sort du domaine de la féerie proprement dite, on rencontre moins les sortiléges, mais beaucoup plus les fantômes sinistres. C'est là que le *char de la mort* répand la désolation dans sa course effrénée et silencieuse ; c'est là que le *tousseur jaune* multiplie ses terribles ravages. Dans un grand nombre de provinces, on croit aux *conducteurs de nuées* qui distribuent sur leur passage la grêle, la foudre, la dévastation la plus désolante ; on y parle encore du *grand chasseur blanc*, qui se fait toujours suivre d'une bande de loups affamés ; on y raconte les histoires les plus effrayantes de *garous*, vieilles réminiscences de la lycanthropie du moyen âge ; parfois on s'imagine voir apparaître des revenants, des spectres, des fantômes, et même en Normandie le vieux roi Guillaume-le-Bâtard en personne, mais sous le nom plus familier de *Guillemot*.

En résumé, les populations du Nord ont vécu et vivent encore davantage dans le monde purement fantastique; celles du Midi ont reflété beaucoup plus et reflètent toujours les superstitions non moins singulières, mais en quelque façon plus pratiques que les Romains leur ont laissées. Dans cette dernière région, on croit facilement à l'existence des remèdes magiques, et on a recours assez souvent, pour se guérir, à ce qu'on appelle le *secret*, que certains médicastres sont censés posséder.

Cette opposition s'accentue incontestablement plus si l'on vient à comparer la zone du midi de la France aux contrées brumeuses du nord de l'Europe; dans ces dernières régions, la fantaisie règne en maîtresse souveraine. Les romans de Walter Scott, si exacts comme description des mœurs et des croyances d'autrefois, donnent une idée parfaitement juste de la direction que l'imagination, aux prises avec le merveilleux, avait suivie chez les hommes de la Grande-Bretagne et spécialement chez les Écossais. Les *sagas* scandinaves, dans leurs prodigieux récits, dépeignent surtout les grandes batailles fantastiques, les aventures de mer inouïes, les festins féeriques de la cour d'Odin. Les Allemands, dans leurs *Niebelungen*, adoptent les formes étranges et attrayantes que peut créer la rêverie nébuleuse et mystique la plus riche.

Il résulte de ce rapprochement que la France tout entière, si elle était mise en regard des contrées septentrionales, se présenterait justement avec le caractère que sa propre région méridionale affecte par rapport à ses pro vinces du nord.

L'Italie est restée toute latine; là, en fait de superstition, les pratiques et les résultats sont presque tout; les idées, la cause, l'enchaînement, le système, n'y sont l'objet d'aucune préoccupation. C'est surtout le mauvais œil qui a accaparé toutes les faveurs de la foule, et même d'un assez grand nombre de gens haut placés.

Quant à l'Espagne, elle partage la plupart des idées de

[1] *Magasin pittoresque*, 1838, pag. 122.

l'Italie; mais elle se livre, au point de vue de la préservation, à certaines pratiques prétendues religieuses, dont l'absurdité ne frappe que peu de personnes. Ce pays a encore conservé quelque souvenir des enchanteurs, de leurs maléfices et de leurs prodiges.

Telles sont, en résumé, les principales croyances superstitieuses des peuples de l'Europe dont la civilisation est la plus brillante et a été la plus hâtive. Si nous jetons nos regards sur les régions que les ténèbres de la barbarie couvrent encore en partie, nous y trouvons les superstitions que l'on observe, précisément et à peu de chose près avec la même forme, chez les peuplades sauvages du Nouveau-Monde, mais beaucoup plus accentuées que chez ces derniers.

Les sorciers, en Russie[1], ont un caractère commun qui consiste dans la singularité de leur costume et dans les fatigues qu'ils se donnent pour en imposer à la multitude.

Lorsqu'ils sont appelés à exercer leur ministère, ils revêtent une longue robe de cuir, parsemée d'idoles de tôle, de chaînes, d'anneaux, de sonnettes, de morceaux de fer, de queues d'oiseaux de proie et de bandes de fourrure ; leur bonnet, couvert des mêmes ornements, est en outre surmonté de plumes de hibou.

Presque tous portent un instrument qui joue le principal rôle dans leurs prestiges : c'est un tambour ovale, long de trois pieds, recouvert d'un côté seulement par une peau sur laquelle sont dessinées des images d'idoles, d'astres et d'animaux ; sous cette peau sont attachées de petites clochettes dont le bruit aigu se mêle au ton grave

[1] *Des sorciers chez les peuples soumis à la domination russe.* (*Mag. pittor.*, 1838, pag. 132.)

et lugubre que rend le tambour sous les coups réitérés d'une baguette enveloppée de peau.

Le lieu que choisit ordinairement un sorcier pour se livrer à la pratique de son art mystérieux, est une hutte souterraine, éclairée par la flamme d'un monceau de bois qui brûle au milieu, Là, il commence par aspirer avec force de la fumée de tabac ; puis, lorsqu'il s'est ainsi procuré une sorte d'ivresse qui le fait paraître aux yeux des assistants comme animé d'une sainte inspiration, il se livre à d'effrayantes contorsions, grimaçant d'une manière horrible et bondissant autour du brasier; sa bouche se tord, ses yeux sortent de leur orbite ; il frappe ses mains l'une contre l'autre, et, poussant de grands cris, appelle tous les dieux par leur nom ; bientôt un tremblement général s'empare de ses membres, il paraît enfin tomber dans un profond évanouissement. Frappés alors de terreur et d'anxiété, les assistants attendent, dans un silence recueilli, le moment où reviendra l'âme du devin, qu'ils croient s'être séparée de son corps pour aller converser avec les dieux malfaisants, et obtenir d'eux la connaissance de l'avenir. En effet, après avoir plus ou moins prolongé cet état de prostration simulée, le sorcier se lève, répond aux demandes qui lui ont été adressées, et rend ses oracles.

Le plus ordinairement, c'est à l'occasion des maladies que l'on s'adresse aux sorciers, ainsi que cela se pratique d'ailleurs chez un grand nombre de tribus sauvages.

Il arrive souvent que les mouvements imprimés à leurs yeux, dans les convulsions auxquelles il se livrent, ont pour résultat de produire chez ces devins une cécité prématurée; mais cette infirmité est regardée comme une faveur céleste par le peuple, qui pour cette raison les entoure de plus de soins et de respect.

Dans le Kamtchatka, c'est aux femmes qu'est réservé le don de lire dans l'avenir. Remplissant à la fois les fonctions de prêtresse et de magicienne, elles n'ont ni le tambour ni le costume que nous avons décrits, et pour leurs sortiléges elles emploient des procédés plus simples et moins fatigants, et que nous nous dispenserons d'indiquer.

Les sorciers Koriaks se contentent d'immoler un chien ou une renne, et de frapper sur un tambour pendant le sacrifice.

Les Tungouses regardent comme appelés au sacerdoce, par une vocation divine, ceux de leurs enfants qui sont sujets aux convulsions et aux saignements de nez.

Les sorciers Kirghis jettent dans le feu l'os d'une épaule de mouton, et pour eux l'avenir se dévoile dans les fentes qui s'y sont formées; ils observent aussi, pour les guider dans leurs prédictions, les vibrations de la corde d'un arc qui se détend.

Les Lapons idolâtres attribuent à leurs magiciens le pouvoir d'évoquer les esprits, d'appeler ou de chasser les insectes, de vendre le vent et la pluie, et de disposer enfin de toute la nature.

Les pratiques de la sorcellerie sont constituées chez ces peuples d'une foule de puérilités; cet art a une mise en scène exagérée jusqu'au ridicule le plus complet. Cette particularité se retrouve chez toutes les populations à peine parvenues à l'enfance de la civilisation.

En outre, comme cela se voit presque toujours dans les mêmes conditions de demi-barbarie, les sorciers à rémunérations témoignent, par l'ardeur qu'ils apportent à leur œuvre et par le sérieux dont ils accompagnent leurs pratiques, de la confiance qu'ils sont les premiers à avoir dans l'efficacité de leur art burlesque.

Une étude plus importante et aussi plus difficile nous reste à entreprendre: il s'agit de l'examen des conditions et des influences qui ont dû présider à la naissance de la croyance aux sortiléges et de celles qui contribuent à l'entretenir.

§ IV. Des influences favorables au développement de la croyance aux sortiléges.

La disposition à croire au merveilleux, en général, fait en quelque sorte partie de notre constitution morale. Cette tendance dérive, nous l'avons déjà dit, de nos aspirations vers l'infini, quand ces aspirations sont mal réglées et qu'elles ne sont pas soutenues par une raison droite et éclairée. Toutefois de telles aspirations ne pourraient à elles seules prendre une direction précise, elles resteraient dans un état si vague, si indéterminé, si mobile, que l'infécondité les suivrait dans leurs incessantes fluctuations. Les sentiments dont nous parlons sont plutôt une condition qu'elles ne constituent un agent de production.

Les croyances superstitieuses trouvent en partie des bases plus ou moins assurées dans les faits qui servent de point de départ aux diverses interprétations. Nous nous sommes déjà occupé de ces faits, et nous avons montré qu'on pouvait les classer en quatre groupes : événements surprenants, phénomènes somatiques spontanés et prodigieux en apparence, effets singuliers de certaines substances, merveilles de la science.

Ce n'est pas tout : aspirations et points de départ ne suffiraient pas pour prêter un corps aux diverses opinions superstitieuses, pour les revêtir d'une forme précise, pour donner en un mot à l'esprit un système propre à satisfaire à la fois son amour du merveilleux et son besoin d'explications en apparence logiques : deux tendances qui paraissent contradictoires, et qui cependant atteignent l'une et l'autre leur plus haut degré d'intensité chez ceux-là mêmes que le supernaturalisme domine. Pour que les idées sur de pareilles matières puissent acquérir une direction déterminée, pour qu'elles puissent parvenir à édifier une théorie plus ou moins spécieuse, l'intervention d'influences plus accentuées est évidemment nécessaire. Celles-ci sont seules en mesure de donner une existence réelle aux diverses opinions superstitieuses. Nous n'avons à nous occuper ici que de la croyance aux sortiléges; cependant, dans ce sujet restreint, nous nous trouvons en présence d'une difficulté non dénuée d'importance. Pour faire une étude complète et approfondie de ce qu'on pourrait appeler la pathogénie de la sorcellerie, il serait bon de distinguer, parmi les influences, celles qui ont une action directe, décisive, de celles qui ne peuvent être regardées que comme des conditions plus ou moins favorables; mais, il faut l'avouer, là tout est confondu : telle influence qui ne doit être regardée habituellement que comme une simple condition, acquiert dans telle circonstance une action plus déterminante. Nous confondrons donc, dans l'examen que nous allons entreprendre, les influences de divers degrés, puisque la variabilité, quant à l'énergie de leur action, se révèle de toutes manières.

Parmi les influences favorables ou contraires à la croyance aux sortiléges, nous trouvons d'abord la civilisation.

Tout le monde comprend la valeur de ce mot; personne peut-être n'en donne une définition exacte et complète.

La difficulté que présente une pareille limitation de sens, et qui arrête tant d'esprits profonds, nous paraît tenir à la multiplicité pour ainsi dire infinie des modes qui, par leur convergence, constituent cet ensemble de faits moraux et même physiques qu'on appelle une civilisation. Nous n'essayerons certes pas de combiner dans une proposition fondamentale et avec leur valeur relative les caractères propres à établir cette détermination si difficile; nous indiquerons seulement, et au point de vue de l'utilité directe que nous pourrons en retirer, les diverses classes dans lesquelles les caractères principaux de toute civilisation paraissent groupés.

A ce point de vue, nous inclinons à regarder la civilisation comme l'état d'un peuple ou d'une époque qui a pour mesure : le degré et le mode de développement des connaissances générales fondées sur la culture de l'esprit individuel, l'élévation et la moralité de croyances religieuses exemptes de tout alliage étranger, l'expansion ainsi que la délicatesse du sentiment esthétique et enfin le perfectionnement des relations sociales et privées au point de vue de la justice, de l'ordre, et de l'aménité. A ces caractères, qui indiquent le degré de culture intellectuelle et morale d'un peuple ou d'une époque, il faut joindre aussi, dans une certaine mesure, le soin de la personne.

Dans chacun de ces groupes nous trouvons des influences de premier ordre, agissant sur la foi aux sortiléges aussi bien que sur les superstitions en général.

Chez les anciens, assurément et par certains côtés, la civilisation avait acquis des proportions prodigieuses. Quoi de plus admirable, en effet, que cette société grecque, particulièrement à Athènes, au temps de Périclès, quand elle est contemplée sous ses aspects les plus brillants! Cet heureux pays nous a légué une expression pour peindre ce je ne sais quoi, efflorescence de la délicatesse de l'esprit et des sens, des mœurs générales et des manières individuelles : l'Atticisme. Les Grecs ont transmis à la postérité des modèles inimitables dans les belles-lettres, des chefs-d'œuvre désespérants dans les beaux-arts; ils ont montré tout ce que donne d'énergie tenace et de courage indomptable le sentiment le plus pur de l'indépendance patriotique. Et néanmoins, à voir les choses de près, ce peuple avait dans sa civilisation des infirmités irrémédiables ; aussi sa splendeur n'a-t-elle été qu'éphémère. Des superstitions sans nombre, venant presque toutes se grouper autour d'un fatalisme oriental, déparaient l'incomparable culture intellectuelle des Grecs.

C'est, en effet, dans l'Orient que la plupart des superstitions connues plus tard sous le nom de sorcellerie, ont pris naissance ; on les désignait alors sous le nom commun de magie. M. Eusèbe Salverte constate dans les termes suivants leur antiquité et leur origine : « La magie a, de tout temps, obtenu dans l'Hindoustan une haute importance. M. Horst établit que le recueil des Védas contient plusieurs écrits magiques; il remarque que les lois de Menou indiquent diverses formules magiques dont l'usage est permis ou défendu à un brahme. Dans l'Hindoustan aussi existe, non moins anciennement, une croyance que l'on retrouve à la Chine : c'est que par la pratique de certaines austérités, les *pénitents* acquièrent un pouvoir redoutable et véritablement magique sur les éléments, sur les hommes et même jusque sur les dieux. Des innombrables légendes dont se compose la mythologie hindoue, la moitié peut-être présente des pénitents dictant des lois et même infligeant des punitions aux divinités suprêmes[1].»

Nous avons cité ce passage pour montrer que les éléments principaux de la sorcellerie étaient déjà établis à cette époque, et que cet art a plutôt perdu que gagné en importance, tout au moins pour ce qui regarde l'action directe du sorcier sur l'esprit supérieur avec lequel il est en rapport.

La magie avait une tendance essentiellement envahissante. Elle ne tarda guère à se répandre dans les contrées occidentales, par l'effet des relations commerciales ou des migrations des peuples asiatiques. Les Grecs, pas plus que les autres peuples moins avancés en civilisation, n'y furent nullement réfractaires. On peut donc reproduire, sans la regarder comme beaucoup trop exagérée, cette proposition de M. E. Salverte : « Longtemps la magie a gouverné le monde. »

C'est surtout chez les Romains, ces fiers légataires des Grecs, que les superstitions prennent un essor inouï; elles ne restent pas confinées dans la vie individuelle, au foyer de la famille; elles étendent leur domination à toute la société, elles deviennent un culte. Un sacerdoce spécial est créé, et les empereurs eux-mêmes s'honorent d'être les chefs des colléges d'augures. De Rome, elles projettent d'innombrables ramifications sur l'immense étendue de l'Empire, et bientôt, dans le monde civilisé tout entier, on croit aux présages, aux jours néfastes, aux amulettes, aux aruspices,

[1] Eusèbe Salverte; *Des sciences occultes*. Paris, 1843, pag. 90.

aux magiciennes, et même aux métamorphoses. Le peuple qui a bâti la ville éternelle a peu inventé ; il a reçu presque tout du dehors, mais il a habilement mis en œuvre les connaissances qu'il a ramassées de tous côtés. Quant à ses superstitions et même en partie sa religion, c'est aux Étrusques qu'il les doit, et ceux-ci les tenaient principalement de l'Orient, leur pays d'origine. Voilà ce qui explique comment, parmi les croyances superstitieuses, il se trouve tant d'opinions dont la source est asiatique. Comme certains hommes d'énergique volonté, de vastes desseins pratiques, les Romains étaient essentiellement enclins au merveilleux et fatalistes. Leur vue était profonde et étendue sans doute, surtout quand il s'agissait de connaître et de gouverner les peuples soumis ; et cependant ils étaient autant et même plus que les Grecs frappés d'infirmité morale, leur civilisation était incomplète. Malgré l'apparence, le cercle dans lequel se mouvait l'intelligence des Romains était restreint, les aspirations élevées leur faisaient défaut, et le côté matériel des choses était l'objet incessant de leurs spéculations. Or, à notre époque, ce sont précisément les populations dont l'esprit reste attaché à la terre, qui sont le plus accessibles aux vaines croyances. Sous un grand nombre de rapports, en effet, les Latins en général n'étaient pas supérieurs aux classes infimes de la société moderne.

Les peuples barbares de l'Europe qui enveloppaient l'empire romain, et qui ont fini par subir plus ou moins le joug de ces insatiables conquérants, avaient aussi de leur côté des superstitions particulières. Nous voulons parler surtout des Celtes, des Germains et des Scandinaves.

Autant qu'il est possible d'en juger d'après le peu de

documents qui nous sont parvenus, les croyances superstitieuses, chez les Celtes, faisaient partie constituante de leur religion. Leur foi religieuse était fondée sur un naturalisme que l'on pourrait appeler supernaturel. Vivant au sein d'une puissante et rude nature, en contact perpétuel avec elle, les Celtes avaient animé ses divers éléments: des arbres, des rochers, des fleuves et même des vallons et des montagnes, ils avaient fait des divinités. Ces esprits supérieurs n'étaient pas strictement attachés aux objets naturels; par une contradiction étrange, les éléments matériels leur servaient en même temps d'enveloppe et de substratum; ils pouvaient à certains moments, la nuit particulièrement, quitter cette partie d'eux-mêmes pour aller vaguer dans les landes et les clairières, ou folâtrer au coin de l'âtre. Ces divinités étaient généralement malfaisantes.

Walter Scott nous apprend [1] que dans plusieurs paroisses de l'Écosse on laissait une portion de terrain qu'on nommait le *Clos de Gudman*, sans le labourer ni le cultiver, et entièrement en friche. Cette singulière coutume n'a succombé qu'à une époque toute récente, et, quoique cela ne fût pas positivement avoué, personne ne doutait que le Clos du bonhomme ne fût consacré à quelque esprit malfaisant. L'illustre auteur assure qu'il existait naguère plusieurs personnes qui, dans leur enfance, avaient été habituées à regarder avec effroi tout lieu inculte, dans l'idée que si on avait voulu y porter la charrue, les esprits qui y habitent auraient manifesté leur colère par des orages et le tonnerre. Le nombre des endroits ainsi voués à la stéri-

[1] *Démonologie*, lettre III.

lité par une superstition populaire était considérable dans le pays de Galles, en Irlande et en Écosse.

On accusait aussi ces génies méchants d'enlever les enfants des hommes et de les élever comme s'ils appartenaient à leur race. On pensait qu'ils pratiquaient ces vols afin de payer aux régions infernales le tribut auquel ils étaient annuellement soumis, en livrant ces enfants de la race humaine plutôt que les leurs.

Toutes ces divinités n'étaient pas essentiellement malfaisantes ; beaucoup d'*Elves* n'évitaient pas la société des hommes, quoiqu'ils se conduisissent envers ceux qui entraient en relations avec eux d'une manière si capricieuse, qu'il était dangereux de leur déplaire ; quoique leurs dons fussent parfois d'une grande valeur, ils étaient ordinairement distribués au hasard et repris à l'improviste.

Ces fictions régnaient surtout parmi les peuples celtiques qui habitaient le sol de la Grande-Bretagne, et l'Armorique dans les Gaules. Le reste de ce dernier pays avait généralement des croyances plus élevées et plus pures, du moins chez les Druides et chez les chefs. Quoique ces personnages, en présidant au culte des forêts et même à certains sacrifices sanglants, parussent voués à une religion aussi matérialiste que cruelle, il n'est pas moins sûrement établi que leur foi isotérique était au fond spiritualiste, et qu'ils admettaient l'immortalité de l'âme. Mais, on doit le reconnaître, la masse de ceux qui composaient les tribus, partageaient des superstitions assez analogues à celles des autres populations autochthones dont nous avons parlé précédemment.

Tout le monde connaît le don divinatoire que les Celtes de la Gaule attribuaient aux druidesses. Mais ces prophétesses, quoique figurant dans la pompe des cérémonies, n'étaient pas honorées chez les Gaulois comme elles l'étaient chez les Germains. Là, ainsi que le rapporte Tacite, elles occupaient la première place dans les conseils, à cause des connaissances supernaturelles qu'on leur attribuait ; elles obtenaient même, dans de graves circonstances, une part dans la direction des armées.

Les peuples scandinaves, remarquables par la richesse de leur imagination fantastique, ont accordé aux magiciens une importance de premier ordre dans leurs *sagas* et leurs chroniques. Il n'y avait point d'irréligion à suivre l'étude de la sorcellerie, puisque la connaissance de la magie était l'un des principaux attributs d'Odin. Approcher de la divinité, la forcer à les instruire de ce qu'ils désiraient connaître, n'était point regardé chez ces peuples guerriers comme une impiété, mais comme un acte de bravoure et de courage extraordinaires.

Leurs matrones possédaient une haute réputation de magie, de don prophétique et de création d'illusions; et si elles n'étaient pas capables de transformer les corps, au moins étaient-elles assez puissantes pour fasciner les yeux de leurs ennemis, et cacher pour quelque temps les objets dont on faisait la recherche. On trouve dans l'Eyrbiggia-Saga (*Historia Eynarum*) un remarquable épisode qui donne le résultat d'une lutte entre deux de ces femmes inspirées. Affronter les périls les plus grands était regardé comme une preuve d'indomptable courage, qu'ambitionnait tout guerrier du Nord, et leurs annales abondent en récits de rencontres avec les esprits, les sorcières, les furies et les démons, que leurs *Kiempès* ou champions, par leurs forces humaines, parvenaient à soumettre, et qui leur cédaient les armes et les autres trésors qu'ils gardaient dans leurs tombeaux [1].

Pour compléter l'énumération des principales races qui ont peuplé l'Europe et qui, après avoir subi à des degrés divers l'influence des Romains, ont été pour ainsi dire le champ dans lequel ont été répandues les semences fécondes du christianisme, nous aurions à parler des Celtibériens, dont la civilisation tranchait sous bien des rapports avec celle des populations du Nord.

Mais, d'une part ces peuples n'ont pas laissé d'annales, et d'autre part les historiens latins ne se sont occupés d'eux que tardivement et à une époque où leurs mœurs et leurs idées avaient été déjà profondément modifiées au contact des Romains. Il résulte de là que leurs croyances au sujet de la religion et de la superstition, qui sans doute ne les épargnait pas, sont totalement inconnues et qu'il nous est difficile de nous en faire une idée. C'est probablement parmi les populations autochthones du nord de l'Afrique, aujourd'hui assez bien représentées par les Touaregs, qu'il faudrait aller chercher les principaux éléments de ces croyances, du moins au point de vue de la superstition; car, pour la religion, le mahométisme a de sa main de fer brisé l'ancienne foi indigène, si bien qu'il n'en reste plus que quelques vestiges à peine visibles.

Grecs, Étrusques, Romains, Bretons, Gaulois, Scandinaves, Germains, Celtibériens, n'ont pu conserver intactes leurs mœurs et leurs croyances; l'influence latine les a d'abord modifiés; si elle leur a enlevé quelques-unes de leurs fictions superstitieuses, elle leur en a donné un plus grand

[1] Walter Scott; *loc. cit.*, lettre III.

nombre; mais c'est devant la foi chrétienne qu'ils ont courbé la tête et que ces peuples se sont définitivement soumis.

Qu'est-il résulté de ce concours d'influences au point de vue de la croyance aux sortiléges ?

Sans doute, les fictions fantastiques étaient variées chez ces divers peuples; mais néanmoins elles avaient plusieurs caractères communs. D'abord, ces races ne possédaient pas de systèmes complets; leurs idées étaient flottantes, elles étaient dépourvues de netteté; les esprits supérieurs, qu'ils invoquaient ou dont ils redoutaient la méchanceté, n'étaient pas pour eux des êtres définis. En second lieu, quoique se rattachant plus ou moins aux croyances religieuses, leurs idées au sujet du monde fantastique ne faisaient pas corps avec ces croyances, elles n'en dérivaient pas directement. D'ailleurs, leurs systèmes religieux manquaient eux-mêmes de précision. Ces particularités expliquent comment les êtres plus ou moins surnaturels que l'imagination vierge de ces peuples avaient créés, étaient privés de détermination.

Le christianisme, en répandant sa lumière sur la surface du monde, ne put arracher, nous l'avons déjà montré, des superstitions qui avaient si bien imprégné la nature morale des individus qu'elles faisaient corps avec eux. Ces vaines fictions subsistèrent; elles parurent même recevoir à la fois une confirmation éclatante et une précision qui jusqu'alors leur avaient fait défaut. Le Démon entra en scène comme un être parfaitement déterminé, et il fut aussitôt assimilé à tous ces esprits qui avaient donné tant de labeur à l'imagination.

Dès-lors, dans chaque pays, et du plus au moins, l'ange déchu fut affublé des caractères que l'on avait prêtés jusque-là aux divers génies qui avaient habité la région des chimères; on lui attribua tous les méfaits que l'on avait rêvés, et on s'empressa même de combler la mesure. La foi chrétienne fut ainsi dénaturée par le vulgaire, et, il faut le dire, presque tout le monde dans ces temps reculés était le vulgaire, à cause du peu de diffusion des lumières. La superstition devint donc démoniaque, elle prit un corps; ses vaines fictions s'enchaînèrent, formèrent un système, et finirent par se condenser en une théorie. Il faut ajouter qu'en devenant des diables, les esprits méchants acquirent, par le fait de cette transformation radicale, une puissance incomparablement supérieure à celle qu'on leur avait attribuée jusque-là. Elles furent par suite inébranlables, si bien qu'il a fallu, pour les entamer, les immenses progrès de la civilisation moderne.

Ce n'est pas que la sorcellerie proprement dite et telle qu'on l'a conçue dans les sociétés renouvelées, puisse trouver directement et avec certitude son origine dans le Nouveau Testament et même dans la Bible.

Sans doute, dans les Livres sacrés, il est fait mention plusieurs fois de sorcières, et même un verset du chapitre XXII de l'*Exode* contient à leur égard une prescription plus que sévère : « Les hommes, y est-il dit, ne doivent pas laisser vivre une sorcière. » Mais un grand nombre d'hommes instruits, parmi lesquels se trouve Walter Scott, affirment que le mot hébreu *Chasaph*, que l'on a parfois traduit par sorcière, ne signifie qu'empoisonneuse. Il est du reste pris dans ce dernier sens par la version des Septante, qui rend le terme hébreu par *Veneficus*. Les mêmes savants n'hésitent pas à penser qu'en général la sorcellerie ou magie de la Bible n'est autre chose qu'un commerce avec les idoles et des demandes de conseils aux faux dieux, en un mot l'idolâtrie.

Le seul récit un peu détaillé dans lequel on trouve un indice d'un pacte entre l'esprit malin et une sorcière, est l'histoire de la pythonisse d'Endor[1]. Ce récit a été expliqué de bien des façons, et beaucoup d'auteurs n'y ont vu qu'une jonglerie de la part de cette prétendue sorcière. Quoi qu'il en soit de ces interprétations, il est certain en tout cas que dans l'Ancien Testament la sorcellerie n'a qu'une place assez minime.

Le Nouveau Testament n'en fait aucune mention; dans les quatre évangiles, ce mot ne se trouve sous aucune acception ; c'est une observation qu'il est facile de vérifier. Dans les Actes des apôtres, il est plusieurs fois question de la magie, mais les passages qui renferment cette expression peuvent recevoir diverses explications. L'histoire de Simon le Magicien, qui est le fait le plus explicite, peut être réduite, au point de vue de la magie, à des proportions restreintes.

Dans l'ensemble, on peut regarder comme positif que la sorcellerie ou magie ordinaire n'a, dans les Livres sacrés, qu'une importance effacée. Évidemment l'origine directe, principale, essentielle de la croyance aux sortiléges, n'est pas là.

Il importe, en effet, par-dessus tout de distinguer l'art des sortiléges de la *démonologie*. Cette dernière a positivement une plus grande place dans les Livres sacrés. Néan-

[1] Dans cette histoire, il est raconté que le roi Saül, voulant obtenir par le moyen de cette femme l'apparition de Samuel, afin de le consulter, la pythonisse déclara l'évocation impossible, tout en affirmant avoir vu elle-même ce prophète, dont elle lui retraça l'image.

moins, il faut le reconnaître, la démonologie est restée longtemps presqu'à l'état de question spéculative dans la société chrétienne. Assurément, pendant les trois premiers siècles de l'ère nouvelle, on croyait à la possibilité de la possession démoniaque, mais on la regardait comme peu commune, et on était convaincu que, lorsque cet événement venait à se produire, tout fidèle pouvait, en vertu de sa sainteté, conjurer les mauvais esprits. C'est ce qui résulte notamment d'un passage de Tertullien (*Apol.* XXIII). L'auteur d'un excellent livre sur les antiquités chrétiennes, M. l'abbé Martigny, affirme que ce n'est qu'au IVe siècle que des clercs furent investis du soin de délivrer les énergumènes en leur imposant les mains et en récitant sur eux des prières publiques[1]. Malgré l'institution de l'ordre particulier des exorcistes, il est incontestable que la cérémonie de l'exorcisme était rarement pratiquée, les prêtres spécialement chargés de cet office étant difficiles sur les preuves. Ainsi le concile d'Ancyre, tenu en 341, ne veut pas que l'on croie aux transformations des corps, ni au transport de lieux par le malin esprit; il regarde cette croyance comme prenant uniquement sa source dans l'imagination. « Qui serait assez fou et assez stupide, dit ce Concile, pour croire que les choses qui se passent dans l'esprit se passent aussi dans le corps[2] ! »

Un peu plus tard, saint Augustin savait faire une large part aux prodiges naturels et les distinguer, ce qu'on a négligé plus tard, des états qui étaient regardés comme de véritables possessions. Pour appuyer les réflexions qu'il

[1] *Diction. des antiq. chrét.*, pag. 264.

[2] Leuret; *Fragm. psychol. sur la folie*, pag. 241.

énonce à ce sujet, l'évêque d'Hippone cite le fait suivant : « Il y avait un prêtre de l'église de Calame, nommé Restitut, qui, toutes les fois que bon lui semblait ou qu'on l'en priait, s'aliénait tellement l'esprit à certaines voix plaintives que l'on contrefaisait, qu'il restait par terre étendu comme mort, et ne se sentait ni pincer, ni piquer, ni même brûler, tant qu'il demeurait en cet état. Or, ce qui prouve que son immobilité venait, non d'un effort de la volonté, mais d'une insensibilité réelle, c'est qu'il n'avait pas plus de respiration qu'un mort. Il disait néamoins que quand on parlait fort haut, il entendait comme des voix qui venaient de loin [1]. »

C'est donc peu à peu que la démonologie avec toutes ses conséquences pratiques s'est introduite en dominatrice dans la société chrétienne, et il n'est pas malaisé de voir que les superstitions locales préexistantes et si tenaces ont largement contribué à l'extension qu'elle a reçue. Ces superstitions ont pu rester les mêmes au fond, elles n'ont eu qu'à changer de forme et à se grouper autour de quelques idées, de quelques faits qu'elles ont trouvées dans les livres chrétiens. Ces faits, elles les ont appliqués abusi-

1 *De civitate Dei*, lib. XIV. cap. 24, traduct. de la collect. Nisard. Nous transcrivons textuellement le passage en question : « Presbyter fuit quidam nomine Restitutus in paræciâ Calamensis ecclesiæ, qui quandò et placebat (rogabatur autem ut hoc faceret ab eis qui rem mirabilem coram scire cupiebant) ad imitatas quasi lamentantis cujuslibet hominis voces, ità se auferebat a sensibus, et jacebat simillimus mortuo, ut non solum vellicantes atque pungentes minime sentiret, sed aliquando igne ureretur admoto, sine ullo doloris sensu, nisi post modum ex vulnere : non autem obnitendo, sed non sentiendo non movere corpus, eo probabatur, quod tanquam in defuncto inveniebatur anhelitus : hominum tamen voces, si clarius loquerentur, tanquam de longinquo se audire postea referebat. »

vement et dans le sens de leurs aberrations fantastiques.

Cette interprétation nous paraît plus incontestable encore pour ce qui regarde spécialement la sorcellerie; Walter Scott lui-même le reconnaît dans sa *Démonologie,* livre si remarquable au point de vue de l'exactitude et de l'amplitude des recherches historiques, mais dans lequel néanmoins l'illustre écrivain laisse percer à chaque page ses répulsions passionnées, d'ailleurs si connues, contre les pays étrangers et contre l'Église de Rome en particulier. Comme enseignement propre à éclairer notre exposé, les paroles de cet écrivain érudit doivent être rapportées [1].

«Dans les premiers âges de l'Église de Rome, il est souvent fait allusion à la sorcellerie, et la peine capitale était alors décrétée contre ceux qui étaient supposés avoir, par la magie, amené la mort d'autres personnes, ou tenté, par de fausses prophéties ou autrement, sous prétexte d'avoir des intelligences avec le monde spirituel, d'introduire des innovations dans l'État. Mais aucun manifeste général contre la sorcellerie elle-même, comme ligue avec l'ennemi du genre humain, ou abandon de la divinité, et comme crime *sui generis,* ne paraît avoir été mis au jour jusqu'à l'époque plus rapprochée du xve siècle, lorsque le système papal avait atteint son plus haut degré de puissance et de corruption.»

En résumé, chaque peuple, en Europe, avait des superstitions en même temps diverses et communes, au moment de l'introduction du christianisme ; la foi nouvelle a contribué manifestement, mais d'une manière indirecte, à donner

[1] Lettre VII.

plus de ténacité et de portée à ces croyances chimériques par suite d'une dérivation lente, mais réelle, qu'ont subie l'interprétation et l'application des textes empruntés à l'Ancien et au Nouveau Testament. Au point de vue de la sorcellerie proprement dite, les croyances superstitieuses avaient, on peut le dire, plus perdu de terrain qu'elle n'en avaient gagné pendant les neuf ou dix premiers siècles de l'ère chrétienne. En tout cas, la pratique des sortiléges était presque complètement abandonnée, quoique les ténèbres se soient, durant cette période, épaissies de plus en plus.

Le moyen âge a-t-il apporté des modifications radicales à cet état de choses? Pendant cette curieuse phase de l'histoire, le mouvement intellectuel était concentré dans la société religieuse avec toutes ses ramifications universitaires. Le travail recueilli et sans bruit auquel se livrèrent alors les esprits, étonne par l'étrange contraste qui le caractérise : d'une part, crédulité naïve, foi entière, absolue, aveugle même; et, d'autre part, ardeur incessante vers l'acquisition de nouvelles connaissances, impulsion irrésistible qui portait à pénétrer même jusqu'au fond des faits de l'ordre spirituel, à pousser l'analyse dans la sphère intellectuelle jusqu'à la subtilité la plus raffinée.

Ces tendances auraient dû l'une et l'autre favoriser le développement de la croyance aux sortiléges, puisque cette croyance existe surtout là où l'on trouve à la fois dans les esprits ces deux états. Néanmoins, de l'aveu des historiens les plus sévères pour le moyen âge, cette longue période n'a pas eu la préoccupation habituelle des sortiléges.

Dans les couvents, où se trouvaient réunies, en apparence, les conditions les plus favorables à l'éclosion d'épidémies démonopathiques, si communes plus tard, on n'observait que de loin en loin des cas de possession, et jamais peut-être l'extension de ce mal n'a été constatée. De plus, les procès pour fait de sorcellerie, pierre de touche de l'existence et de la généralisation de la croyance aux maléfices, étaient si peu communs que l'on n'en peut citer qu'un très-petit nombre ; leur rareté reconnue les fait regarder comme des exemples dignes d'attention. Encore même peut-on ajouter que ces poursuites avaient parfois un caractère plus politique que démonologique. Cependant, si les idées avaient suivi cette voie, rien n'aurait pu les arrêter, puisque le droit, et même le devoir, de juger les sorciers de toute sorte, en matière religieuse, était entièrement entre les mains du clergé, si fortement organisé, si méticuleux et si rigide d'ailleurs dans l'application des canons de l'Église. Cette particularité nous paraît démontrer précisément que la sorcellerie proprement dite n'a pas été directement puisée aux sources de la foi chrétienne, et que pendant le moyen âge, chez les hommes qui étaient à la tête du mouvement intellectuel, l'imagination était plus disciplinée, la raison plus éclairée qu'on ne serait porté à le croire.

Il faut arriver jusqu'à la fin du XIVe siècle pour constater une véritable explosion de la croyance aux sortiléges et des procès pour imputation de sorcellerie. En l'année 1398, l'université de Paris sentit pour la première fois la nécessité de déterminer les règles à suivre pour la poursuite judiciaire des sorciers, et elle exprimait en même temps son regret de voir ce crime plus commun qu'à aucune époque antérieure. Pendant le cours du XVe siècle, ces causes se multiplièrent encore davantage; mais c'est surtout au commencement du XVIe siècle qu'elles foisonnèrent au point d'effrayer les jurisconsultes les plus convaincus et les plus aguerris à prononcer des condamnations.

Il est extrêmement important, en effet, de constater que le progrès, ou mieux l'expansion soudaine des lumières, au lieu de réfréner la tendance aux sortiléges, lui prêta des forces aussi étranges qu'excessives. Il n'est pas moins curieux d'observer qu'à mesure que les poursuites judiciaires devinrent le domaine de plus en plus exclusif des jurisconsultes de profession, les procès de sorcellerie pullulèrent dans des proportions inouïes. C'est justement au moment où les croyances religieuses, jusque-là universellement admises, étaient soumises à la critique la plus acérée, que cette espèce de fanatisme religieux se répandit avec une vigueur indomptable dans presque toutes les classes de la société, aussi bien chez les victimes que chez les juges laïques. En effet, à partir de l'an 1392, non-seulement le jugement, mais encore la poursuite appartient exclusivement au Parlement. La croyance aux sortiléges devint pour le peuple presque une religion ayant les puissances infernales pour objectifs, tandis que la Justice semblait réaliser une persécution comme au temps de Dioclétien.

Tous les pays, toutes les sectes religieuses, furent le théâtre de ces scènes horribles. Partout on vit surgir de tous côtés des sorciers pour ainsi dire héroïques dans leur résistance obstinée, ou fanatiques orgueilleux jusque dans leurs aveux; partout on vit se dresser des tribunaux pour les condamner avec passion, des bûchers pour les punir sans délai.

Nous n'entrerons pas actuellement dans des détails, qui seront mieux placés quand nous considérerons notre sujet au point de vue médico-légal; nous donnerons seule-

quelques indications propres à démontrer la généralisation de ces croyances au XVe et au XVIe siècle.

En ce qui concerne la France, une citation suffira pour indiquer ce que devait être dans notre pays la sorcellerie à cette époque. Sous Charles IX, un prêtre du Maine appelé Trois-Échelles fut arrêté comme faisant partie d'une association de sorciers; il fut jugé et condamné en 1591. Sa grâce lui fut accordée, « à la condition de révéler ses complices; mais il s'en trouva un si grand nombre, riches et pauvres, que les uns firent évader les autres. » Bodin, à qui nous devons ce fait, ajoute dans son langage passionné : « Cette vermine a si bien multiplié, que Trois-Échelles dit au roi Charles IX qu'il y en avait plus de trois cent mille dans ce royaume[1]. »

Pour l'Espagne, nous n'en parlons pas; chacun sait à quoi s'en tenir sur ce pays, où les répressions ont toujours été poussées aux dernières limites, par l'effet de cette énergie convaincue que la pitié et les considérations individuelles n'arrêtent jamais.

L'Allemagne était plus entachée encore de ces déplorables superstitions, si bien qu'au XVIe siècle elle était considérée par tous les démonographes comme le berceau de la sorcellerie. La Réforme ne paraît avoir eu aucune influence sur ce genre de croyances, elle changea seulement quelques-uns des motifs sur lesquels on prétendait l'appuyer. Walter Scott reconnaît que les luthériens, les calvinistes, les anglicans, les puritains, les dissidents anglais en général, étaient en même temps que les catholiques soumis à cette passion superstitieuse. Pour ce qui concerne

[1] *Démonomanie*, pag. 80 et 211 verso,

les calvinistes notamment, voici ce qu'il dit[1] : «En somme, les calvinistes, généralement parlant, étaient, de toutes les sectes opposées, les plus suspects de pratiques de sorcellerie, ceux qui doutaient le moins de son existence et les plus ardents à la poursuivre, parce qu'ils la regardaient comme méritant le châtiment dû au plus terrible des crimes. »

Nous concluons de l'évolution qu'a subie la croyance aux sortiléges depuis le premier siècle de notre ère jusqu'à la fin de la renaissance, et des rapprochements que nous venons d'établir que ces opinions, quoique affectant une forme essentiellement religieuse, puisque le démon doublait toujours le sorcier, étaient au fond plus civiles, ou pour mieux dire plus laïques encore que religieuses. S'il en eût été autrement, on aurait vu, d'une part les membres des parlements, et particulièrement du parlement de Paris qui était si souvent en lutte avec le clergé, professer des idées tout à fait hostiles à ces fictions ; on aurait distingué d'autre part des différences corrélatives à la dissidence plus ou moins prononcée des diverses sectes en opposition à l'Église de Rome.

Le mal était universel et, de plus, il contrastait avec le mouvement d'affranchissement intellectuel de la période historique que l'on a qualifiée peut-être un peu trop pompeusement de renaissance. A quelles causes attribuer cette contradiction en apparence si flagrante ?

Il est incontestable que c'est dans la seconde moitié du xve siècle et dans la première moitié du xvie que l'on a

[1] *Démonologie*, lettre VIII.

rigoureusement développé la théorie démonologique dans ses conséquences logiques et pratiques les plus regrettables à tous égards, quoique ce mouvement eût déjà commencé au début de ce dernier siècle. En effet, la transformation morale et matérielle de la société remonte, quant à ses premiers efforts, aux dernières années du XIVe siècle. La renaissance, non pas artistique mais intellectuelle, s'annonce dès ce moment. A cette époque de violente fermentation, l'on voulait à tout prix faire du nouveau. Pour atteindre ce but, on suivit deux voies : d'un côté, on exagéra jusqu'à leurs dernières limites les idées et les principes qui avaient régi le monde intellectuel pendant le moyen-âge, et d'un autre côté, en revenant à l'antiquité on crut se frayer une route inexplorée. Car, il importe de le remarquer, ce n'est pas seulement au point de vue de la superstition que la renaissance usa de ces deux procédés; elle se comporta à peu près de la même façon à l'égard de toutes les branches des connaissances humaines.

L'esprit d'examen, qui s'était emparé de tous, n'était pas alors assez éclairé pour faire rejeter d'un seul coup ce qui pouvait surnager encore de vieilles erreurs. A force de vouloir analyser, d'avoir la prétention de se rendre compte de tous les faits que pour la première fois on cherchait à considérer sous leurs diverses faces, l'esprit d'examen poussa les principes que le moyen âge avait transmis jusqu'à leurs conséquences les plus étranges.

Les sciences elles-mêmes ne purent se soustraire à cette loi qui gouverne l'humanité dans sa marche à travers le temps. Les écrits des savants de cette époque, même des plus illustres, contiennent à chaque page, à côté des observations les mieux faites, les plus positives, des marques singulières d'une crédulité inouïe et des raisonnements entachés de la subtilité la plus puérile. On prétendait expliquer ainsi nombre de faits incroyables, qui n'avaient d'ailleurs aucune base certaine, et qu'en désespoir de cause l'on appelait des jeux de la nature.

On avait foi plus que jamais à la baguette divinatoire, à la poudre de sympathie, aux remèdes les plus extravagants dans leur origine et dans les vertus qu'on leur supposait, etc. Bacon lui-même ne croyait-il pas que les verrues pouvaient guérir par sympathie? Napier n'était-il pas convaincu que des trésors cachés pouvaient être découverts par la même influence[1]? Ne conseillait-on pas, pour guérir une plaie, non de panser la blessure, mais d'oindre avec un onguent sympathique l'arme qui l'avait faite? etc.

La connaissance des sortiléges fut traitée comme tout le reste; on en fit une science à la fois théologique, philosophique, littéraire et juridique: rien n'y manqua. Pour appuyer la doctrine qu'on élevait à la sorcellerie, on fit appel aux auteurs profanes de l'antiquité, aux Pères de l'Église, à certains canons, à l'histoire plus ou moins apocryphe, aux étrangetés recueillies dans les enquêtes judiciaires, aux procédures du droit, et même à bon nombre de prétendues observations scientifiques. Tout le savoir qu'on acquérait tournait au profit de la doctrine des sortiléges et invitait à l'exagérer encore.

Nous venons de mentionner les anciens; c'est là une des sources auxquelles la renaissance a largement puisé pour étayer ses opinions au sujet de la sorcellerie. Les

[1] Walter Scott, *loc. cit.*, lettre VII.

superstitions antiques reconquirent, en effet, la faveur publique, non pas telles que les Romains les concevaient, mais accommodées au goût des temps modernes. On fit dans cet ordre d'idées, mais plus fâcheusement, ce qu'on réalisait en même temps pour les beaux arts. Plus on apprenait à connaître l'antiquité, plus on l'admirait dans ses superstitions elles-mêmes, plus on essayait de l'imiter dans ces défaillances. Les grandes découvertes de cette phase, d'ailleurs si belle, de l'histoire, telles que la création de l'imprimerie, la découverte de la boussole, les nombreux perfectionnements mécaniques introduits alors, toutes ces grandes inventions devaient avoir pour dernier résultat de transformer l'humanité, en lui ouvrant les portes de l'ère réellement moderne. Mais leurs premiers fruits furent souvent funestes. L'intelligence puisait dans ces admirables innovations de nouvelles forces qu'elle mettait aussitôt au service de l'erreur.

Il est encore une circonstance importante qui dut favoriser l'essor que prit alors la sorcellerie : c'est le mouvement de réforme religieuse qui vint agiter l'Europe à cette époque. Les controverses qui en furent la conséquence appelèrent l'attention sur les matières du domaine de la théologie. On contracta facilement de part et d'autre l'habitude de raisonner et de subtiliser en s'appuyant sur des textes dont on ne se préoccupait guère d'établir l'authenticité, car la critique littéraire, historique, scientifique et théologique n'existait alors à aucun degré. La démonologie, et par suite les arts magiques, ne pouvaient que gagner à de pareilles dissertations.

Une dernière considération achèvera de nous expliquer comment la sorcellerie a pu fleurir précisément au moment où l'humanité semblait vouloir faire divorce avec le passé, pour ouvrir les yeux à une lumière nouvelle : c'est l'état d'excitation dans lequel se trouvaient alors la plupart des intelligences. Une masse de matériaux et de connaissances venant de tous les côtés et s'accumulant sans cesse, attiraient la curiosité avide, provoquaient la surprise, faisaient naître l'admiration, et finalement agitaient l'esprit. En même temps, la grande séparation qui était en préparation et bientôt en voie de réalisation au sein de la chrétienté, jusque-là assurée dans sa foi, non-seulement excita l'intelligence, mais encore provoqua le réveil de passions fougueuses.

De ces deux ordres de faits résulta pour l'esprit humain un état qui, à la moindre occasion, touchait à l'exaltation. Partout et presque toujours on dépassait la mesure, on était violent à tout propos. Les discussions entre savants elles-mêmes et sur les sujets les plus arides, étaient poursuivies avec une animation qui nous étonne; les injures étaient ordinairement la conclusion la moins contestable de tous ces débats. Quelle proportion ne devaient pas atteindre les controverses quand il s'agissait de sujets touchant à la religion ! c'est alors vraiment que l'on était saisi d'une véritable exaltation.

Néanmoins, quand il était question de sorcellerie, tous, orthodoxes et dissidents, tombaient d'accord au fond, et ne faisaient plus, tout en obéissant à des motifs dissemblables, que rivaliser de zèle, nous l'avons déjà dit, pour découvrir les sortiléges, susciter des sorciers et entreprendre des procès de sorcellerie.

Tout cela n'empêchait pas que dans cette époque si féconde en surprises et en controverses, on n'apportât le même entraînement dans les plaisirs et les jeux de guerre, et que l'on n'opérât ainsi des diversions soudaines. C'est une époque tourmentée, novatrice et routinière, impressionnable, ardente, mobile et absolue; en un mot, une phase de transition entre deux périodes essentiellement différentes quant à leurs principes : le moyen âge et l'ère moderne.

L'évolution poursuit son cours et vient se terminer sous Louis XIV. Alors seulement une sorte de fusion semble établie entre les idées de l'époque païenne et celles du moyen âge, au point de vue littéraire et philosophique; pour ce qui concerne les beaux-arts, l'évolution, comme cela arrive parfois, s'était achevée plus tôt. Chaque société a apporté son contingent, chacune a fait des pertes sensibles.

Parmi ces pertes, nous signalerons celles qui nous intéressent particulièrement, celles qu'a éprouvées la sorcellerie. L'art de faire naître des sortiléges avait vu son renom se ternir, car on eut de plus en plus recours aux faits naturels, et de moins en moins aux procès judiciaires; si bien qu'en 1672 un arrêt de Louis XIV, délibéré en conseil, mit fin à jamais en France aux poursuites de ce genre. A cette époque, il y avait eu encore en Normandie une arrestation générale d'un grand nombre de bergers et autres individus, et le parlement de Rouen se préparait à procéder à l'examen de cette affaire avec la sévérité accoutumée, lorsque l'ordre fut immédiatement donné, comme nous venons de le dire, de mettre tous les accusés en liberté. En même temps, défense formelle et absolue fut faite dans tout le royaume de se livrer désormais à des enquêtes judiciaires pour fait de sorcellerie, à moins d'adjonction de crimes ordinaires, tels que véritables empoisonnements, etc.

La France fut ainsi et de beaucoup la première à condamner définitivement et sans appel les procès eux-mêmes qui n'étaient fondés que sur des imputations de maléfices.

Si l'arrêt du conseil supprima les poursuites au criminel, il ne put cependant mettre fin aux croyances superstitieuses. Les fictions démoniaques ont subsisté malgré tout, et sont arrivées jusqu'à nos jours, fort amoindries toutefois et dénaturées en partie pendant le XVIIIe siècle, au contact des progrès de la science et de la diffusion des connaissances philosophiques et historiques.

De l'examen rapide que nous venons de faire des diverses phases par lesquelles ont passé les sociétés européennes, il résulte que la civilisation caractéristique de chaque grande époque a exercé une influence particulière sur la démonologie et la croyance à la sorcellerie. Les populations autochthones, en rapport constant avec la nature, avaient des fictions qui se rattachaient à la terre elle-même et à ses productions. Les Germains et les Scandinaves, chez lesquels l'imagination poétique était particulièrement riche, avaient des superstitions fantastiques et féeriques. Ces vaines fictions étaient nombreuses et enracinées dans le cœur de ces diverses races, néanmoins les puériles croyances des Romains finirent par exercer une domination générale. Ceux-ci, hommes d'action et peu éclairés en réalité, étaient fatalistes, et presque toutes leurs croyances superstitieuses se rattachaient surtout à l'accomplissement d'événements intéressant l'individu ou l'État. Le christianisme apporta la conception démoniaque qui, répandue sur le terrain vaste et fertile des superstitions antérieures, et cultivée par des mains ignorantes, créa peu à peu la sorcellerie véritable, dont les plus beaux moments correspondent aux XVe et XVIe siècles, à l'ère de mouvement, de rénovation, de contrastes et de contradictions.

On peut donc conclure de ces faits que l'ensemble de conditions physiques et morales, qui constitue la civilisation d'un peuple ou d'une époque, a une haute influence sur l'esprit de superstition, en ce qui concerne non-seulement son existence, mais encore sa fécondité, ainsi que la forme et la viabilité de ses produits. Chacun des quatre groupes de conditions morales communes (culture intellectuelle, religion, sentiment esthétique, modes de rapports sociaux) a donné son contingent à la sorcellerie dans les diverses phases de notre histoire.

Quoique étant au fond prépondérant, le degré de culture intellectuelle ne peut servir directement de mesure pour apprécier l'étendue et la force de la croyance aux maléfices, puisqu'au moyen âge, époque où, même chez les plus instruits, les idées étaient rares, courtes, bornées dans leur horizon, où la tradition était si puissante, la sorcellerie, surtout la sorcellerie pratiquée, n'avait relativement à d'autres temps qu'une importance minime; tandis que la renaissance, de beaucoup supérieure en culture intellectuelle, a été l'âge d'or des sortiléges.

En effet, il faut tenir compte, d'abord de l'intervention des autres influences, et puis il faut remarquer que, dans les périodes de transition, la diffusion et la pénétration des lumières ne se réalisent que lentement. Dans ces temps-là, l'instruction peut être considérable chez certains hommes, mais elle reste superficielle. L'identification des nouvelles idées avec la nature morale de l'individu, même chez l'élite d'un peuple, exige, pour se produire, un grand nombre de générations; les opinions anciennes, les vieilles erreurs et les préjugés traditionnels, continuent longtemps encore à obscurcir la vue, à rétrécir l'horizon et à fausser le jugement. La Russie moderne ne nous donne-t-elle pas un spectacle assez analogue, sous bien des rapports, à celui qu'a présenté la France au XIVe et au XVe siècle ?

La religion dominante impose habituellement, à un moment donné, une forme et souvent une direction déterminée aux superstitions; mais elle ne les efface pas pour cela, celles-ci peuvent rester vivantes sous la couche qui les recouvre ; c'est précisément ce qui est arrivé à la société chrétienne. Toutefois, au bout d'un nombre de siècles plus ou moins considérable, suivant l'énergie des superstitions antérieures et suivant la pureté de la religion nouvelle, les vaines fictions doivent subir un changement radical, non-seulement dans leur forme, mais aussi dans leur nature; elles peuvent même éprouver une éclipse plus ou moins totale. C'est ce qui arrivera, il faut l'espérer, pour les fictions encore régnantes.

Le sentiment esthétique a une influence complexe ; sous cette dénomination, nous désignons le sentiment du beau en général, entretenu et relevé par le goût, l'imagination, l'étude et la contemplation des chefs-d'œuvre tant littéraires qu'artistiques. Par la délicatesse qu'il donne aux sens, au cœur et à l'intelligence de l'homme, le sentiment esthétique écarte les grossièretés repoussantes : on peut créer sans doute des images terribles, mais ces images revêtiront toujours un caractère de grandeur qui fera oublier ce qu'il y avait d'abject dans la conception première. Animé de ce sentiment, l'esprit tendra à s'élever le plus possible, en dépit des superstitions populaires dont la nature est de porter à l'abaissement.

En outre, l'amour du beau inspire principalement des fictions douces, agréables, riantes, mobiles. Ces chimères seront à tous égards moins déprimantes et moins dangereuses, au point de vue des impulsions et des actes, que les images essentiellement terrifiantes. Un grand développement du sentiment esthétique a donc pour résultat, en dernière analyse, de restreindre notablement la valeur réelle et la ténacité de la superstition des sortiléges, cette superstition étant essentiellement en opposition avec toutes les aspirations esthétiques.

Cependant, il est juste de le reconnaître, l'influence de ce sentiment, même à l'état de diffusion, dans une société, n'est pas immédiate, elle ne se fait sentir qu'à la longue, et souvent seulement chez les générations qui suivent celles où un grand progrès artistique a été réalisé. C'est précisément ce qui est arrivé à la renaissance. L'examen de cette particularité, qui de prime-abord paraît surprenante, nous entraînerait hors de notre sujet; nous le laissons d'autant plus volontiers de côté que chacun pourra se rendre assez aisément compte de cette apparente anomalie. Il importe seulement de remarquer que la diffusion des connaissances artistiques ne suffit pas pour élever, sous ce rapport, le niveau d'un pays; il faut encore, comme pour la culture intellectuelle proprement dite, une identification avec la nature morale de tous et de chacun proportionnellement aux classes et aux personnes. Or cette identification exige toujours un temps assez long.

Quant aux principes qui règlent la société au point de vue des rapports généraux et des relations individuelles, ce ne sont que des résultantes des conditions morales que nous venons d'énumérer; mais, une fois constitués, ces principes réagissent à leur tour sur la société tout entière. Il est évident qu'ils sont loin d'être dépourvus d'action sur la croyance aux sortiléges. On comprend, en effet, que chez les Romains, par exemple, les superstitions, qui étaient devenues en quelque sorte une institution, ne pouvaient que s'étendre et se fortifier sans cesse. Nous arrêtons là notre examen de la civilisation dans ses rapports avec le sujet de notre étude; nous pensons en avoir assez dit pour montrer que son influence a été de premier ordre.

Mais, outre la civilisation générale d'un peuple et à plus forte raison d'une époque, il existe des états de civilisation beaucoup plus particularisés, si l'on peut s'exprimer ainsi. En effet, des régions infiniment plus restreintes peuvent posséder un ensemble de conditions morales définies et propres à contribuer au développement ou à l'atténuation de la croyance qui nous occupe. La situation des localités a, sous ce rapport, une véritable importance.

Quand un pays est accidenté, montagneux, que les relations y sont par conséquent difficiles, les idées qui ont pris racine là se conservent indéfiniment ou du moins ne se modifient qu'avec une lenteur parfois désespérante. Si ces idées se trouvent rattachées à certaines superstitions tenaces de leur essence, comme l'est essentiellement la foi aux sortiléges, leur persistance sera remarquable par sa prolongation et souvent en dépit des influences absolument contraires pouvant survenir ultérieurement. De plus, ces pays ont souvent une nature en même temps sauvage, grandiose et terrifiante : de vastes landes ou des forêts impénétrables, des rochers menaçants, de grandes ombres se projetant dans la profondeur des gorges, des cours d'eau torrentiels, un silence morne ou des échos bizarres; tous ces aspects du sol jettent dans l'âme de l'homme le plus borné, le plus inculte, des tristesses mélancoliques, des rêveries lugubres, des terreurs instinctives. La nature s'anime, elle se peuple; les légendes sont créées, et avec elles les superstitions, leurs compagnes presque inséparables.

Ce n'est pas seulement le milieu terrestre qui modifie profondément le moral ; le milieu humain dans lequel naît, vit et meurt un individu, est plus puissant encore. Les grandes agglomérations seront, par l'effet des causes que nous avons mentionnées, beaucoup plus réfractaires aux croyances superstitieuses, et s'il vient à s'en produire dans leur sein qui soient propres à les impressionner, ces croyances n'auront qu'une durée éphémère et ne tarderont guère à être remplacées par d'autres qui n'auront pas plus de vitalité. Tout cela ne sera qu'une affaire de mode. La croyance aux sortiléges sera accueillie moins favorablement que d'autres superstitions, parce qu'elle n'a rien de saisissant par elle-même, quand elle est dépouillée de tout artifice frauduleux et qu'elle ne donne aucune satisfaction à l'esprit. Nous voyons, en effet, que dans le passé les grandes agglomérations ont été moins dominées par cet ordre d'idées, et que là les épidémies démonopathiques ont toujours été relativement plus rares et plus courtes.

Les petites localités, qui ne renferment qu'un nombre peu considérable d'habitants toujours les mêmes, constituent un terrain mieux préparé pour ce genre de fictions. Les idées y deviennent facilement communes ; dans les petits centres, on finit même par ne constituer sous ce rapport qu'un individu collectif; et comme les gens se déplacent peu, les croyances ne sont pas le partage exclusif d'une génération ; les habitants se remplaçant l'un après l'autre, la collectivité existe aussi bien dans le temps qu'elle est réalisée dans l'espace. Puis, si quelque fait extraordinaire vient à se produire, on en parle sans cesse, et on s'exalte facilement parce qu'on est privé du bénéfice des diversions, les événements étant rares dans les petites localités. Enfin, l'individu taxé de sorcellerie est toujours là, on épie ses moindres démarches, et on trouve plus de motifs qu'il n'en faut pour justifier l'opinion qu'on s'est faite à son égard.

Il est un milieu plus restreint encore et qui est doué d'une action plus puissante que toutes celles que nous venons d'énumérer : c'est la famille. Les impressions transmises pendant l'enfance, à un âge où le moral se pétrit pour ainsi dire, laissent, quoi qu'on fasse, des traces ineffaçables. Que sera-ce si l'impression ne cesse de se renouveler pendant tout le cours de la vie, tous les membres de la famille ayant l'habitude de voir partout des sortiléges et des maléfices? Cet héritage se transmettra alors plus sûrement que bien des héritages matériels.

De ces deux ordres d'influences, nous trouvons des exemples assez significatifs dans les observations que nous avons publiées. L'une de ces histoires [1] se rapporte à une

[1] Observ. v, pag. 70.

malade qui, toute jeune encore, à 14 ans, et déjà imbue de préjugés, surtout au point de vue de la divination, alla consulter une diseuse de bonne aventure. Cette femme se maria, eut des peines, devint épileptique, puis aliénée; et cependant, malgré tous ces accidents, l'impression reçue lors des prédictions de la sorcière est restée entière, et elle occupe la meilleure place dans le délire de cette malade. On peut juger par là de la vivacité de cette impression.

L'autre histoire[1] concerne cette race provençale de prétendus sorciers qui se transmettent depuis un temps immémorial, outre des infirmités physiques et morales variées, la croyance absolue aux sortiléges, si absolue que la plupart d'entre eux se sont imaginé et s'imaginent encore de très-bonne foi être de véritables sorciers et en posséder la puissance secrète. Un des derniers représentants de cette famille donne encore aujourd'hui des consultations prophétiques à tous ceux qui lui en demandent, et ses consultations, comme d'ailleurs celles de ses ancêtres, sont entièrement gratuites; circonstance qui, en dehors de ses antécédents individuels et héréditaires, en dehors aussi de la gravité qu'il apporte à cet office, éloigne toute pensée d'une supercherie, que d'ailleurs dans le pays personne ne lui attribue.

Les idées se rapportant aux sortiléges ne germent pas également dans les diverses classes de la société. Néanmoins, chez les Romains, à part quelques hommes véritablement supérieurs et à une époque déjà avancée de leur

[1] Observ. xv, pag. 156.

histoire, les plus distingués par leur fortune, leur rang, leurs charges, leurs lumières, étaient tout aussi superstitieux que les plus infimes plébéiens ; la crainte des maléfices les accompagnait partout. Il en était encore ainsi à l'époque de la renaissance, chez beaucoup d'individus de la classe élevée. Tout le monde sait qu'à la cour des Valois la sorcellerie régnait parfois en maîtresse souveraine, et que Catherine de Médicis, malgré l'énergie de son caractère et l'habileté politique de sa conduite, ne manquait pas, dans les occasions importantes, de s'adresser à la nécromancie.

A l'époque actuelle, la séparation entre les différentes classes est sous ce rapport plus marquée. Parmi les personnes d'un rang supérieur, il en est aujourd'hui bien peu, s'il en est, qui croient à la sorcellerie proprement dite. Parmi les femmes du même rang, on trouverait un plus grand nombre d'adeptes ; mais les uns et les autres n'osent avouer ce qu'ils regardent eux-mêmes comme une faiblesse. Les basses classes sont plus dominées par les croyances de ce genre ; elles se trouvent, à bien des égards, placées dans des conditions morales assez analogues à celles qui appartenaient à tous, aux périodes d'obscurcissement que l'histoire nous signale.

Ce n'est pas seulement sur l'existence même de la confiance dans les sortiléges, c'est encore principalement sur la forme donnée à ces opinions, que le rang de l'individu influe. Les superstitions des classes supérieures, quoique étant au fond tout aussi absurdes que les autres, revêtent une apparence plus spécieuse, elles ont un certain cachet intellectuel, et ne sont pas aussi facilement matérialisées que celles des derniers étages de la société. Ce sont des gens lettrés et même en grand nombre réellement intelligents, dont la crédulité enthousiaste a fait la fortune de Saint-Germain, de Cagliostro, de Mesmer et de leurs héritiers, les magnétiseurs, les spiritistes, les médiums, etc. De telles croyances, surtout les dernières, sont trop subtiles pour entrer aisément dans l'esprit des gens du peuple.

Le sexe apporte, de son côté, des modifications très-considérables aux idées superstitieuses ; mais comme cet ordre de considérations touche de très-près à la pathologie, nous nous occuperons de ce sujet quand nous traiterons du délire des sortiléges dans ses rapports avec le sexe.

Pour terminer ce que nous avions à dire de plus essentiel sur les influences communes, il nous resterait à examiner l'effet de l'imitation, et par suite à indiquer le mode de production et d'évolution des épidémies de démonomanie et de sorcellerie, mais nous croyons que cette étude sera mieux placée dans la partie de ce travail consacrée au mode d'apparition du délire des sortiléges.

Les influences que nous venons d'examiner agissent à la fois sur une collection plus ou moins considérable de personnes, qu'elles tendent à modifier toutes dans le même sens. Il en est d'autres dont le caractère essentiel est la particularisation; nous voulons parler des modes tant physiques que moraux qui individualisent chaque homme. Puisque les individualités sont constituées par des caractères spéciaux qui les séparent de toutes les autres, il n'est pas possible à la rigueur d'exposer leurs conditions particulières dans une étude générale. En effet, pour être parfaitement exact, il faudrait décrire chaque individu l'un après l'autre, ce qui serait non-seulement impossible et absurde, mais encore parfaitement inutile, si cette entreprise pouvait être menée à bonne fin. La nécessité d'une synthèse s'est donc fait sentir; on s'est cru, en conséquence, autorisé à établir des groupes d'après certaines conditions qui paraissent appartenir à tous les individus que l'on réunit ainsi. De pareilles agglomérations sont utiles, quoiqu'elles aient quelque chose d'artificiel, puisqu'on pourrait les varier à l'infini. Nous ne nous occuperons que d'un petit nombre de ces collections, de celles seulement qui se rapportent au sujet de ce travail.

En tête, il faut placer l'état de l'individu au point de vue de sa puissance intellectuelle; on peut, en effet, discerner bien des degrés dans l'énergie et la portée de l'intelligence humaine. On y peut aussi distinguer une multitude infinie des modes moraux particuliers, car il n'y a pas seulement des degrés. Tel homme de génie, dont tous reconnaissent et proclament la supériorité, est psychiquement inférieur, sous plusieurs rapports, à tel individu d'ailleurs fort ordinaire.

Cependant si, par une abstraction que l'étude autorise et exige même, on considère un être humain déterminé dans son ensemble et pour ainsi dire dans son type individuel, en négligeant les particularités de détail et les nuances, on peut arriver à apprécier sa portée intellectuelle avec une approximation suffisante. C'est en procédant de cette façon que l'on est parvenu à établir des degrés de puissance mentale constituant par leur juxtaposition calculée une sorte d'échelle intellectuelle. Entre le pauvre idiot complètement déshérité de la nature et vivant à peine d'une vie bestiale, et l'homme de génie dont la pensée profonde et étendue est toujours en activité et chez lequel la vie animale est presqu'un fardeau, il semble exister une démarcation si tranchée que ces deux êtres ne paraissent pas appartenir à la même espèce. Néanmoins, par une série de gradations à peu près insensibles, on passe de l'un à l'autre. Dans l'idiotie, il y a des degrés innombrables comme dans l'imbécillité; puis viennent la faiblesse, la simplicité d'esprit, l'intelligence bornée, peu ouverte; puis encore l'homme ordinaire, et ainsi de suite jusqu'aux grandes gloires de l'humanité. Sans doute la culture peut imprimer à l'esprit des modifications avantageuses, mais le fond ne change pas, la constitution originelle subsiste malgré tout.

Or, c'est précisément le degré de puissance naturelle de l'intelligence que nous avons l'intention d'examiner dans ses rapports avec la croyance aux sortiléges. Il est évident que les individus dont l'intelligence est tout à fait infirme ne sont pas susceptibles de s'élever même jusqu'aux croyances superstitieuses. Mais ceux dont l'esprit est ce qu'on appelle simplement borné, sont précisément, toutes choses égales, les plus propres à se laisser le mieux imprégner de telles opinions.

Dans les observations que nous avons données, nous voyons, en effet, que presque tous les sujets sont signalés comme frappés plus ou moins de faiblesse intellectuelle congénitale ou remontant à la première enfance. Nous n'examinerons pas ces faits actuellement, parce que cette question reviendra à l'occasion du délire. Un seul de ces malades fait exception : c'est Pisser[1]. Mais, chez cet ancien militaire, des abus nombreux et répétés de boissons alcooliques avaient déterminé un affaiblissement psychique déjà

[1] Observ. III, pag. 52.

notable, au moment où les idées de sortiléges l'obsédaient le plus. Assurément les exemples que nous invoquons sont de l'ordre pathologique, et l'on pourrait se croire autorisé, pour cette raison, à les récuser. Néanmoins, si l'on remarque que presque tous ces malades avaient la croyance à la sorcellerie très-enracinée avant l'invasion de la folie, on sera disposé à regarder ces faits comme suffisamment démonstratifs.

L'observation directe dans les localités où la foi aux sortiléges conserve encore de la vigueur, vient confirmer la proposition que nous émettons. D'une part ce sont les femmes, dont généralement la portée intellectuelle est plus restreinte; et d'autre part, parmi les hommes, ce sont d'ordinaire ceux dont l'intelligence est peu ouverte et parfois bornée, qui sont les uns et les autres les plus accessibles à ce genre d'opinions superstitieuses.

Comme individu, ils se trouvent, au point de vue intellectuel, dans des conditions analogues à celles qui sont communes au plus grand nombre lors des époques d'obscurcissement général. Dans les deux cas, on observe des idées rares, courtes, tenaces, l'impossibilité de saisir avec largeur les rapports des choses, et par suite d'atteindre aux généralisations; on observe aussi un horizon restreint pour la pensée, l'habitude d'accepter comme irrécusables les opinions transmises par tradition, l'attachement à la routine. On y voit de plus des affections tièdes, le sentiment des devoirs généraux et même individuels peu développé, les idées d'honneur, de patrie et de gloire nationale à peine indiquées ou même absentes, une foi réduite à des pratiques dépourvues de signification pour celui qui s'y livre, une prédominance des instincts brutaux et une férocité facilement éveillée. En opposition à ces caractères, on remarque pareillement dans les deux cas la poursuite, pendant tout le cours de la vie, d'un but déterminé auquel tout le reste est sacrifié, une souplesse et une fertilité d'esprit inouïes pour réaliser un projet lentement mûri, en même temps qu'une rare énergie de volonté et une finesse des sens extraordinaire.

Ces diverses conditions, qui caractérisent l'homme à intelligence bornée aussi bien que l'homme ordinaire vivant pendant une éclipse de la civilisation, sont pour la plupart éminemment favorables au progrès et à la persistance des croyances superstitieuses, et en particulier de la foi aux sortiléges. Que la confiance dans la sorcellerie règne dans la contrée habitée par l'individu à intelligence faible, qu'elle y soit de tradition, cette superstition s'emparera de son esprit dès son enfance, elle sera désormais ineffaçable chez lui. Il y sera d'autant plus attaché que ses idées sont rares, et qu'étant indigent sous ce rapport, il doit conserver soigneusement le peu de bien qu'il possède.

Il importe cependant de ne pas réaliser une identification véritable entre les deux conditions morales dont nous avons essayé de faire ressortir les analogies. Sans doute, dans les périodes d'obscurcissement général, l'intelligence a peu de portée ; mais sa puissance virtuelle est considérable, l'instrument est bon. Il résulte de ce fait que, dans certaines circonstances, l'esprit sera capable de concevoir de grandes idées et de réaliser des actes dignes de toute admiration, surtout si, quittant les rangs de la foule, l'individu a reçu ou s'est donné une certaine culture intellectuelle avec cette énergie extraordinaire de la volonté que l'on n'observe guère que dans ces temps. Cette observation explique les contrastes surprenants qu'a présentés le moyen âge.

L'individu plus ou moins entaché d'une infirmité originelle n'est jamais susceptible de s'élever à de hautes conceptions. Il pourra sans doute, dans l'occasion, montrer une habileté et même une sagacité étonnantes, mais pour un objet déterminé et en somme restreint. L'instrument ici est irrémédiablement mauvais et la puissance radicale fait défaut à l'intelligence. Comme conséquence de cette condition morale toute particulière, on verra cet homme hors d'état de perfectionner sa croyance aux sortiléges et même d'en faire des applications dans bien des circonstances. Le plus souvent, il faudra qu'un autre homme, notablement plus intelligent, vienne lui ouvrir l'esprit à ce sujet et lui inspire des soupçons ou une conviction déterminée.

Nous remarquons, en effet, que chez plusieurs des malades dont nous avons donné l'histoire, l'application personnelle de la croyance n'a pas été spontanée, qu'elle a dû être dictée par autrui. Tel est le cas, par exemple, de Ferdinand A... et de Maurin[1]. Le premier de ces malades avait fait des abus de vin, le second était épileptique depuis son bas-âge; tous les deux avaient l'intelligence naturellement peu étendue et même bornée.

Par contre, une fois jetée dans l'esprit des individus, l'idée superstitieuse n'en sort plus; elle finit même par exercer une domination absolue et par les pousser à des actes plus ou moins regrettables et longuement médités, s'ils viennent à croire qu'ils sont soumis à des maléfices.

Pour cet ordre de faits, il est donc essentiel de tenir

[1] Observ. I, pag. 8, et observ. VII, pag. 57.

compte du mode et du degré de développement intellectuel; car il nous paraît incontestable que cette infirmité morale rend le terrain éminemment favorable à la germination et à la durée de la croyance aux sortiléges.

Certains états que l'on peut regarder comme physiologiques, mais qui avoisinent la pathologie, contribuent parfois à faire naître et à faire prospérer les croyances aux sortiléges, non-seulement chez l'individu qui se trouve dans cette situation spéciale, mais encore chez les personnes qui l'observent et qui entendent le récit des impressions que le sujet éprouve.

Tels sont divers états nerveux chez les femmes particulièrement, et qu'elles qualifient vulgairement du nom de vapeurs. Dans ces situations, les femmes sont affectées péniblement, elles sont mobiles et par-dessus tout impressionnables ; à certains moments, des craintes vagues les dominent et des sentiments religieux peu éclairés les obsèdent : leur imagination enflammée enfante des chimères. Aussi, dans ces conditions, les femmes sont-elles très-disposées à songer aux sortiléges. En outre, dans les phases d'excitation, elles sont entraînées à communiquer à tout venant leurs pensées plus ou moins extravagantes, leurs soupçons plus ou moins bizarres, leurs terreurs instinctives, et leurs convictions du moment. Si elles ont affaire à des femmes crédules, à imagination vive et excitables comme elles, leurs récits chimériques, leurs interprétations bizarres sont bien accueillies et puis propagées dans le pays avec un succès qui varie suivant la forme et l'intensité des croyances régnantes.

Une autre classe de phénomènes est une source plus

assurée de conceptions superstitieuses: il s'agit des hallucinations et des illusions hygides. Quand l'esprit est fortement préoccupé, tendu vers un certain ordre d'idées, il réalise facilement en images le sujet même de ses pensées. C'est ainsi que plusieurs personnes, sous l'influence de terreurs, soit personnelles, soit communes à une assemblée ou à une localité, ont cru voir des spectres, des fantômes, le démon, etc. Les hallucinations que l'histoire attribue à certains hommes éminents n'avaient pas d'autre origine, n'ont pas d'autre explication. Les exemples d'erreurs de cette sorte fourmillent dans les annales de l'humanité, et, malgré la légitimité de l'interprétation qu'on en peut donner, le fait même de leur production n'en excite pas moins l'étonnement. Qui n'a entendu parler de l'esprit qui inspirait Socrate[1], de l'hallucination de Pascal et de son amulette[2], des colloques de Luther avec le démon[3], de la colombe de Savonarole, de la voix de Dieu que Malebranche assurait avoir entendue[4], de la vision de Descartes[5], etc. !

Une particularité qu'il est essentiel de mettre en lumière à cette occasion, c'est que la plupart des hallucinations hygides éprouvées par des hommes qui se sont fait un grand nom dans l'histoire, se rapportaient à des sujets religieux ou à des objets terrifiants, mais surtout aux premiers, parfois aux uns et aux autres. Il est facile de saisir combien de pareilles hallucinations se rapprochent de celles qui

[1] Voy. Lélut; *Du démon de Socrate*. Paris, 2me édit.

[2] Voy. Lélut; *De l'amulette de Pascal*. Paris, 1846.

[3] Michelet; *Mémoires de Luther écrits par lui-même*. Paris, 1854.

[4] Moreau (de Tours); *Psychologie morbide*.

[5] *Revue des Deux-Mondes*, juillet 1866.

sont liées à la démonopathie ou au délire des sortiléges; aussi ont-elles conduit fréquemment aux aberrations superstitieuses de cet ordre.

Mieux que les phénomènes nerveux dont nous avons parlé précédemment, l'illusion, et à plus forte raison l'hallucination, ont, dans certaines circonstances, une influence immense sur l'éclosion et l'extension de la démonophobie et de la croyance aux sortiléges. Elles agissent à peu près de la même manière que le nervosisme, mais avec un succès incomparablement plus grand. Ici l'idée, en acquérant la corporéité apparente, suscite une conviction qu'aucun raisonnement ne peut renverser. Si l'on ajoute à cela que les hallucinations créées en de pareilles conjonctures deviennent facilement épidémiques, on comprend comment elles ont pu, en mainte occasion, être pour un pays tout entier l'origine de la croyance aux sorciers. Nous n'avons pas l'intention d'insister sur ce sujet, qui sera nécessairement repris quand il y aura lieu de traiter des hallucinations se rattachant au délire des sortiléges ou le constituant principalement, en d'autres termes des hallucinations pathologiques.

Divers états véritablement pathologiques peuvent aussi n'être pas étrangers à la conception des sortiléges; nous citerons entre autres les maladies du cœur et surtout les maladies de l'utérus. Mais nous sommes déjà sur un terrain qui appartient essentiellement à la section suivante, spécialement destinée aux phénomènes morbides.

Parmi les aberrations superstitieuses dont les hommes sont affligés, même en plein XIXe siècle, la croyance à la sorcellerie ne reste pas isolée. D'autres fictions sont venues, soit s'unir à celle-ci, soit plus souvent lui faire une concurrence victorieuse. Les fictions dont nous voulons parler ne sont pas nouvelles, quoi qu'on en ait pu penser; cependant, on est obligé de le reconnaître, elles n'avaient peut-être jamais eu une fortune si heureuse qu'au temps présent.

Au dernier siècle, Swedenborg et son mysticisme convaincu, Saint-Germain, Cagliostro et leurs jongleries intéressées, Mesmer et ses habiles supercheries; plus tard le magnétisme avec ses prophètes et ses adeptes de toute catégorie; puis les tables tournantes avec leurs puérilités, les spiritistes, les médiums avec leur mise en scène, toutes ces rêveries ou ces fraudes, ont pu être essayées et ont su conquérir la vogue. Pour les motifs que nous avons déjà donnés, notre intention n'est pas de traiter en détail ces sujets vraiment curieux et qui exigeraient à eux seuls une longue étude; nous désirons seulement dire ici quelques mots du système en faveur duquel souffle aujourd'hui le vent de la mode, à cause des rapports qu'il peut avoir avec le sujet essentiel de ce livre.

Actuellement c'est donc le spiritisme qui a toutes les joies du triomphe, le spiritisme, ce fils orgueilleux des puériles tables tournantes. Celles-ci du moins, quoiqu'il ne soit guère plus question d'elles, avaient des titres de noblesse qu'elles puisaient dans leur antiquité. Ce n'était qu'un jeu renouvelé des Romains, qui peut-être euxmêmes le tenaient des Grecs, et ceux-ci sans doute de l'Orient, qui a tant donné aux peuples occidentaux. Nous voyons, en effet, que du temps où Tertullien écrivit son *Apologétique*, à la fin du IIe siècle, les tables que l'on a appelées tournantes étaient fort en honneur, et qu'elles possédaient à cette époque le don de prophétiser. Ces tables étaient du reste associées à une foule d'autres prodiges du même genre. Le passage dont nous parlons est trop instructif pour ne pas être rapporté[1] :

« Or, si les magiciens font paraître les fantômes, s'ils évoquent les âmes des morts, s'ils font rendre des oracles à des enfants, à des chèvres, à des tables ; s'ils trompent les yeux, en charlatans adroits, par des prodiges apparents ; s'ils savent même envoyer des songes par le moyen des anges et des démons avec lesquels ils ont fait un pacte, à plus forte raison ces esprits malins feront-ils d'eux-mêmes et pour eux-mêmes ce qu'ils font pour des intérêts étrangers. »

Ne dirait-on pas ce tableau tracé d'hier? il est véritablement complet; rien de ce qu'on voit de nos jours n'y manque : aussi bien les tables qui rendent des oracles que les *médiums* qui font apparaître des spectres (*phantasmata*) ou évoquent les âmes des morts (*jam inclamant defunctorum animas*), aussi bien les gesticulations des magnétiseurs (*multa circulatoriis prestigiis ludunt*) que leur sommeil artificiel (*somnia immittunt*). Les chèvres

[1] Tertullien ; *Apologétique* XXIII, collect. Nisard. La traduction que nous empruntons à cette collection nous paraissant peu fidèle et même inexacte, nous regardons comme nécessaire la reproduction textuelle de cet intéressant passage : « Porrò si et Magi phantasmata edunt, et jam defunctorum inclamant animas, si pueros in eloquium oraculi elidunt, si multa circulatoriis prestigiis ludunt, si et somnia immittunt, habentes semel invitatorum Angelorum et Dæmonum assistentem sibi potestatem, per quos et Capræ et Mensæ divinate consueverunt ; quantò magis ea potestas de suo arbitrio et pro suo negotio student totis viribus operari quod alienæ præstat negotiationi. »

qui rendent des oracles font seules défaut à notre époque. Qui nous les donnera?

Les chefs de l'école spiritiste, en tête desquels il est juste de mettre M. Allan-Kardec, professent que les âmes, une fois séparées des corps qu'elles ont animés, gardent dans un monde invisible une vie propre, indépendante, distincte, pendant laquelle elles sont plus ou moins heureuses, suivant qu'elles ont fait plus ou moins de bien dans leur existence matérielle. Après avoir été, pendant un certain laps de temps, punies ou récompensées de leurs actions terrestres, les âmes vont se réincarner dans un autre corps, soit sur la terre, soit sur un autre globe habitable. C'est pendant leur existence à l'état d'*esprits* qu'elles peuvent venir se mettre en rapport avec ceux qui habitent encore le monde matériel.

Ces *esprits* sont divisés en trois classes, d'après leurs mérites : les *esprits purs*, c'est-à-dire arrivés à la perfection et ne devant plus se réincarner; les *bons esprits*, qui avant d'atteindre à la pureté doivent souffrir plusieurs réincorporations; les *esprits imparfaits*, c'est la vile plèbe.

A l'aide d'une enveloppe semi-fluide, éthérée, de nature matérielle, mais cependant impalpable, nommée *périesprit*, ne nous abandonnant jamais, ni pendant la vie, ni après la mort dans le monde supernaturel, les esprits accomplissent les actes par lesquels ils se révèlent à nos sens.

Ces faits admis comme incontestables, parce qu'ils sont appuyés, dit-on, sur les révélations des esprits eux-mêmes, servent de base à tout un système, car le spiritisme affecte des allures scientifiques, et c'est là justement ce qui a contribué à lui donner des adeptes fervents dans la classe d'ailleurs éclairée de la société.

Pour les systèmes qui prétendent non-seulement donner la croyance à un certain monde supernaturel, non-seulement le faire connaître et l'expliquer, mais encore fournir les moyens d'entrer en communication avec lui, la forme et l'apparat sont presque tout au point de vue du succès. De nos jours, pour réussir dans ce genre de spéculations, il faut au mystérieux mêler un peu d'histoire et beaucoup de jargon scientifique, de manière à avoir l'air d'établir des raisonnements fondés strictement sur des faits positifs et logiquement enchaînés; tout cela, le spiritisme a eu l'art de le réunir et d'en former un système plus ou moins bien lié.

Il a montré aussi une grande habileté lorsqu'il s'est présenté comme n'offensant pas les croyances religieuses et n'étant incompatible avec aucune d'elles. Bien plus, il a proclamé, comme son but, non la satisfaction d'une vaine curiosité ou d'un vil intérêt, mais la moralisation de l'individu et des masses.

Aussi le spiritisme a-t-il conquis, en France, de nombreux prosélytes dans plusieurs grandes villes. Parmi ses principaux foyers, il faut sans doute mettre Lyon [1]. « Cette ville est devenue comme la place-forte de la secte. Une affirmation si catégorique n'a rien de hasardé; elle est fondée sur les renseignements précis que j'ai demandés et reçus sur l'état du spiritisme dans les autres grandes villes de France. De l'aveu même d'un médium des Brotteaux, le

[1] *Du spiritisme considéré comme cause d'aliénation mentale*, par M. Philibert Burlet; Lyon, 1863. Nous empruntons textuellement à cette brochure, qui est surtout une œuvre de polémique médicale, plusieurs des détails que nous donnons, et notamment les renseignements sur Lyon. —Voy. aussi Figuier; *Histoire du merveilleux*, tom. III.

nombre de ses adhérents s'est depuis dix-huit mois prodigieusement augmenté.» Ce qu'il y a de particulièrement remarquable, c'est que cette doctrine fantaisiste compte, à Lyon, un grand nombre d'adeptes dans la classe ouvrière.

Comme tous les systèmes qui ont le merveilleux pour objectif, le spiritisme répond à un besoin secret qui existe plus ou moins développé au fond du cœur de tous, mais qui est irrésistible chez certaines natures morales.

En quoi cette prétendue doctrine diffère-t-elle du système démoniaque et de la sorcellerie? L'un et l'autre font appel à un monde supernaturel, à des êtres spirituels; mais tandis que dans le premier cas les esprits n'ont pas la perversité comme élément de leur constitution morale, qu'en réalité ce sont simplement des âmes humaines dégagées pour un temps des liens du corps, dans le second cas, au contraire, les esprits ont une nature dont l'essence est méchante, ce sont les génies du mal par excellence; en outre, ils sont d'un rang incomparablement supérieur à celui des êtres créés par le spiritisme.

Comme conséquence, on peut admettre que ces derniers, les démons, inspireront un sentiment plus ou moins défini de terreur, suivant les dispositions morales et religieuses de chacun. En outre, ils s'empareront d'une manière plus absolue du cœur et de l'intelligence, une fois qu'ils auront pris sérieusement pied dans la pensée du croyant.

On leur supposera des agents, des représentants terrestres, et on cherchera de toutes manières à se préserver des maléfices et à se tenir en garde contre les embûches de l'esprit même du mal. Une pareille doctrine ne saurait, comme le spiritisme, inspirer une certaine attraction passionnée, devenir, ainsi que nous l'avons dit, une affaire de mode; la crainte et la répulsion seront son partage. Et néanmoins la démonologie et la sorcellerie sont autrement dominatrices, autrement vivaces. Leur étonnante durée est là pour le démontrer, tandis que le spiritisme a subi déjà en peu d'années une multitude de transformations.

Cette opposition provient de ce que le spiritisme n'est qu'une distraction, qu'un amusement au sein de la société, quoique ses adeptes prennent ce système au sérieux; tandis que la démonologie et sa compagne la sorcellerie peuvent devenir en quelque sorte l'unique pensée de la vie et presque son but. Aussi l'influence de ces deux systèmes sur les impulsions et sur les actes est-elle très-inégale.

On affirme que le spiritisme a causé bien des aliénations mentales, à Lyon surtout. M. Burlet, dont nous avons déjà cité le mémoire, rapporte plusieurs faits à l'appui de cette opinion; il invoque de plus l'autorité de M. Carrier, « qui, dans son service et depuis peu de temps, a pour sa part traité et vu guérir trois femmes que le spiritisme avait rendues folles[1]. » Cet auteur mentionne encore quelques autres cas de ce genre. Nous ne voulons pas révoquer en doute l'expérience que de savants médecins ont pu acquérir sur un théâtre éminemment favorable. Néanmoins, nous serions disposé à appliquer au spiritisme ce que nous avons professé bien des fois à l'occasion du magnétisme, alors que ce système était dans toute sa vogue : à part de rares exceptions, le magnétisme ne rend fous que ceux qui l'étaient déjà; la plupart des malades que l'on regarde comme ses victimes ne se sont occupés du magnétisme que pendant la période de début de la folie et alors qu'ils

[1] Burlet, *loc. cit.*, pag. 23.

donnaient déjà d'autres signes non équivoques d'aliénation mentale. Dans des recherches pathogéniques de ce genre, il importe avant tout de savoir si la foi au système qu'on incrimine était notablement antérieure aux changements produits dans la manière d'être de l'individu; il faut savoir aussi dans quelles conditions s'est implantée cette croyance. Il importe, en outre, d'examiner si l'individu ne présentait pas d'autres perturbations en dehors de celles qui se rattachent au système. On doit également s'assurer si les fictions qui paraissent avoir jeté le trouble dans l'esprit de cet individu répondent à sa nature morale, et si normalement il existait chez lui une propension native ou acquise depuis longtemps à être entraîné facilement vers le supernaturalisme. Or, dans toutes les observations publiées sur ce sujet, nous ne voyons mentionnées aucune de ces indications. L'enquête pathogénique est évidemment, dans un assez grand nombre de cas de cet ordre, encore incomplète et insuffisante pour établir une opinion définitive à ce sujet.

En ce qui concerne le spiritisme, nous avons nous-même observé deux cas dans lesquels on aurait pu, au premier abord, lui accorder un rôle assez important au point de vue étiologique; mais un examen plus attentif nous a montré qu'il n'en était rien, et qu'au moment où le sujet était tout feu pour les tables tournantes, — car il s'agissait surtout de cette forme première du spiritisme, —la maladie avait déjà et bien antérieurement fait des progrès considérables, quoique peu apparents pour des étrangers.

Les conceptions démoniaques et de sorcellerie ont une puissance pathogénique incomparablement plus grande que la doctrine spiritiste. Pour notre part, nous avons observé un certain nombre de malades qui, incontestablement, avaient été frappées de folie sous l'influence des conceptions et des sentiments se rattachant à la démonophobie. Dans tous ces cas, bien entendu, il faut faire la part de la prédisposition, sans laquelle la conception démoniaque la plus accentuée serait impuissante à réaliser la maladie mentale.

Le spiritisme éveille surtout la curiosité, il stimule l'esprit; la démonopathie et sa compagne remuent profondément l'être humain tout entier. La première peut inspirer un amour de tête, la seconde un amour de cœur et concurremment les appétits des sens ; celle-ci est « tout entière à sa proie attachée », si nous pouvons demander à Racine un de ses plus beaux vers pour l'appliquer à un tout autre sujet.

Nous sommes ainsi conduits au seuil du délire démoniaque et du délire des sortiléges ; nous avons maintenant à étudier en détail ces perturbations morbides ; nous pénétrerons ainsi dans l'intimité même de notre sujet.

SECTION II

DU DÉLIRE DES SORTILÉGES.

I.

DE LA CONCEPTION DÉMONIAQUE A L'ÉTAT MORBIDE.

Nous désignons sous ce nom, à défaut d'expression technique, un délire qui a pour conception principale, chez le malade, la croyance qu'il est soumis aux sortiléges, aux maléfices d'un sorcier. L'influence des sortiléges n'est pas continue, suppose-t-on, elle ne se réalise qu'à certains moments; néanmoins, quoique n'étant pas permanente, leur action peut laisser des traces durables et même ineffaçables. Lorsque le sorcier donne une maladie, par exemple, le sortilége ne s'exerce qu'un instant, mais ses effets persistent quelquefois indéfiniment.

Dans la pensée du patient, l'action du démon ou d'une autre puissance supernaturelle indéterminée, mais toujours malfaisante, n'est pas directe dans le cas de sorcellerie, elle est appliquée par le jeteur de sorts. La croyance à l'intervention préalable et nécessaire d'un être terrestre visible et que l'on rencontre à tout instant, exerce assurément une grande influence, non-seulement sur la foi aux sortiléges en elle-même, mais encore sur la vivacité des souffrances physiques et des impressions morales que les croyants pensent subir. L'intervention du démon ou de quelque autre puissance supérieure malfaisante est donc nécessaire, en fin de compte, dans la constitution du délire des sortiléges, bien qu'elle ne soit qu'indirecte.

Certains malalades vont d'un seul bond à la dernière limite de cette conception; ils s'imaginent être la proie du démon lui-même; spontanément cet être pervers a tourné contre eux tous les efforts de sa méchanceté funeste. Dans ce dernier cas, le délire, quoique se rapprochant beaucoup de celui des sortiléges, revêt une forme qui permet de l'en distinguer sous bien des rapports. Le malade est alors atteint de la forme d'aliénation mentale que l'on désignait uniquement sous le nom de démonomanie, alors que la doctrine des monomanies pures était dans toute sa vogue et que, dans le désir d'être plus correct, on a appelée dans ces derniers temps *démonopathie*. Cette dernière expression n'est pas assurément à l'abri de tout reproche. Le sens que cette dénomination paraît avoir est tout différent de celui qu'on a l'intention de lui donner, car elle semble affirmer l'existence réelle des chimères que l'affection morbide a seule enfantées.

Démonopathie, en effet, signifie littéralement maladie du démon. Le mot démonomanie serait, à tout prendre, plus exact, puisque d'après l'étymologie il désigne simplement folie du diable; mais le sens abusif qu'on lui avait donné au temps où les monomanies pures étaient devenues elles-mêmes, s'il est permis de s'exprimer ainsi, une monomanie abusive, ne permet guère plus de s'en servir.

Par suite de l'indigence de notre vocabulaire, on se trouve donc obligé d'adopter le mot démonopathie. Ne serait-il pas préférable de forger quelque terme propre à représenter plus exactement l'état morbide dont il est question. Si nous ne redoutions les dangers qui attendent ceux qui veulent innover en pareille matière, et dont le moindre est d'exciter le sourire, nous proposerions une dénomination malheureusement nouvelle, quoique se présentant avec une physionomie convenablement médicale: *folie démonoïdique*. Cette dénomination rappellerait sans cesse à la réalité scientifique, non pas les médecins, qui n'ont guère besoin de rectification à cet égard, mais beaucoup de gens lettrés et surtout de membres éclairés de l'Église. Ils sauraient mieux, les uns et les autres, combien la science médicale repousse les faits à la main, les explications que le défaut de savoir pratique entretient encore de nos jours. Quoique prévoyant, sans regret, le sort de ce nouveau-né venu avant terme sans doute, et quoique devant nous servir du mot démonopathie, nous ne pourrons peut-être nous empêcher de temps à autre de dire folie démonoïdique, ne fût-ce que pour faire office de parrain. Mais laissons de côté les mots et occupons-nous des choses.

Le malade atteint de *démonopathie* est donc un aliéné dont la conception morbide la plus apparente est la croyance à des souffrances, soit physiques, soit morales, que le démon lui inflige diversement et en vertu de ses impulsions spontanées au mal. Cette conception est réellement prédominante dans le délire, sans être absolument exclusive.

Afin de ne pas étendre outre mesure les proportions de ce travail, nous devons nous abstenir d'étudier la démonopathie dans son ensemble. Néanmoins les rapports entre le délire des sortiléges et le délire démonopathique sont si étroits que nous serons ultérieurement dans la nécessité d'indiquer les traits principaux qui caractérisent la démonopathie, afin d'établir une comparaison entre ces deux modes d'altération psychique.

Qu'il nous suffise de dire pour le moment que les manifestations de la démonopathie sont variées et que les perturbations internes en sont multiples et diverses. Nous pensons néanmoins qu'on peut les ranger toutes dans deux groupes : dans l'un la conception prédominante est l'idée d'obsession, et dans l'autre l'idée de possession. C'est évidemment du délire d'obsession démoniaque que le délire des sortiléges se rapproche le plus, comme nous le montrerons quand nous aurons à examiner la démonopathie de plus près. Avant la comparaison de ces deux délires, il est indispensable de faire connaître les conditions pathogéniques qui favorisent la production et l'évolution du délit de sorcellerie, et de procéder à son étude symptomatologique.

II.

ÉTUDE DU DÉLIRE DES SORTILÉGES.

§ I. Des conditions de développement.

Il serait impossible de dresser le tableau de toutes les influences qui peuvent agir dans le sens de la production du délire des sortiléges ; nous devons nous borner à mentionner celles qui paraissent avoir le plus d'importance et dont il nous a été possible de déterminer le plus exactement la valeur. De ces influences, les unes sont en quelque façon communes et les autres individuelles.

Parmi les premières, nous trouvons au plus haut rang l'existence, dans le pays habité par le malade, de la croyance à la sorcellerie. Pour que la conception des sortiléges puisse germer dans un esprit même malade, il faut de toute nécessité qu'elle lui ait été en quelque sorte infusée par un autre individu, ou qu'il l'ait puisée dans quelque lecture. Nul, en effet, pour si riche, pour si dévergondée que soit son imagination, n'est en état de faire jaillir cette conception toute formée comme Minerve, jadis, sortit tout armée du cerveau de Jupiter.

Dans un pays où cette croyance sera enracinée, où elle préoccupera sans cesse l'intelligence, où elle dominera les sentiments, où elle sera le sujet de contes et de récits terrifiants, les individus d'ailleurs prédisposés seront incomparablement plus portés à être frappés de cette forme de délire. Mais ce sont surtout les germes jetés dans l'esprit pendant le cours de l'enfance, qui poussent de profondes racines, s'épanouissent avec force et répandent au loin les semences les plus abondantes.

Tout le monde connaît la vive impression que déterminent les histoires fantastiques et lugubres sur l'imagination de ces jeunes êtres. Et néanmoins les émotions provoquées si facilement à cet âge paraissent essentiellement fugaces et, malgré tous leurs éclats, elles semblent effacées sans retour par la moindre diversion ou même par le seul effet de la mobilité naturelle à cette période de la vie. En effet, la plupart des impressions que les enfants ressentent ne laissent aucune trace, quoique plusieurs d'entre elles aient eu, au moment de leur production, toutes les apparences d'une violence extrême.

L'enfant oublie vite et sans regret le conte qui a eu

pour lui je ne sais quelle âpre attraction; il oublie même, au bout de quelques minutes, l'émotion qui vient de le faire frissonner dans tout son être de sensitive. Ce qui le prouve, c'est que jeune être, dont la mémoire est d'ailleurs si heureuse pour les mots et pour les choses matérielles, ne se lasse pas de se faire répéter les mêmes récits et les trouve toujours nouveaux.

L'oubli est incontestable et généralement complet ; à peine quelques détails déterminés subsistent-ils. Cependant l'influence de semblables impressions est immense, quoique ordinairement elle passe inaperçue, parce qu'elle est indirecte. Les contes et les récits terrifiants, surtout ceux qui sont revêtus d'un caractère mystérieux et fantastique, modifient peu à peu et à jamais le mode moral des jeunes êtres, à certains égards si malléables ; ils leur donnent une susceptibilité particulière vis-à-vis des faits extraordinaires, inexpliqués, et qui semblent provenir d'un monde supernaturel; ils leur retirent, et c'est peut-être là ce qui est le plus regrettable, l'energie morale dont tout homme normalement développé doit disposer pour réagir contre les impressions involontaires que les circonstances émouvantes peuvent provoquer.

Ce n'est guère que dans des pays limités par des barrières naturelles ou dans des lieux clos par la main des hommes, comme les couvents, et qui sont restés les uns ou les autres imprégnés de cette croyance, que l'on a pu voir, dans les temps modernes, se produire ces épidémies singulières de démonopathie à sorciers ; encore même les phénomènes en sont-ils devenus de plus en plus simples, de moins en moins violents, de moins en moins prolongés.

L'influence de la croyance aux sortiléges, au point de vue

pathogénique, perd donc de sa puissance, à mesure que la croyance elle-même devient, et moins générale, et moins précise, et aussi plus puérile. Néanmoins, malgré les progrès de la civilisation, malgré l'agrandissement de l'horizon humain, même dans les localités les plus abandonnées, malgré la manière plus large et plus saine de comprendre et d'appliquer les principes religieux, malgré tout ces progrès bienfaisants, l'influence pathogénique de ce genre de superstitions est encore loin d'être éteinte, on ne saurait se le dissimuler.

Dans quel sens s'exerce cette influence? quel est son degré de puissance? C'est ce qu'il serait particulièrement intéressant de déterminer.

La croyance aux sortiléges ne peut avoir une influence réelle sur la génération des perturbations morbides, qu'à la condition d'être intime, profonde, ancienne, enracinée en un mot dans l'esprit et dans le cœur d'un individu; son action doit alors être considérée à plusieurs points de vue. En effet, la croyance peut intervenir pour réaliser directement l'éclosion d'une folie quelconque ou pour en favoriser le développement ; elle peut aussi donner au délire qui se serait réalisé plus ou moins aisément sans cette intervention, une forme déterminée dès le début, la forme du délire des sortiléges ; en dernier lieu, cette croyance existant chez une personne atteinte d'aliénation mentale et étant partie constitutive de son délire, impose à la maladie une direction fâcheuse, particulièrement en ce qui concerne les impulsions et les actes. Ces divers points de vue exigent chacun un examen séparé, mais rapide.

Pour notre part, nous n'avons pas encore observé de folie que l'on pût regarder comme étant due essentiellement à des émotions accidentelles que la croyance aux sorciers aurait engendrées, ou bien comme résultant d'un envahissement continu et croissant de cette croyance, et aboutissant finalement à une domination exclusive de cette conception, c'est-à-dire à une aliénation mentale particulière.

M. Aubanel, qui a rempli avec distinction pendant longues années et jusqu'à sa mort les fonctions de médecin en chef de l'Asile public d'aliénés de Marseille, a été plus heureux dans ses recherches. La région dans laquelle exerçait cet habile médecin est peuplée d'un grand nombre d'Italiens et a, en outre, de nombreux rapports avec les populations d'Italie; à bien des égards, elle a conservé des mœurs et des préjugés qui semblent empruntés à cette péninsule. On pourrait l'inférer déjà de la constatation qu'a faite M. Aubanel, et qu'il a consignée dans les réflexions placées en tête d'un de ses rapports médico-légaux. Il s'agit du travail concernant le nommé Maurin, épileptique, inculpé de deux meurtres dont nous avons reproduit succinctement l'histoire dans le recueil d'observations qui précède cette étude. Voici en quels termes affirmatifs s'est exprimé cet auteur :

« J'ai observé plusieurs cas de folie survenue à la suite d'un sentiment de terreur inspiré, soit par des menaces faites dans un but de supercherie, soit par la simple révélation du *sort* jeté sur une personne, soit par les manœuvres mises en pratique pour détruire les effets de la sorcellerie[1]. » Si nous en jugeons d'après notre pratique personnelle, qui s'exerce néanmoins dans une région où

[1] *Ann. méd. psych.*, 1856. 3me série, tom. II, pag. 193.

ces superstitions sont loin d'être éteintes, comme nous l'avons indiqué précédemment, la foi à la sorcellerie ne peut conduire directement à la folie que dans des circonstances exceptionnelles : lorsque, par exemple, le sujet victime d'un sentiment méchant ou de quelque supercherie intéressée, a subi une émotion soudaine et violente. La prédisposition est ici nécessaire, comme d'ailleurs tous les cas d'aliénation mentale qui ne sont pas le résultat d'une lésion organique de l'encéphale réalisée par un agent mécanique.

Quoique cette cause n'ait que rarement une action prépondérante, jamais peut-être une action véritablement efficiente, on ne doit cependant pas la négliger. Quand une ou plusieurs autres influences viennent lui prêter leur concours, les effets peuvent être éminemment fâcheux. Dans ces conditions, la croyance superstitieuse aide puissamment à l'éclosion de la folie. Nous ne voulons pas examiner, ni même énumérer les diverses causes auxquelles elle s'associe le plus souvent; qu'il nous suffise de mentionner, en passant, la faiblesse intellectuelle native, des événements terrifiants, telles qu'une grande épidémie régnante dans un pays, le choléra, par exemple; mais c'est surtout chez les personnes atteintes de nervosisme plus ou moins morbide, que l'on peut constater l'influence la plus manifeste des opinions superstitieuses que nous étudions.

Nous n'avons pas observé nous-même de délire des sortiléges éclatant à la suite d'une vive émotion engendrée chez une personne pusillanime par une épidémie meurtrière. Toutefois, si l'on pense à la tendance qui, dans ces circonstances, entraine le peuple à croire que le fléau est dû à des actes coupables, tels que l'introduction de poisons dans les eaux potables, ce qui a été observé à Paris même, on comprendra qu'un esprit déjà porté à voir partout des maléfices sera plus aisément frappé de folie, et que son délire prendra de préférence la direction des sortiléges.

Dans l'une des observations que nous avons relatées, on trouve une pathogénie qui se rapproche beaucoup de celle dont nous parlons. Il s'agit de la nommée Marie A..., qui devint aliénée à la suite de la profonde terreur que lui inspira une épidémie de variole qui sévissait dans une ville où elle s'était rendue en visite. La folie dont elle fut atteinte avait la forme de la démonopathie par possession[1].

S'il n'est pas commun de voir la croyance aux sortiléges déterminer à elle seule la production d'une folie afférente ou non à ce sentiment, il est peu rare d'observer des faits dans lesquels cette influence a porté sur la direction suivie par le délire.

Qu'une personne déjà dominée par l'idée des sortiléges soit arrivée aux prodromes d'une aliénation mentale, comme cela se présente assez souvent dans les villages, où l'on croit avec ferveur aux sortiléges, et cette personne s'imaginera aisément que ses souffrances ne dérivent pas d'une maladie ordinaire, mais d'un ensorcellement. Cette conception morbide est, en outre, peu favorable au point de vue de la guérison.

En effet, la croyance aux sortiléges, qui fait en quelque sorte la base de ce délire, est, chez l'individu malade, presque toujours de beaucoup antécédente à la production

[1] Observ. XII, pag. 126.

de la folie ; elle est très-enracinée par suite de cette ancienneté, mais surtout à cause de sa nature. Il en résulte que cette croyance donne au mal la ténacité qui lui est propre. De plus, les conceptions elles-mêmes, par suite du caractère religieux qu'elles revêtent généralement dans ce cas, communiquent à la maladie une aggravation considérable ; nous aurons à le montrer.

Enfin, au point de vue des impulsions et des actes, cette forme particulière imposée par la croyance aux sortiléges est fâcheuse, soit à cause de la systématisation préalable, soit par l'effet de l'irrésistibilité qui souvent vient s'y joindre, soit enfin par suite de la gravité des actes lentement projetés et fortement prémédités dans leur mode d'exécution. Il suffit de mentionner ici ces questions, parce qu'elles seront amplement traitées dans la section consacrée à la médecine légale.

Les conditions individuelles, soit hygides, soit morbides, exigent un examen attentif, parce qu'elles peuvent avoir une grande influence sur la production de la maladie mentale ; mais elles doivent être étudiées ici seulement au point de vue du délire des sortiléges. Nous nous occuperons d'abord de l'âge.

Ce délire ne se manifeste pas indifféremment aux diverses périodes de la vie. Il est à remarquer, en effet, que les deux périodes extrêmes de la vie sont presque totalement à l'abri des perturbations de cet ordre. Malgré l'affirmation du proverbe, il est incontestable que le délire démonopathique et à sortiléges ne s'observe que très-rarement chez les femmes avancées en âge.

Les épidémies que l'histoire a décrites ne portent généralement que sur des personnes encore jeunes. De nos jours, cette particularité est encore plus évidente, puisque les quelques épidémies que l'on a mentionnées ont eu toutes pour sujets des jeunes filles. L'épidémie de Morzine, sur laquelle nous aurons à revenir en détail, peut être regardée sous ce rapport comme tout à fait démonstrative. Les cas sporadiques sont moins exclusivement réservés, il faut le reconnaître, à la jeunesse et à l'âge adulte de la femme. On en observe parfois chez des personnes atteignant l'âge critique ou l'ayant dépassé depuis peu.

Le sexe du malade doit spécialement attirer l'attention; tout le monde sait, et nous l'avons déjà dit dans plusieurs de ces pages, que les femmes sont beaucoup plus fréquemment et plus fortement dominées par la croyance aux sortiléges que les hommes. Le délire afférent à la sorcellerie semble être communément leur partage presque exclusif. C'est dans leur constitution physique et morale qu'il faut chercher la cause ou plutôt les causes de cette prédilection.

Les femmes, par leur nature même ou par suite de la fonction cataméniale, sont sujettes à des souffrances nerveuses pénibles, mobiles, bizarres, quelquefois inexplicables en apparence. Elles éprouvent, soit d'une manière permanente, soit accidentellement, des perturbations plus ou moins accentuées dans l'appareil génital. D'un autre côté, les sentiments religieux ont un empire parfois excessif sur elles, les préoccupent davantage, les craintes scrupuleuses s'éveillent facilement dans leur cœur; d'une manière générale, elles sont impressionnables, disposées à éprouver de vaines terreurs. Or, ces divers modes sont précisément ceux qui interviennent pour la constitution symptomatologique du délire des sortiléges. C'est ce qui ressortira clairement de la description de ce groupe de manifestations morbides.

L'observation clinique constate, en effet, la prédominance très-accentuée de ce délire chez les personnes du sexe féminin. Les cas isolés lui appartiennent pour la plupart, et les épidémies de démonopathie à sortiléges n'ont guère atteint que des personnes de ce sexe. Sans doute à une autre époque, aux xve et xvie siècles, lorsque la crainte des maléfices et du démon obsédait presque tous les esprits, on vit un grand nombre d'hommes frappés de ce délire, et même quelques épidémies les atteindre plus spécialement. Mais, dans cette période même, les femmes avaient sous ce rapport une prépondérance des plus évidentes. Tous les démonographes de l'époque le proclament : Spranger, Pierre de Lancre, Bodin, Wier, etc.

Dans les temps modernes, c'est-à-dire depuis le commencement du dernier siècle, on n'a plus observé d'épidémies de ce genre chez des individus du sexe masculin. Il importe toutefois de faire une exception pour les jeunes garçons ; les conditions physiques et aussi morales qui les rapprochent des conditions de la femme, donnent l'explication de cette particularité.

Un jeune garçon, en effet, qui entre ou est entré dans cette phase de la vie plus difficile qu'il ne le paraît, et où il devient homme, est nerveux et impressionnable ; l'appareil génital qui commence à prendre part à la vie de l'individu ne contribue pas peu au développement de cet état indéfinisable. Cet appareil, quoique n'ayant pas chez le jeune garçon, en dehors de certaines circonstances exceptionnelles, le despotisme qu'il exerce si souvent chez la femme souffrante, est cependant assez fréquemment le point de départ d'une excitation dont le résultat final est un érotisme plus ou moins prononcé. Néanmoins les épidémies ayant en tête de leurs manifestations principales le délire des sortiléges, n'ont eu chez des jeunes gens qu'une importance des plus restreintes, à cause de leur courte durée, de leur faible extension et du peu d'accentuation des phénomènes.

Il reste donc établi que le sexe féminin possède une aptitude particulière à contracter ce genre de délire, et que cette aptitude dérive de sa nature morale, mais surtout de sa constitution somatique et de ses fonctions vitales.

On ne doit jamais perdre de vue que la menstruation a une importance capitale dans la pathogénie des délires apyrétiques. Le délire à sortiléges et le délire démonopathique se rattachent étroitement à cette grande fonction. Dans la plupart des cas de ce genre, on remarque des perturbations menstruelles : dysménorrhée, aménorrhée, troubles dus à l'âge critique. Cette constatation a une haute valeur; elle donne la clef de la forme qu'affecte de préférence ce délire, ou, pour parler plus exactement, elle explique sa constitution particulière. Plusieurs des observations que nous avons publiées viennent à l'appui de cette proposition, quoique d'une manière indirecte.

Julie G.... [1] avait été sujette toute sa vie et à chaque époque cataméniale, à de violentes migraines; plus tard, quand elle devint aliénée, une surexcitation générale et un redoublement considérable dans ses impulsions érotiques se manifestaient régulièrement à chacune de ses périodes men-

[1] Observ. x, pag. 112 et 116.

struelles, qui étaient d'ailleurs très-pénibles ; la dysménorrhée, qui avait été habituelle chez Julie G...., fut alors plus marquée encore. L'érotisme, joint à des idées d'action occulte, prédominait essentiellement dans le délire de cette malade. — Chez la femme L... [1], dont l'aliénation a de nombreux points de contact avec celle de Julie G..., l'âge critique paraît avoir exercé une influence très-notable, non-seulement sur la production de la folie, mais encore sur sa direction. — Nous citerons comme exemple d'aménorrhée [2] l'histoire de Marie A.... Cette fille a eu, et à de longs intervalles, trois accès d'aliénation mentale ; les deux premiers présentaient la prédominance très-accusée du délire démoniaque, ils furent tous les deux précédés d'une suppression des règles brusque et sans cause physique ou morale connue. Le dernier accès, qui n'eut à aucun degré la forme démoniaque, ne fut ni précédé ni même accompagné d'aménorrhée.

Nous rappellerons aussi [3] l'histoire de Mlle R..., chez laquelle la conception prédominante se rattache à l'existence de deux génies : le génie du bien qui lui accorde ses faveurs et lui prête des forces, et le génie du mal qui la persécute cruellement, et qui malheureusement pour elle apporte plus de constance et d'activité dans son œuvre méchante que le génie du bien n'en met dans sa protection et ses bontés. L'érotisme est très-prononcé. Mais ce qu'il y a de remarquable au point de vue du sujet actuel, c'est que l'aliénation mentale de Mlle R... a eu évidemment

[1] Observ. IX, pag. 102.

[2] Observ. XII, pag. 126.

[3] Observ. XIII, pag. 134.

pour point de départ une suppression indéfinie de la fonction menstruelle à la suite d'un accident, une chute dans une citerne son corps étant en sueur.

Ces diverses observations, quoique ayant des points de contact très-nombreux avec les faits de véritable délire des sortiléges, ne peuvent en être regardés comme des exemples; néanmoins les trois premières s'en rapprochent beaucoup. Il est donc utile de s'assurer si la menstruation est pareillement troublée chez les aliénés dont la conception prédominante a trait à la sorcellerie.

Sur les sept observations de délire des sortiléges que nous avons données, il en est cinq qui ont des hommes pour sujets. Dans l'une d'entre elles, le malade, actuellement âgé de 27 ans, avait, lorsqu'il était jeune, des épistaxis assez fréquentes; elles se supprimèrent à mesure qu'il devint adulte. Mais elles reparurent en même temps qu'une céphalalgie très-pénible et avec une certaine abondance, peu de temps avant la manifestation non équivoque de l'aliénation mentale. Lorsque les perturbations psychiques furent établies d'une manière apparente, les épistaxis cessèrent de nouveau[1]. Nous avons rappelé cette histoire, afin d'établir un rapprochement qui nous paraît curieux, mais dont nous n'avons pas l'intention d'exagérer l'importance, car ici l'influence de l'appareil génital fait défaut.

Parmi les observations transcrites en tête de ce recueil, il n'en est que deux concernant des personnes du sexe féminin. La première est la reproduction un peu abrégée d'un travail déjà publié et concernant la femme Legrand[2].

[1] Observ. I, pag. 4.

[2] Observ. IV, par MM. Bonnet et Bulard; voy. pag. 68.

Il n'y est pas fait mention de l'état de la menstruation; mais les auteurs de ce mémoire mentionnent une anémie générale déterminée par la misère et le défaut de subsistance nécessaire. On doit remarquer que chez cette malade l'érotisme est très-prononcé, comme nous l'avons constaté chez toutes les malades dont nous venons de rappeler les histoires médicales. Le délire des sortiléges est d'ailleurs nettement accentué chez la femme Legrand.

Quant à l'autre aliénée atteinte d'un délire de sortiléges moins déterminé, il s'agit d'une épileptique qui eut sa première attaque à la suite d'un accouchement laborieux et à l'approche de l'écoulement menstruel[1]. Depuis lors, et pendant quatre ans, ces manifestations convulsives se reproduisirent exactement chaque mois, au moment des règles ; pendant ce laps de temps, elles ont toujours été précédées d'un *aura* qui partait du bas-ventre. De plus, durant les quelques heures qui précédaient l'apparition des menstrues, elle éprouvait régulièrement des douleurs dans la région hypogastrique, et c'était à la suite de ces douleurs que l'attaque se produisait.

Les observations se rapportant au délire des sortiléges et consignées dans les ouvrages d'aliénation mentale, sont très-peu nombreuses; elles laissent toutes à désirer au point de vue des détails. Dans les quelques faits que nous avons pu consulter, et que nous ferons connaître successivement, l'état de la menstruation est rarement indiqué. Nous rapportons une de ces observations, parce qu'elle présente d'ailleurs quelques particularités afférentes à notre sujet et dignes de quelque attention. Nous croyons toutefois

[1] Observ. v, pag. 71 et 72.

opportun de supprimer un passage moins intéressant à notre point de vue [1].

« Madeleine C... jeune encore et d'une figure belle et agréable, a un caractère vif, impatient et enclin à la tristesse.

» Vers la fin de janvier 1841, ses règles coulaient depuis quatre jours, lorsqu'elle eut une vive altercation avec son père, qui la menaça de la déposséder du bien qu'il lui avait donné le jour de son mariage. Le jour même les règles s'arrêtèrent. Depuis lors, elles ne coulèrent plus que pendant quatre jours, tandis qu'auparavant elles duraient huit jours. En même temps, on remarqua chez la malade un changement dans son moral; elle devint triste et sombre, fuyait la société, se plaignait d'un cancer à l'utérus, où rien n'était apparent; en un mot, elle fut atteinte de lypémanie avec complication d'hypochondrie. Bientôt des hallucinations de la vue et de l'ouïe l'épouvantent. Le diable s'offre à ses regards, habillé en rouge; il la tente et elle lui vend son âme pour 1 000 francs; le pacte est immédiatement signé avec du sang. Désormais plus de repos, plus de bonheur pour elle sur la terre; elle est à jamais perdue si on ne lui apporte pas 1 000 francs pour acquitter sa dette infernale; elle vivra longtemps, très-longtemps sur la terre, plus de deux cent mille ans, et après la mort son corps n'aura point les honneurs de la sépulture, il sera consumé par les flammes de l'enfer. Son désespoir est tel que, pour mettre un terme à ses souffrances, elle tente à plusieurs reprises d'abréger ses jours.

» Elle fut assaillie par ces idées diaboliques à trois reprises différentes; chaque accès durait trois ou quatre jours, et l'intervalle était d'un mois.

» A la moindre contrariété, et souvent sans raison, elle casse, brise, déchire tout ce qui tombe sous sa main; elle a même essayé d'incendier sa propre maison.

» Cette malade fut amenée à l'asile de Maréville (Meurthe). Elle était alors atteinte d'une affection de poitrine à laquelle elle succomba le 25 du mois suivant.

[1] *Études cliniques sur la démonomanie*, par M. le Dr Macario. (*Ann. méd.-psych.*, tom. I, pag. 451.

»Pendant son séjour à l'Asile, tout sentiment de pudeur était éteint chez elle; elle n'avait plus qu'un souffle de vie, et elle se livrait encore avec fureur à la masturbation.»

L'autopsie fut faite, et le détail en est relaté dans l'obervation; elle ne fit connaître aucune altération digne de remarque et pouvant se rattacher au délire.

Dans cette observation, bien que peu détaillée, on remarque la relation étroite qui existe entre l'explosion du délire et la suppression brusque des règles; et plus tard entre la persistance des perturbations psychiques et la diminution considérable de l'écoulement menstruel. On constate aussi les accès de délire revenant périodiquement chaque mois (cette histoire n'indique pas exactement s'il y avait coïncidence avec l'époque cataméniale); on observe enfin une sensation très-douloureuse dans la sphère génitale, et un érotisme des plus prononcés se rattachant évidemment aux perturbations de l'appareil génital. Le pacte avec Satan est tout à fait singulier; cette scène reproduit exactement les récits des prétendues sorcières que les annales judiciaires des XVe et XVIe siècles rapportent en si grande abondance. Nous aurons du reste à revenir sur cette histoire.

Le même auteur, M. Macario, a publié une autre observation, d'ailleurs très-concise et qui peut être rapprochée, au point de vue pathogénique, de l'observation de Ferdinand A..., que nous avons rappelée il y a peu d'instants. Il est question d'un jeune homme de 22 ans, qui était à la fois simple et dévot[1]. Nicolas, c'était son nom, était sujet à des épistaxis abondantes et qui se supprimèrent quelque

[1] Macario, *loc. cit.*, pag. 452.

temps avant l'explosion du délire. Le diable lui apparut pour la première fois entouré de flammes ardentes, et lui adressa la parole ; il jeta des poudres malfaisantes dans ses aliments pour l'empoisonner. Une légion de démons s'empara de son corps ; alors le pauvre malheureux poussait de hauts cris et faisait force signes de croix. Parfois il voyait l'esprit malin voltiger autour de sa mère ; tous ses parents étaient damnés, etc. Plus tard, les croyances démoniaques s'effacèrent, et il devint le champion de Jésus-Christ. La démence a suivi ou accompagné ce délire, car nous n'avons pas de détails précis sur ce dernier point.

Esquirol a donné, dans son travail sur la *Démonomanie*, une observation qui, quoique trop peu développée, fournit plusieurs indications utiles à notre étude. Nous croyons devoir la reproduire intégralement, sauf un passage que nous avons pensé pouvoir supprimer sans inconvénient[1].

« M..., actuellement âgée de 49 ans, vivant à la campagne, fileuse de laine, avait entendu souvent faire des contes de sorciers. 15 ans, mentrues spontanées; 37 ans, au moment de se marier, M.... reconnaît que son prétendu la trompe, elle ne veut plus l'écouter, et un an après elle se marie avec un autre. Celui qu'elle a délaissé la menace de se venger, et l'envoie à tous les diables ; un homme de son village, qui passe pour sorcier, donne son corps au diable, sans toutefois qu'elle s'en doute. A 40 ans, cessation des menstrues ; alors les idées de M.... commencent à se déranger, mais d'une manière inaperçue pour les étrangers ; céphalalgie. 42 ans : en revenant d'une

[1] Si cette considération ne paraissait pas suffisante, le nom de ce maître de la science de l'aliénation mentale nous justifierait assurément. Nous n'avons pas voulu que dans un travail où se trouvent relatées plusieurs observations empruntées à divers savants, l'auteur éminent du premier et excellent travail sur la démonomanie fût laissé dans l'oubli. (Esquirol ; *Malad. mentales* ; Paris, 1838, tom. I, pag. 494.

longue course, M... est fatiguée, se couche par terre pour se délasser; peu après elle sent dans la tête un mouvement et un bruit semblables au bruit et au mouvement d'un rouet à filer; elle s'effraie, néanmoins elle reprend son chemin, mais en route elle est enlevée de terre à plus de sept pieds de haut. Rendue chez elle, elle ne peut ni boire ni manger; elle se rappelle la menace qui lui a été faite quatre ans avant, elle ne doute plus qu'elle ne soit ensorcelée. Beaucoup de remèdes sont administrés. M..... fait des prières, des neuvaines, des pèlerinages, elle porte sur la peau une étole que lui a donnée un prêtre; mais en vain, le diable et ses tourments ne la quittent plus; trois ans après elle est conduite à la Salpêtrière.

» A son arrivée à l'hospice, M.... est d'une grande maigreur, a la peau hâlée, terreuse, brûlante; le pouls faible, petit; la tête penchée; la face bouffie, le front ridé; les sourcils, par moments, se confondent avec les plis du front, se perdent dans les cheveux; l'abdomen est dur, volumineux; la malade y porte toujours la main, elle assure qu'elle a dans l'utérus le malin esprit sous la forme d'un serpent qui ne la quitte ni nuit ni jour, quoiqu'elle n'ait point les organes de la génération faits comme les femmes; elle se plaint d'une forte constriction de la gorge; elle éprouve le besoin de marcher, et souffre davantage si elle en est empêchée; elle marche lentement, parlant à voix basse de son état qu'elle déplore; elle se cache pour boire et manger ainsi que pour uriner et aller à la selle, afin de mieux persuader qu'elle n'est pas un corps, mais une vision, une image.

» Le diable a emporté mon corps, dit-elle, je n'ai point de figure humaine; il n'y a rien d'affreux comme paraître vivre et n'être pas de ce monde; je brûle, mon haleine exhale le soufre; je ne mange ni ne bois, parce que le diable n'a pas besoin de tout cela; je ne suis rien, on me mettrait dans le feu terrestre que je ne brûlerais pas; je vivrai des millions d'années, ce qui est sur la terre pouvant mourir; sans cela le désespoir m'eût portée à me détruire depuis longtemps.

» Rien ne peut la désabuser, ses gestes sont en rapport avec cette conception. Je l'ai pincée moi-même, je l'ai piquée plusieurs fois avec une épingle, j'ai traversé plusieurs fois la peau de son bras sans qu'elle témoignât la moindre souffrance, mais elle exprimait la douleur lorsqu'elle n'était pas prévenue.

» D'ailleurs cette femme est tranquille, n'est point méchante; elle parle raisonnablement sur tout autre objet, lorsqu'on peut la distraire de ses idées; sous prétexte de la délivrer du diable, de la *désensorceler*, elle a été magnétisée trois fois, et je n'ai pu observer aucun effet magnétique sur elle. »

La relation entre les perturbations intellectuelles et la menstruation est non moins étroite dans ce dernier fait que dans l'observation que nous avons transcrite précédemment; mais ici, c'est l'âge critique qui intervient, et la cessation, quoique naturelle dans un certain sens, n'en est pas moins funeste pour la femme M..... Peut-être la ménopause a-t-elle été anticipée? On remarque de plus une sensation pénible du côté de l'utérus, et qui donne lieu à une illusion viscérale venant en aide à la conception délirante; l'érotisme est la conséquence des souffrances de cet organe. Le délire des sortiléges est d'ailleurs parfaitement déterminé dans cette histoire, et il faut remarquer combien il se lie étroitement à une croyance antérieure à la sorcellerie, acquise à la suite de contes de sorciers que la malade avait entendus fréquemment.

Ces faits montrent le délire des sortiléges en relation pathogénique avec des troubles de la menstruation. Quoique peu nombreux, ils sont pertinents, parce qu'ils comprennent la totalité des malades pour lesquels des renseignements sont donnés à l'égard de cette importante fonction. Nous croyons que l'on peut être autorisé à affirmer, non que des perturbations menstruelles sont constamment la cause principale du délire des sortiléges, mais que cela se passe ordinairement ainsi. Cette constatation éclaire singulièrement la symptomatologie et la caractérisation de cet ordre de perturbations psychiques; c'est là ce qui nous a déterminé à donner tous les détails que nous venons de relater.

Il nous paraît donc établi que la menstruation possède une influence considérable sur le développement du délire à sortiléges et de la démonopathie. Cette action est toute spéciale, elle contribue très-largement à donner au délire la direction déterminée qui le caractérise.

L'hérédité exerce-t-elle sur la constitution du délire des sortiléges une influence du même genre ? L'importance à tous égards extrême de cette cause, au point de vue pathogénique, rend non-seulement très-intéressantes, mais encore éminemment utiles, les indications précises que l'on peut recueillir sur la transmission des modes physiologiques et pathologiques des parents aux enfants. Cette importance est surtout évidente pour les maladies nerveuses. Il serait donc très-désirable, pour l'élucidation de notre sujet, que nous pussions discuter à fond cette question en nous appuyant sur des observations cliniques. Malheureusement les faits se rapportant à ce genre de problèmes manquent presque totalement. En dehors des histoires médicales que nous avons relatées, nous ne trouvons aucun renseignement; nous sommes donc réduit à examiner si nos observations médicales nous donnent des éléments suffisants d'appréciation.

Ces observations sont au nombre de dix, en y comprenant les histoires de Julie G... et de la femme L.... dont le délire se rapproche sensiblement de celui que nous étudions. Trois d'entre elles sont dépouvues de toute espèce de détails au sujet de l'hérédité, parce que, les malades étant originaires de localités éloignées , on n'a pu faire d'enquête auprès des parents et des connaissances. Sur les sept qui restent, deux sont absolument muettes sur l'hérédité. Enfin, dans les dernières, nous voyons noté successivement : influence héréditaire assez prononcée, probable, douteuse, nulle [1]. Évidemment il n'y a là rien d'explicite; ces observations seraient plutôt propres à infirmer la croyance en la puissance de l'hérédité dans l'aliénation mentale qu'à la fortifier une fois de plus. Mais le très-petit nombre de faits détaillés qu'il nous est donné d'invoquer ne permet d'établir aucune conclusion. Nous nous bornerons donc à revenir sur la dernière de nos observations, qui, bien qu'étant unique, présente de l'intérêt au point de vue que nous traitons actuellement [2]. Il s'agit de cette race singulière dont on se rappelle peut-être l'histoire, et qui s'est perpétuée jusqu'à nos jours en se transmettant, non-seulement des infirmités physiques et morales, mais encore la croyance à la sorcellerie. Cette croyance est même devenue active, puisqu'à chaque époque des membres de cette famille se sont imaginé être sorciers et se sont comportés comme tels. Néanmoins nous ne pouvons voir dans ces faits une véritable transmisson héréditaire par la génération. Ce n'est très-probablement qu'une simple tradition conservée au sein de cette famille, de même que la tradition de la foi dans la sorcellerie se maintient dans certaines localités.

Ainsi, on ne peut savoir, à cause de l'état actuel de la science, si, comme cela existe positivement pour la lypémanie religieuse, la transmission héréditaire peut se réaliser pour le délire des sortiléges ou pour la démonopathie proprement dite.

[1] Observ. I, III, II, VI.

[2] Observ. XV, pag. 156.

Il est une condition intellectuelle dont l'importance est incontestablement très-considérable : c'est l'idiotie ou l'imbécillité plus ou moins accentuées. Ce sujet a été déjà examiné en détail, à l'occasion de la croyance aux sortiléges, ce qui nous dispensera de nous y arrêter longtemps. Il nous suffira pour le compléter, au point de vue du délire, de rechercher la part qui revient à cette fâcheuse condition intellectuelle d'après les observations médicales que nous avons à notre disposition.

Cette infirmité a une action incontestable sur la formation du délire des sortiléges, et cette action est démontrée par les faits relativement nombreux que nous pouvons invoquer. En effet, l'observation directe est pour cette influence beaucoup plus riche en faits démonstratifs qu'elle ne l'est à l'occasion de l'hérédité.

Dans les histoires médicales que nous avons relatées précédemment, nous remarquons que presque tous les sujets sont signalés comme n'étant doués que d'une intelligence faible. Les observations publiées par divers auteurs ne donnent pour la plupart aucun renseignement sur le degré de développement des facultés intellectuelles, mais celles qui sont explicites sur ce point conduisent à la même conclusion.

En effet, dans la première catégorie de faits au nombre de dix, nous trouvons : cinq fois l'indication, intelligence faible ou peu intelligent; deux fois, intelligence très-notablement bornée, état qui constituait une imbécillité incomplète ; il faut y joindre les membres de la famille des sorciers, chez lesquels l'intelligence présente constamment une infirmité plus ou moins considérable, mais cependant manifeste chez les mieux doués. Un de nos malades,

André R..., avait une intelligence ordinaire. Une femme était moralement au-dessous de la moyenne, et de plus naturellement excentrique; une autre femme avait assez d'intelligence ; encore faut-il remarquer que ces deux dernières malades n'étaient pas atteintes du véritable délire des sortiléges, qu'elles croyaient à une persécution réalisée par des moyens plus ou moins occultes. — En résumé, sur huit malades présentant le délire des sortiléges caractérisé, un seul était doué d'une intelligence ordinaire, mais dépourvu de culture intellectuelle, et de plus épileptique ; tous les autres avaient, à des degrés divers, une intelligence faible.

Parmi les observations empruntées à d'autres sources, dans cinq cas nous trouvons mentionné le degré de développement intellectuel; quatre fois l'intelligence est indiquée comme faible, obtuse ou simple ; le dernier fait concerne le nommé Feuillet, malade donné comme très-industrieux, mais néanmoins frappé d'épilepsie[1]. En réunissant toutes ces observations, on arrive à ce résultat que, sur treize malades atteints de délire des sortiléges, onze avaient l'intelligence faible tout au moins, deux seulement l'intelligence convenablement développée; toutefois ces deux individus étaient épileptiques. Or cette maladie détermine à peu près constamment un affaiblissement radical de l'intelligence, et le plus souvent cet affaiblissement commence à se réaliser d'assez bonne heure, bien qu'il puisse rester inaperçu pendant un temps plus ou moins long. Il y a donc lieu de présumer que Feuillet, cet épi-

[1] Nous reproduisons un peu plus loin cette histoire, d'ailleurs curieuse; voy. pag. 321.

leptique que l'on a représenté comme si industrieux, n'avait plus son intelligence normale. Quant à l'autre, André R..., nous l'avons observé nous-même à l'Asile des aliénés, et nous pouvons dire que ses facultés avaient subi un commencement de démence.

Quoi qu'il en soit de ces dernières réflexions, il reste parfaitement établi que le délire des sortiléges est le fâcheux apanage de la faiblesse intellectuelle native et plus ou moins accentuée. Ce résultat a une valeur réelle au point de vue de la caractérisation de ce groupe de perturbations psychiques. Sous ce rapport, le délire des sortiléges se distingue donc de la démonopathie proprement dite.

Sans entrer dans des détails minutieux, comme nous venons de le faire pour la conception des sortiléges, nous pouvons constater que cette dernière forme de folie, la démonopathie ordinaire, s'observe fréquemment chez des individus dont l'intelligence est normalement développée ; elle se produit même chez des personnes dont les facultés sont notablement au-dessus de la moyenne.

Mme M...[1], malade atteinte de démonopathie par possession, est une Parisienne incontestablement intelligente, ayant reçu une excellente éducation et douée d'une véritable aptitude musicale ; néanmoins, chez elle, le délire démoniaque est intense et d'une détermination complète. Quoique les observations de démonopathie consignées dans les ouvrages soient peu considérables, nous pourrions mentionner plusieurs autres cas analogues. Nous nous contenterons de rappeler l'histoire que nous avons publiée et

[1] Observ. XIV, pag. 147.

qui concerne Mlle R..[1]; ses conceptions délirantes se rapportent en majeure partie à la pensée d'obsession démoniaque. Cette malade est véritablement une personne instruite et intelligente; la manière dont son délire a été constitué suffirait pour le démontrer, si d'autres circonstances ne le prouvaient amplement. En thèse générale, on peut dire que la démonopathie par obsession coexiste plus souvent avec un développement intellectuel considérable que la démonopathie, dont l'idée de possession est le concept principal.

D'où peut provenir la différence si marquée qui existe entre le délire démonopathique en général et le délire des sortiléges, au point de vue des conditions pathogéniques de l'ordre intellectuel? Les causes de l'espèce de prédilection que ce dernier délire semble affecter pour les individus dont l'esprit est naturellement faible, sont évidemment celles-là mêmes à peu de chose près que nous avons indiquées au sujet de la croyance à la sorcellerie chez les personnes dont l'esprit est resté sain. Nous avons déjà montré pourquoi, en dehors de tout état morbide, la foi aux sortiléges s'établit d'autant plus facilement que l'intelligence est moins cultivée et, dans une certaine mesure, plus bornée. Nous n'y reviendrons pas à l'occasion de cette même croyance, devenue conception délirante par l'effet de la maladie.

Les conditions que nous venons d'indiquer sont assurément de l'ordre physiologique; néanmoins, elles révèlent une défectuosité dans le mode moral et même dans la constitution physique de l'individu. Les états dont nous

[1] Observ. XIII, pag. 134.

avons à nous occuper maintenant sortent définitivement de la santé, ce sont véritablement des états morbides.

L'épilepsie, à cause de son importance relativement à notre sujet, doit attirer particulièrement notre attention. En effet, dans les pays où règne la croyance aux sortiléges, les épileptiques remontent assez fréquemment aux maléfices pour expliquer leur maladie. Parmi les histoires que que nous avons données, il en est trois qui se rapportent à des épileptiques, et ce ne sont pas les moins graves, l'affection convulsive ayant apporté son fâcheux contingent à la constitution de l'état morbide. Chez deux de ces aliénés, André R... et Maurin, la conception des sortiléges était prépondérante, pour le second elle était presque exclusive. Tous les deux avaient des impulsions offensives des plus violentes ; Maurin a même réalisé un double meurtre sous l'influence de la conception des sortiléges.

L'épilepsie donne naissance à une foule de sensations vagues, mobiles et néanmoins très-pénibles ; la plupart des malades atteints de cette terrible affection sont presque constamment préoccupés de leur état, s'en plaignent, accusent des souffrances dont ils ne peuvent indiquer ni le siége précis ni la nature: ils veulent guérir à tout prix. Chez un grand nombre d'entre eux, l'esprit travaille sans cesse, soit pour courir après une guérison impossible dans la presque totalité des cas, mais dont ils ne désespèrent jamais, soit encore pour se rendre compte de l'origine de leur maladie, soit surtout pour s'expliquer les souffrances intolérables qu'ils éprouvent à certains moments. Il est utile de le remarquer, tout en se plaignant surtout des sensations qui les affectent, ces malades savent rarement les rattacher à leur véritable source, l'épilepsie elle-même. Souvent ils vont en chercher la cause autre part, et parfois cette cause, ils la trouvent dans un ensorcellement. De là à se mettre en quête du sorcier, il n'y a pas loin, et cet intervalle, ils ne manquent guère de le franchir.

L'épilepsie a de tout temps excité l'étonnement par ce qu'elle a d'étrange. Déjà, du temps d'Hippocrate, on la considérait comme une maladie *divine*, puisque dans la collection hippocratique se trouve le traité bien connu : *De morbo sacro*. Or il est bon de constater qu'à cette époque on ne connaissait pas de divinité essentiellement mauvaise; ce qui répond à l'ensorcellement des temps modernes était mis alors sur le compte de la divinité. L'auteur de ce traité s'élève, il est vrai, contre cette attribution avec la rectitude d'un homme de sens et tout le savoir que pouvait posséder à cette époque un médecin éminent; mais ses efforts témoignent précisément de la diffusion de cette opinion essentiellement superstitieuse malgré la qualification de sacrée. Cette vieille idée de maléfice au sujet de l'épilepsie est encore restée dans l'esprit d'un certain nombre de personnes du peuple ; les épileptiques eux-mêmes ne sont pas les derniers à la perpétuer.

Il n'est rien qu'un épileptique ne puisse projeter et même réaliser pour se débarrasser de son mal, surtout quand il se croit ensorcelé. L'histoire judiciaire de Feuillet est, sous ce rapport, un des meilleurs exemples que l'on puisse présenter ; aussi croyons-nous nécessaire de la reproduire[1].

[1] Ce fait est emprunté textuellement à un mémoire sur la *folie générale et partielle*, publié par M. Ott dans les *Annales médico-psychologiq*. (1854, pag. 333). Les détails judiciaires sont extraits de la *Gazette des tribunaux*.

Claude Feuillet, 36 ans, cultivateur, ayant une certaine aisance, comparut en 1853 devant la cour d'assises de l'Aisne. Voici comment l'acte d'accusation le caractérisait : «L'accusé a reçu peu d'instruction, a fréquenté irrégulièrement l'école et sait à peine lire. Mais il est signalé par une intelligence industrieuse assez rare : sans avoir appris aucun métier, il a fabriqué lui-même la plupart des meubles de son habitation ; il a construit en partie sa maison, placé et ferré ses portes ; il fait ses chaussures ; il a même inventé des machines assez ingénieuses et sculpté des statues de bois qui ornent sa chambre. Il dirige d'ailleurs assez bien ses affaires, et administre avec une intelligente activité et avec parcimonie sa petite fortune. »

Cet individu fut pris, à l'âge de 21 ans, d'attaques d'épilepsie ; il s'imagina être victime d'un sort, et employa toutes sortes de moyens pour conjurer cette influence maligne ; enfin il trouva un sorcier qui lui promit une guérison complète s'il changeait de sexe, ou au moins dissimulait suffisamment le sien. Feuillet se mit donc à porter des habits de femme, d'abord dans son intérieur seulement, puis toujours et en public. Ce moyen ne réussissant pas au gré de ses désirs, il alla jusqu'à s'adresser au médecin de la localité, pour savoir s'il ne lui serait pas possible de faire disparaître tous les signes de son sexe, même par une mutilation.

A la fin de 1850, un nommé Roux parvint à lui faire épouser sa fille, lui persuadant que le mariage *casserait tout*, c'est-à-dire détruirait le sortilége. Les époux vécurent en bonne intelligence. Le 5 février 1852, un enfant naquit de ce mariage, et mourut le 3 mars suivant, dans les convulsions. Le 29 mars, la femme Feuillet fut prise de vomissements violents, et mourut après trois jours de maladie. Des bruits d'empoisonnement circulèrent aussitôt ; les cadavres furent exhumés, et l'on trouva dans celui de la mère une quantité considérable d'arsenic, dans celui de l'enfant du mercure également en grande quantité. Des propos échappés à Feuillet et diverses circonstances prouvaient qu'il était l'auteur du crime, bien qu'il le niât absolument.

Quel était le motif de ce crime ? Était-il inspiré par l'*idée monomaniaque* qui possédait Feuillet, et avait-il empoisonné sa femme et son enfant parce qu'ils *décelaient son sexe et* empêchaient *sa guérison? Ce fut la thèse que soutint subsidiairement le défenseur*. Ou bien, comme le prétendait le ministère public, le motif du crime était-il puisé dans l'avarice extrême de Feuillet, et dans le désir de se débarrasser de bouches qui coûtaient trop à nourrir?

La question n'a pas été résolue. Quant à Feuillet, il persista à nier le crime, et, dit la relation à laquelle j'emprunte ces faits, « l'auditoire a été frappé de la netteté de ses réponses, de la finesse de son intelligence et de l'adresse avec laquelle il se défend ».

MM. les Drs Tavernier (de Lyon), Thiébaud et Marion (de Trévoux) avaient été chargés d'examiner l'état mental de l'accusé. « A leurs yeux, dit la relation, Feuillet est un monomane; mais en dehors de son idée dominante, il possède, d'une manière parfaite, la faculté du discernement; le sentiment du bien et du mal, du juste et de l'injuste, existe chez lui toutes les fois qu'il n'est pas sous l'influence de ce délire partiel, qui consiste à se croire victime d'un sortilége auquel il ne peut échapper qu'en prenant des habits de femme. Si c'est sous cette influence qu'il a commis son double crime, Feuillet n'est pas responsable ; s'il y a été poussé par un motif tout différent, et qui n'a aucun rapport avec son idée fixe, sa responsabilité est certaine. »

Le jury répondit affirmativement sur toutes les questions, mais en admettant des circonstances atténuantes. Feuillet fut condamné aux travaux forcés à perpétuité.

Nous reviendrons sur cette histoire qui, si elle n'avait eu une fin si tragique, serait véritablement burlesque. Nous la discuterons quand nous aurons à débattre les questions médico-légales afférentes au délire des sortiléges. Pour le moment il suffira de faire ressortir quelques-unes des particularités les plus caractéristiques de ce fait. On voit un épileptique qui, persuadé dès les premiers temps de sa maladie qu'on lui a jeté un sort, n'a plus qu'une pensée, se débarrasser de son mal. L'ensorcellement en étant la cause, c'est le désensorcellement qu'il faut nécessairement réaliser. Le moyen, un sorcier le donne; dès-lors ce malade ne songe plus qu'à mettre à exécution ce conseil, d'une réalisation plus que difficile : le sorcier consulté était évidemment des plus rusés. Il arrive ainsi de projets en projets à empoisonner son enfant et sa femme, sans doute pour supprimer les preuves vivantes de sa virilité.

Cette histoire est encore curieuse par le contraste qui existe entre l'intelligence de cet épileptique très-ouverte dans une certaine direction, et la niaiserie avec laquelle il croit au conseil du sorcier ainsi que l'extravagance de ses tentatives de réalisation.

L'hystérie a sur le délire de la sorcellerie une influence plus accentuée encore que l'épilepsie. Son intervention est considérable dans la plupart des épidémies démonopathiques ; le plus souvent la croyance aux sortiléges dans ces cas fait partie essentielle du délire. L'épidémie qui a eu lieu assez récemment à Morzine est une de celles où cette névrose a paru jouer le plus grand rôle, si bien qu'elle a été désignée sous le nom d'épidémie hystéro-démonopathique. Lorsque, à l'occasion de l'étude symptomatique, nous aurons à examiner les principaux faits de cette histoire, nous essayerons de déterminer la part qui nous paraît devoir être attribuée à cette névrose convulsive dans l'événement de Morzine.

La femme hystérique est évidemment dans des conditions très-favorables au développement du délire des sortiléges, et en général des délires démonopathiques. Elle éprouve des souffrances intérieures bizarres au dernier degré, son humeur devient changeante, son imagination est surexcitée, son impressionnabilité et son irritabilité sont excessives. Tous ces modes affectent une grande mobilité ; l'hystérique passe avec une rapidité inouïe d'un extrême à l'extrême opposé.

La malade est en état de reconnaître tout ce qu'il y a de singulier dans ces diverses manières d'être, et de plus elle ressent des souffrances viscérales tout aussi mobiles. Elle cherche à s'expliquer la production et la disparition de ces phénomènes étranges; elle écoute toutes les bonnes femmes, fait tous leurs remèdes, et pour peu qu'elle soit disposée à croire aux maléfices, elle va consulter la sorcière. Toutefois, comme ses idées sont essentiellement changeantes, le vrai délire des sortiléges systématisé et surtout prépondérant ne s'établirait pas si un nouvel élément n'intervenait. Cet élément donne une certaine fixité aux idées par l'effet de sensations internes sans cesse renouvelées qui se rattachent à la névrose : une perturbation profonde des fonctions de l'appareil génital le constitue. Le délire revêt alors la forme érotique. L'addition de cet élément se complète par l'intervention presque permanente de Satan; car, chez les hystériques, le délire des sortiléges est généralement beaucoup plus démoniaque que dans les cas qui sont exempts de cette affection convulsive. La démonopathie pure prédomine donc plus facilement sur la sorcellerie.

La véritable chorée, quoique atteignant presque également les deux sexes, se rapproche de l'hystérie On connaît, en effet, plusieurs épidémies dans lesquelles la chorée proprement dite ou des accidents choréiformes se sont manifestés avec intensité. C'est surtout en Allemagne et dans les Pays-Bas que l'on a observé des épidémies de ce genre, elles y ont duré plus de deux siècles. La maladie qui constituait ces épidémies était appelée la *danse de Saint-Jean* ou *de Saint-Guy*. La plus violente manifestation de ce mal eut lieu à la fin du XVe siècle. M. Hecker, qui a publié un travail sur ce sujet [1], assure que « cette épidémie ne se borna pas à quelques localités. A la faveur de l'esprit du temps et de l'aspect des souffrances qui concouraient ainsi à la propager, elle se répandit dans toute l'Allemagne et dans tous les pays qui la bornent au nord-ouest. Des gens de tous les états et de tous les métiers en furent attaqués, mais surtout ceux qui menaient une vie sédentaire, tels que les cordonniers et les tailleurs. De robustes laboureurs quittaient leurs travaux champêtres, comme si le mauvais esprit se fût emparé d'eux. » Ces épidémies disparurent peu à peu, et actuellement on n'en voit plus de traces.

Il y aurait peut-être lieu de chercher à déterminer la part que la chorée vraie a pu avoir dans ces diverses circonstances ; mais cet examen nous entraînerait trop loin. Nous sommes très-disposé à penser que ce qui dominait surtout et peut-être exclusivement, c'étaient les accidents choréiformes consistant dans des convulsions violentes et infiniment prolongées. On a trouvé des phénomènes pareils dans un assez grand nombre d'épidémies, en France même, à une époque relativement récente : telle est, par exemple, la fameuse histoire des convulsionnaires de Saint-Médard. Mais jamais, dans ces cas, on n'a eu l'idée de rapporter ces accidents à la chorée.

Ce qui viendrait confirmer notre opinion, c'est qu'à l'état sporadique la chorée ne paraît avoir aucune relation particulière avec la démonopathie et le délire des sortiléges. Nous n'avons observé nous-même et n'avons

[1] J.-F.-C. Hecker ; Mémoire sur la *chorée épidémique*, etc. (*Ann. d'hyg. publ.*, etc., 1834, tom. XII, pag. 330 et suiv.

trouvé dans les auteurs aucun fait récent de délire démoniaque quelconque dans lequel la chorée soit mentionnée. Si nous nous sommes occupé de cette névrose, c'est donc pour constater son absence dans les observations, malgré les rapports qui l'unissent à l'hystérie, et aussi afin d'attirer, si c'est possible, l'attention des investigateurs sur ce sujet.

La chloro-anémie a dans tous les délires démoniaques une valeur de premier ordre. Cette maladie est principalement caractérisée par deux ordres de faits : troubles dans les fonctions de l'utérus s'irradiant plus ou moins dans tout l'appareil génital, et appauvrissement du sang ayant pour conséquence un état nerveux particulier qui rentre dans ce groupe de phénomènes mal définis qu'on a appelés nervosisme. Les perturbations utérines amènent fréquemment mais non toujours l'érotisme à divers degrés; de son côté l'état nerveux qui est généralisé se révèle par des souffrances physiques vagues et par des modifications plus ou moins accentuées dans l'être moral, surtout au point de vue affectif.

Quoique la chloro-anémie se manifeste par des perturbations dans la fonction menstruelle, il importe de ne pas identifier ces deux ordres de faits, parce que des modifications morbides même considérables peuvent se produire dans la menstruation en dehors de la véritable chloro-anémie. En effet, l'appauvrissement du sang n'est pas toujours la conséquence d'une aménorrhée ni même d'une hyperménorrhée. Ce que nous avons déjà dit au sujet de la fonction menstruelle ne fait donc pas double emploi avec les réflexions que nous présentons actuellement.

L'érotisme, quand il vient à se réaliser, donne, comme

à l'ordinaire, une tendance vers le délire religieux et démoniaque, et par suite vers le délire des sortiléges, suivant les croyances antérieures de la malade, suivant les influences du milieu, etc. D'un autre côté, les souffrances physiques et morales que nous avons mentionnées, quoique prenant une voie différente, tendent à conduire au même résultat. Tout incontestable qu'elle est, l'influence spéciale de la chloro-anémie sur les délires démoniaques en général n'a pas été exactement déterminée dans son mode et dans ses degrés. Cette question appelle donc une nouvelle étude.

Quant aux états nerveux chloro-anémiques pouvant, avec le concours de la croyance que nous étudions, favoriser notablement l'éclosion du délire des sortiléges, les exemples en sont assurément moins rares dans les pays où de telles superstitions sont encore en vigueur. Nous en avons vu plusieurs cas; parmi ceux-ci, nous croyons devoir rapporter le suivant avec quelques détails. Comme on le verra, le nervosisme se rattachait ici étroitement à une chloro-anémie, peu considérable du reste; il en était la manifestation la plus accentuée. Nous regardons cette histoire comme un type des cas analogues que l'on peut être appelé à traiter.

Une jeune fille de Saint-George d'Orques, aux environs de Montpellier, est venue me consulter, il y a quelques années, dans les conditions de santé que je crois nécessaire d'indiquer. Agée de 25 ans, d'un tempérament lymphatique, et même un peu entachée de vice scrofuleux, elle avait toujours vécu à la campagne, sans avoir éprouvé de chagrins sérieux, de maladies importantes, ni d'accidents notables. Il ne m'a pas été possible de recueillir des renseignements précis sur l'hérédité. Toutefois j'ai constaté que sa mère laissait beaucoup à désirer sous le rapport du développement intellectuel, même pour une personne de sa condition, et la malade avait évidemment l'intelligence bornée, sans qu'il y eût lieu cependant de la taxer d'imbécillité.

A l'époque où je la vis pour la première fois, elle se plaignait de souffrances vagues dans tout le corps, et qu'elle ne pouvait décrire ; toutefois c'était l'estomac qui lui faisait mal le plus souvent ; l'appétit était capricieux et les digestions parfois pénibles. Cette malade avait de temps à autre des bouffées de chaleur, des lassitudes inexplicables. La menstruation n'était pas supprimée, mais irrégulière, soit au point de vue des époques, soit en ce qui concernait la quantité de menstrues. Néanmoins les symptômes que je viens d'indiquer n'étaient que médiocrement apparents, à part les souffrances vagues, mobiles et générales que j'ai signalées; le faciès n'avait qu'à un faible degré l'empreinte caractéristique de la chloro-anémie. L'auscultation confirma pleinement, chez cette jeune fille, l'existence d'une de ces chloro-anémies incomplètes, et qui sont si communes.

Les perturbations nerveuses se rapportant à la sensibilité et à la calorification étaient donc, en fait de symptômes somatiques, non-seulement les plus accentués, mais encore les plus dignes d'attention au point de vue de leur mode de manifestation bizarre, et en quelque sorte indescriptibles.

L'intelligence avait subi des changements plus intenses et plus remarquables. La malade se plaignait de n'être plus bonne à rien, d'être fatiguée et dégoûtée de tout, de ne pouvoir tenir en place et d'être mal partout, de ressentir en elle une inquiétude qu'elle ne pouvait décrire et dont elle ne découvrait pas de cause légitime. Elle était essentiellement malheureuse, plus encore de son état moral que de ses souffrances physiques, qui paraissaient cependant pénibles, et en conséquence elle demandait à sortir de là à tout prix. L'intelligence était restée passablement saine : cette jeune fille pouvait suivre parfaitement une conversation, rendait compte, dans la mesure de ce qui lui était possible, de ses sensations et même de son état intellectuel.

Toutefois, comme elle était visiblement absorbée par l'impression que lui causait sa situation, on ne pouvait facilement la faire parler sur d'autres sujets ; elle revenait toujours à la description de ses maux et à la peine qu'elle en éprouvait. La-dessus elle était intarissable ; elle s'animait et donnait des signes d'une surexcitation qui touchait à l'état morbide ; son langage devenait alors incohérent.

En dehors de cet ordre de conceptions, elle se plaignait de n'avoir plus aucun désir ; évidemment, quoique ne m'ayant rien avoué de précis en ce qui concernait ses affections (sa mère l'accompagnait constamment), elle n'avait plus pour ses parents les sentiments d'autrefois. La vie, telle qu'elle lui était faite, l'ennuyait, elle lui était devenue insupportable.

Cette jeune fille ne me confia pas spontanément ressentir des tendances au suicide; en essayant d'être renseigné sur ce point important, je dus me borner à quelques questions indirectes, dans la crainte de la jeter dans cette voie si elle n'y était pas déjà entrée, ou d'y précipiter sa marche si elle y avait déjà posé le pied. Malgré ma réserve, je soupçonnai, d'après quelques réponses embarrassées, que l'idée du suicide avait traversé son esprit. Elle accomplissait ses devoirs religieux à peu près comme autrefois ; mais il fut évident, à mes yeux, qu'elle était devenue aussi indifférente au sujet de la religion que pour tout le reste.

Les symptômes que je viens d'indiquer sont ceux que l'on observe communément au début des aliénations mentales, et surtout de celles où la chloro-anémie a eu une grande influence pathogénique. Cette jeune fille n'était encore, en effet, qu'aux prodromes d'une maladie mentale, car on ne pouvait pas dire qu'elle fût aliénée en ce moment. Mais ce qui donne à cette observation un certain intérêt, au point de vue de ce travail, ce sont les particularités que nous avons à exposer maintenant.

Cette malade habite un village appartenant à la région située au sud-ouest de Montpellier, et où nous avons déjà constaté que la croyance aux sortiléges est très-répandue. Sa mère est elle-même fort imbue de ces préjugés, nous avons pu le reconnaître en maintes circonstances. La jeune fille, elle aussi, a toujours eu une foi entière aux maléfices des sorciers.

Il est résulté de tout cela que, dès les premières souffrances somatiques intenses qu'elle a éprouvées, et surtout dès les premières perturbations apportées à sa tranquillité morale, elle n'a pas su reconnaître là une maladie qui devait sans doute paraître un peu bizarre à une personne ignorant jusqu'à l'existence de telles sensations viscérales. Malgré tout, elle aurait dû ne voir là qu'une maladie véritable dont il fallait tout simplement tâcher de guérir. Sa mère aidant, elle eut recours, comme explication, aux influences occultes ; dès les premiers temps, elle attribua à des sortiléges l'origine de ses maux; car, il faut le remarquer, c'est tout à fait dès le début qu'elle a mis ses sensations viscérales sur le compte de la sorcellerie. Cette préoccupation si forte et si constante, jointe à l'irritation nerveuse dérivant d'une chloro-anémie encore peu considérable, pouvait, à la moindre cause occasionnelle, donner naissance à une aliénation mentale caractérisée.

Le traitement que nous prescrivîmes était surtout fondé sur l'emploi des analeptiques, des toniques, des ferrugineux, de l'hydrothérapie modérée, de l'exercice, etc. Après chacune des visites que la malade venait nous faire, et sous l'impression des recommandations que nous lui adressions, elle commençait le traitement et l'exécutait assez fidèlement pendant deux ou trois jours. Sa confiance ne pouvait aller au-delà, les idées de sortiléges reprenaient le dessus; elle abandonnait alors tout remède, ce qui ne l'empêchait pas de revenir nous trouver au bout de douze ou quinze jours et dans un moment de lassitude, sauf encore à laisser bientôt de côté tout traitement et toute recommandation.

Cette jeune fille est venue nous voir cinq à six fois pendant l'espace de trois mois environ, puis nous l'avons perdue de vue; elle est allée, sans doute, consulter quelque autre médecin, obéissant ainsi à la mobilité, qui est en quelque sorte l'apanage de cette classe de malades.

Une affection morbide qui malheureusement s'étend de jour en jour et dont les conséquences deviennent de plus en plus graves, l'alcoolisme, paraît avoir des relations assez étroites avec le délire des sortiléges. Cette affection jette facilement dans l'esprit l'idée des persécutions : or, dans le délire des sortiléges, la pensée d'une persécution occulte tourmente plus ou moins l'esprit du malade ; il en résulte que le patient est tout disposé à recourir comme explication aux maléfices de la sorcellerie.

L'observation clinique confirme cette interprétation, puisque le délire qui nous occupe est relativement commun chez les individus atteints d'alcoolisme ou d'œnisme chroniques. Cette réflexion acquiert plus de force si on remarque que les femmes, quoique plus portées que les hommes au délire des sortiléges, ne présentent que rarement les symptômes de l'alcoolisme.

En effet, trois des malades dont nous avons publié l'histoire ont fait des excès de boissons nombreux et anciens. Deux ont abusé du vin : ce sont Ferdinand A. et Antoine S..[1]. Chez tous les deux, quoique n'ayant pas amené une détérioration physique manifeste, les abus ont contribué très-notablement au trouble intellectuel. Ils ont produit des souffrances inexplicables aux yeux des patients : une céphalalgie atroce chez l'un, et chez l'autre une sensation de brûlure à la région épigastrique et un anéantissement général. L'idée de sortiléges a surgi facilement dans l'esprit de ces malades, d'ailleurs préparés à cette conception.

Pisser[2], le dernier de ces trois malades, a fait des excès très-considérables : un alcoolisme chronique en avait été la conséquence; cet état subissait des exacerbations à chaque nouvel abus du même genre, et ces exacerbations étaient parfois d'une intensité telle que la fureur la plus violente éclatait. Néanmoins ce n'est pas seulement dans ces moments que Pisser était soumis aux conceptions délirantes ayant trait aux sortiléges; pendant les périodes de calme il y croyait tout autant, quoiqu'il s'en plaignît moins. Chez

[1] Observ. I, pag. 4, et observ. II, pag. 11.

[2] Observ. III, pag. 52.

lui, les hallucinations et surtout les illusions de la vue, les hallucinations et illusions de presque tous les autres sens, ont été excessivement nombreuses et d'une vivacité extraordinaire. Ces symptômes ont eu une importance capitale, en maintenant le délire dans la direction des sortiléges et en lui prêtant une énergie excessive.

A quelles causes doit-on attribuer la fréquence relative de la conception morbide des sortiléges chez les aliénés atteints d'alcoolisme chronique? En premier lieu, à cet état se rattachent des souffrances mal définies et en même temps un abattement, une perte de forces dont le malade a seul conscience ; de plus, des hallucinations terrifiantes sont un des symptômes les plus fréquents de cette affection. Cette double circonstance doit favoriser le développement du délire qui nous occupe.

Une remarque importante à faire, c'est que l'alcoolisme porte le malade à se croire soumis à un pouvoir occulte, et par conséquent à la fois mystérieux et supérieur. Néanmoins la tendance à la conception démoniaque pure n'est que faiblement accentuée. Suivant la direction ordinaire de ses idées et de ses sentiments, et suivant les circonstances, l'alcoolisé admet tel pouvoir occulte plutôt que tel autre. Et, comme la sorcellerie est toute faite et qu'on a habituellement sous la main un prétendu sorcier sur le compte duquel on peut tout mettre, le malade peut incliner aisément vers les sortiléges; il satisfait ainsi le besoin de précision qui est généralement dans l'esprit de l'homme. D'autres fois, si l'intelligence du malade est plus développée, il pense aux savants et à leurs machines, etc. C'est dans ces cas que la nécessité du concours de plusieurs causes ou conditions se fait nettement sentir. Un autre individu enfin, repoussant toute explication qui ne répond pas à sa tendance vers le mysticisme, fait appel aux esprits spiristes.

Les maladies autres que celles dont nous venons de parler ne paraissent pas avoir d'influence particulière sur le développement des délires démoniaques ou à puissances occultes ; leur influence au point de vue des perturbations psychiques est plus générale ou s'exerce dans d'autres directions. Nous n'avons donc pas à nous en occuper ici.

En résumé, le délire démoniaque en général et le délire des sortiléges en particulier se réalisent principalement sous plusieurs influences morbides agissant comme conditions de production ou bien comme causes provocatrices ou déterminantes; ce sont : l'infirmité intellectuelle acquise, mais surtout originelle ; l'épilepsie, l'hystérie, la chloroanémie et les perturbations menstruelles, et enfin l'alcoolisme chronique. Quoique étant très-dissemblables quant à leur pathogénie, à leur nature , à leurs manifestations, ces diverses causes ont cependant un élément analogue dans leur constitution symptomatique.

Ces états morbides, en effet, sont remarquables par l'importance du rôle attribué au système nerveux dans la manifestation pathologique. L'intervention de cet appareil se révèle dans ces maladies de deux façons : d'abord par des perturbations dans la sensibilité, et puis par des troubles dans la motilité. On y observe comme caractères presque essentiels,. d'une part des souffrances plus ou moins ressenties, plus ou moins pénibles, et d'autre part des mouvements spasmodiques ou mouvements convulsifs à divers degrés. Ces deux ordres de perturbations nerveuses se rattachent directement à la formation des délires démoniaques; ils en constituent les symptômes presque essentiels. Il n'est pas opportun d'entrer actuellement dans des détails démonstratifs, parce que nous aurons à reprendre cette question; mais ce que nous venons de dire est suffisant pour constater la corrélation qui existe pour un ordre de faits très-importants entre ces divers états morbides.

Toutefois une objection peut être opposée à cette interprétation : l'imbécillité incomplète, en un mot l'infirmité psychique constitutionnelle, se rattachant très-étroitement au délire démoniaque et spécialement au délire des sortiléges, ne peut être regardé comme un état morbide, assurément; mais d'abord nous avons présenté l'infirmité dont il est question comme une condition, une aptitude, plutôt que comme une cause active; en second lieu, cette infirmité n'est pas dénuée d'irrégularités quant au fonctionnement du système nerveux. Sans doute les troubles de la sensibilité ou mieux les anesthésies et les hyperesthésies, ne se remarquent pas d'ordinaire dans ce cas, mais par contre les perturbations de la motilité sont communes. Ces individus ont fréquemment des tics convulsifs (le sujet de l'observation II, Antoine S...., en présentait); de plus, bon nombre d'entre eux sont fortement prédisposés aux vraies maladies convulsives telles que l'épilepsie, ou même en sont atteints dès leur enfance.

En dehors des causes ou conditions que nous venons d'énumérer, les délires démoniaques ou des sortiléges peuvent se produire sans doute; mais ces délires, dans ce cas, sont généralement moins spécialisés, moins complets, moins systématisés, et surtout ils n'exercent pas une aussi grande domination, ils ne font pas naître des impulsions fâcheuses aussi énergiques, ils ne portent pas autant les malades à des actes d'une gravité considérable.

Pour la production du délire démoniaque et des sortiléges, le concours simultané d'un assez grand nombre d'influences est nécessaire, et ces influences sont, les unes de l'ordre hygide, les autres de l'ordre morbide. C'est véritablement ainsi que la plupart des maladies se forment, mais les causes dont nous avons parlé ont une action prépondérante pour l'éclosion et la constitution du délire des sortiléges, quand plusieurs concourent dans le même sens.

§ II. Des manifestations symptomatiques.

Le délire des sortiléges ne constitue pas une espèce morbide, c'est incontestable ; il ne représente qu'une forme particulière de délire. Nous verrons ultérieurement d'après quels caractères il peut être distingué des autres délires. Son étude symptomatologique n'est pas dénuée d'utilité pour la théorie de ses phénomènes morbides de l'ordre somatique et intellectuel, non moins que pour l'appréciation des conséquences que cette forme de délire peut avoir à l'égard de l'individu et de la société.

Considéré comme forme particulière, ce délire a son évolution, et dans ses modifications successives il affecte des relations avec d'autres phénomènes morbides et avec divers états pathologiques. Ces relations, il importe de les rechercher. On doit donc étudier ce groupe de manifestations symptomatiques : dans ses phénomènes avant-coureurs ; dans sa première phase, quand il se constitue ; dans sa seconde phase, lorsque sa constitution est en quelque sorte terminée; dans sa troisième phase, lorsqu'il commence à se généraliser d'une manière patente; dans ses modifications ultimes, quand il s'efface de plus en plus par suite de l'altération radicale des facultés intellectuelles alors fortement établie.

L'étude symptomatologique que nous entreprenons est réalisable parce que le délire des sortiléges ne reste pas isolé, qu'il est toujours lié à des états morbides passant corrélativement par des phases pathologiques de même ordre. C'est véritablement à ces états morbides que les phases dont nous parlons doivent leur détermination. Mais le délire des sortiléges éprouvant des modifications successives en rapport avec ces diverses périodes, on doit indiquer sous quel aspect il se manifeste à chacun de ces moments de la maladie.

Il résulte de ces réflexions que l'admission, pour ce délire, de phases distinctes n'implique pas la conception d'une entité délirante particulière. Adoptée avec les restrictions que nous venons d'indiquer, cette division répond à la réalité, car l'observation clinique en confirme l'exactitude. Une dernière considération: dans la description qui va suivre, on trouvera sans doute un grand nombre de traits qui ne sont pas exclusivement propres au délire des sortiléges, et qui appartiennent également aux différentes aliénations considérées dans leur entière évolution. Mais ce reproche peut être pareillement adressé à tout exposé symptomatologique, non pas seulement des diverses formes de la folie, mais encore de la folie elle-même étudiée dans son ensemble.

L'aliénation mentale, en effet, n'a pas droit rigoureusement à une place distincte dans le cadre nosologique; elle tient toujours à un état morbide plus ou moins caché, dont elle n'est qu'une manifestation. Et cet état morbide n'est pas toujours le même : tantôt le délire de l'aliéné se rattache à telle maladie locale ou générale, tantôt à telle autre, sans qu'il soit possible d'indiquer le nombre et même dans bien des cas la nature des maladies susceptibles de donner naissance aux groupes de symptômes désignés sous le nom d'aliénation mentale. Néanmoins, l'examen séparé de ce groupe et sa qualification particulière sont d'une incontestable utilité. En séparant l'aliénation mentale des autres états pathologiques, on répond dans une large mesure à la réalité des faits morbides.

Le délire des sortiléges est à peu près dans le même cas, il est à la fois distinct et conjoint. C'est donc à ces deux points de vue qu'il doit être considéré. La description qui va suivre le représentera autant que possible comme s'il avait une existence symptomatologique isolée; plus tard, il sera étudié dans ses rapports avec les autres formes de délire et pareillement avec les états morbides plus généraux, dont il peut être la révélation principale.

A. Évolution du délire.

Le groupe de perturbations psychiques que nous examinons, ne se constitue pas généralement d'une manière soudaine ; sa formation est précédée d'un état de l'économie presque indéfinissable qui n'est guère plus la santé, mais qui n'est pas encore la maladie. On observe cet état dans la plupart des cas d'aliénation mentale, il se présente habituellement avec un même aspect ; toutefois un examen attentif permet le plus souvent de saisir des nuances qui font déjà pressentir la forme de folie qui est en voie de développement. Le délire des sortiléges s'annonce-t-il dès ce moment? Il n'existe alors aucun phénomène qui lui soit véritablement particulier ; dans cette période prodromique, les signes avant-coureurs sont ceux de la folie démoniaque en général ; néanmoins certains d'entre eux s'accentuent davantage, nous allons le voir.

Le malade se sent inquiet sans motif, il ne se trouve bien nulle part. Tout le fatigue, le lasse, l'ennuie. Ces phénomènes ne sont pas exclusivement propres aux folies démoniaques. En même temps, le sujet passe par des alternatives d'excitation légère et d'abattement. En dehors des instants où il se sent exalté, il éprouve un anéantissement notable ; il lui semble que ses forces diminuent de jour en jour. Quoique ce dernier phénomène ne soit pas également intense chez tous, il est généralement assez marqué, et généralement aussi l'excitation est moins forte que la sensation d'anéantissement.

« Depuis qu'on m'a fait boire cette bouteille, je ne peux plus travailler ; depuis lors, je ne suis plus rien, je ne suis plus un homme », disait parfois le sujet de notre seconde observation, Antoine S...[1]. Ces paroles rendent assez bien l'impression intérieure que perçoivent la plupart de ces individus. Cet état répond à une véritable diminution des forces. Toutefois, chez certains d'entre eux, l'excitation domine davantage, et la sensation dont nous parlons est alors peu marquée, ou mieux elle ne l'est qu'à de rares moments. Dans la folie démoniaque, ce signe est moins accentué et surtout moins fréquent.

[1] Voy. pag. 32.

L'inquiétude que nous avons signalée se rattache à la sensation de l'espèce d'abattement dont il vient d'être question ; elle porte aussi sur le moral. L'individu devient concentré, soupçonneux, parfois craintif ; son état commence à lui paraître étrange, il sent plus ou moins vaguement que quelque chose de grave le menace. S'il était précédemment imbu de la croyance aux sortiléges, il parlera beaucoup plus de sorcellerie, et il songera déjà à voir dans son état un maléfice.

Ce qui contribue à le pousser dans cette voie, ce sont les souffrances qu'il commence dès-lors à éprouver. C'est surtout dans les viscères abdominaux que résident les sensations plutôt pénibles que douloureuses; des modifications dans la calorification commencent aussi fréquemment à se manifester.

Les altérations de la sensibilité somatique, d'ailleurs tout à fait dénuées de précision et de continuité, jointes à une exagération de la croyance aux maléfices, constituent les signes avant-coureurs qui semblent se rattacher particulièrement au délire des sortiléges. Il importe aussi d'y ajouter l'intermittence très-marquée que l'on remarque habituellement en pareil cas.

L'observation de cette jeune fille de Saint-Georges d'Orques que nous avons publiée précédemment, dépeint assez exactement cette situation [1]. Cependant, à vrai dire, ce fait est plutôt une transition entre l'état avant-coureur et la première phase de la maladie. Les phénomènes que nous mentionnons s'accentuent de plus en plus, non pas d'une manière régulièrement progressive, mais par secousses sé-

[1] Voy. pag. 327.

parées par des intermissions presque complètes, et le patient arrive ainsi à la maladie ; c'est précisément ce qui était en voie de se réaliser chez cette jeune fille.

Les signes caractéristiques sont plus apparents dans la première phase du délire, mais au fond on observe les mêmes manifestations que précédemment. Toutefois plusieurs phénomènes qui n'avaient pas encore fait leur apparition commencent à se produire.

Le malade sent s'accroître son inquiétude intérieure non justifiée. Ses souffrances deviennent plus intenses, plus continues et plus déterminées quant à leur siége. C'est décidément dans l'appareil digestif ou dans l'appareil génital, quelquefois dans l'un et dans l'autre, qu'elles se concentrent particulièrement dans la plupart des cas. La céphalalgie, qui n'a du reste jamais été bien forte, devient un peu plus pénible, sans toutefois acquérir une grande intensité. Cette remarque ne s'applique pas à tous les cas, car il est quelques malades qui sont tourmentés par une céphalalgie opiniâtre et très-pénible. Ferdinand A..., dont nous avons rapporté l'histoire, appartient à cette dernière catégorie d'individus[1]. Ce symptôme fait souvent défaut. On peut dire d'une manière générale et presque absolue que les souffrances que nous mentionnons résident dans un appareil viscéral.

Les modifications dans la calorification sont beaucoup plus marquées : tantôt le malade sent un frisson parcourir soudainement tout son corps; tantôt, et plus souvent, il éprouve des bouffées de chaleur, ou mieux encore une

[1] Observ. I, pag. 4.

sensation de chaleur désagréable dans les viscères abdominaux, où résident particulièrement les altérations de la sensibilité.

A cette époque, déjà plusieurs malades ont des illusions et même des hallucinations. Ces phénomènes sont parfois hypnotiques, c'est-à-dire qu'ils se réalisent dans cet état qui sépare la veille du sommeil, ou plutôt qui représente un sommeil encore léger. Cependant ce n'est pas ainsi d'ordinaire que ces symptômes se produisent dans ces cas ; les illusions et les hallucinations se manifestent le plus souvent d'emblée. Elles sont d'abord rares, mais peu à peu elles se rapprochent et finissent par devenir fréquentes.

Les illusions et les hallucinations ont du reste à peu près, intensité et multiplicité à part, tous les caractères qu'elles auront plus tard, et nous croyons inutile d'en faire l'étude actuellement.

Comme dans la plupart des aliénations mentales au début, les principales fonctions de l'économie sont troublées; mais d'après les détails qui précédent, on peut penser que ce sont surtout les fonctions des appareils digestifs et génitaux qui éprouvent les troubles les plus considérables. Cependant, dans ces perturbations, on ne remarque encore rien de particulier au délire des sortiléges, ni même au délire démoniaque en général, à part toutefois la détermination plus précise du côté des viscères abdominaux.

Les facultés intellectuelles commençent à éprouver des troubles sérieux, qui pendant cette période portent particulièrement sur les affections. Comme dans presque toutes les folies, il y a diminution des sentiments affectifs, ou tout au moins irrégularité. Néanmoins on observe plusieurs particularités se rattachant davantage aux délires démoniaques. Les malades ne suivent pas les pratiques religieuses comme autrefois : tantôt, mais rarement, ils redoublent de ferveur, on les voit très-fréquemment à l'église, mais ils n'y font guère de longues stations ; le plus souvent ils éprouvent déjà une répugnance non équivoque pour les exercices du culte, sans qu'ils puissent se rendre compte de ce changement.

Ils sentent alors généralement qu'ils sont malades, et ils vont en conséquence consulter un médecin, lui parlent beaucoup de leur maladie, lui adressant des objections futiles au sujet des conseils qui leur sont donnés, sortent en paraissant ou même parfois en étant convaincus, et puis ne font rien de ce qui leur a été prescrit, ou le font mal et seulement pendant quelques jours. Ils reviennent de nouveau, et le résultat est toujours le même. Ils ne tardent guère à changer de médecin, et sans plus de succès; si bien qu'ils finissent, au bout d'un temps plus ou moins long, par prendre en aversion tous les hommes de l'art. Quelques-uns d'entre eux vont plus loin et leur attribuent tous leurs maux. Ce sont les médecins qui, en leur donnant des *poudres* mystérieuses, par des moyens non moins mystérieux, les ont rendus malades au lieu de les guérir; les patients pensent dès-lors à se venger, mais à ce moment, chez la plupart, cette idée est encore fugitive.

Un grand nombre de malades pensent aux véritables sortiléges; ils arrivent d'autant plus aisément à cette conviction que les conditions de milieu sont plus favorables, et que le sorcier prétendu, sur le compte duquel on peut tout mettre, se trouve plus près et est déjà désigné par l'opinion publique. Contre les maléfices, il n'est guère pour eux que deux ressources : s'attaquer au sorcier, ou recourir à un autre sorcier réputé pour son habileté. Rarement dans cette première période usent-ils du premier moyen; le plus souvent ils exécutent le second. Dans bien des cas, un certain soulagement suit ces vaines consultations; mais comme les maux réels ont plus de puissance que ne peut en avoir l'imagination confiante, ils abandonnent le sorcier et se livrent à des extravagances de plus en plus apparentes.

Leur méfiance devient excessive, le soupçon les domine de plus en plus, et ils demeurent sombres, concentrés, et n'osent confier leurs sentiments à personne, de peur d'être trahis. Il importe cependant de remarquer que certains malades, tout en restant soupçonneux et méfiants, sont disposés à faire part de leurs idées à des amis et même à des étrangers; quand ils se mettent à parler, ils sont intarissables; en communiquant leurs craintes et leurs convictions superstitieuses, ils espèrent trouver quelque secours.

Les symptômes que nous venons d'énumérer n'ont pas encore acquis la continuité. La maladie présente des rémissions assez considérables, pendant lesquelles ces personnes comprennent en partie leur position et sentent qu'elles ont besoin de soins médicaux ; mais, même dans ces moments, elles n'abandonnent pas complètement leur croyance à l'influence des sortiléges dirigés contre eux.

Comme on aura pu le remarquer, la description que nous venons de tracer renferme un grand nombre de traits que l'on retrouve dans quelques formes d'aliénation mentale parvenues à cette période. Sans établir actuellement une comparaison qui sera mieux placée après l'exposé symptomatologique, nous signalerons les particularités qui paraissent caractériser le mieux le délire, objet de notre étude. Sous ce rapport, nous remarquons au point de vue intellectuel, d'abord les modifications, si considérables pour cette période, apportées aux sentiments religieux; puis la tendance à consulter médecins et sorciers, l'idée des sortiléges, et enfin la méfiance et les soupçons de plus en plus déterminés. Quant aux fonctions physiques, nous observons les souffrances viscérales résidant d'ordinaire, soit dans le système digestif, soit dans l'appareil génital.

Tous ces symptômes peuvent se rencontrer isolés et même réunis en plus ou moins grand nombre dans d'autres formes de folie; mais dans aucune peut-être ils ne se trouvent aussi développés et groupés de cette façon. Il est toutefois nécessaire de faire une exception pour la démonopathie pure, et dans laquelle l'idée d'obsession prédomine. Cette forme d'aliénation mentale affecte à cette phase un aspect très-analogue, si ce n'est identique, à celui qui appartient au délire des sortiléges; la croyance à l'action d'un maléfice paraît seule les séparer. En effet, pendant cette époque de la maladie, ces deux formes de délire peuvent être confondues au point de vue phénoménal, les nuances qui les distinguent sont peu sensibles ou même inappréciables. Ce n'est que dans la phase suivante que les caractères distinctifs se prononcent davantage.

La seconde phase, en effet, est celle qui représente le mieux le délire des sortiléges.

Les altérations de la sensibilité ont incontestablement une importance de premier ordre, parmi les aberrations morbides qui font le sujet de notre étude. Pour répondre aux besoins variés de l'économie qu'elle doit satisfaire, la sensibilité réalise des fonctions diverses et même distinctes : on distingue une sensibilité générale et une sensibilité spéciale.

La première, malgré son nom de générale, n'est pas une en réalité. Répartie dans tous les organes sans adaptation particulière en apparence, elle n'est pas identique partout. Chaque organe, en effet, a une sensibilité qui lui est propre, et qui, à certains égards, mérite le nom de spéciale.

Lorsque la santé est entière, les organes fonctionnent régulièrement et en silence, la plupart ne font même pas sentir leur existence ; c'est là une des meilleures marques de leur exercice normal. Mais quand une maladie survient, les conditions peuvent être entièrement changées. Certains organes dont la sensibilité, en état de santé, paraît la plus obscure, se réveillent en quelque sorte et donnent des sensations que le sujet n'avait éprouvées que dans des conditions pathologiques analogues.

Or la démonopathie et le délire des sortiléges se distinguent entre toutes les formes d'aliénation mentale, par la multiplicité et la variété des altérations de cette sensibilité dans un ou plusieurs points de son domaine. Ces altérations morbides consistent, suivant le langage classique, en des modifications de quantité ou de qualité. La sensibilité peut donc être augmentée, diminuée ou pervertie. Dans ce dernier cas, elle peut donner lieu aux phénomènes connus sous le nom d'illusions et d'hallucinations. Ces deux ordres de phénomènes, qui ont de nombreux rapports et qui sont cependant distincts au fond, portent sur la sensibilité générale aussi bien que sur la sensibilité spéciale.

Toutes ces modifications, on les observe dans le délire qui nous occupe.

La sensibilité est parfois exagérée. Avant tout, il est nécessaire de rappeler que les organes peuvent produire des sensations à la suite de provocations ou sans provocation appréciable, c'est-à-dire spontanément en apparence. La véritable hyperesthésie ne répond qu'au premier cas. Qu'un organe soit piqué, dilacéré ou simplement soumis à un tiraillement ou à une pression plus ou moins forte, normalement il devra répondre à cette provocation, dans la mesure de l'énergie de l'agent provocateur et de sa propre susceptibilité naturelle.

Quand il y a hyperesthésie, cette réponse dépasse par son intensité le degré de la stimulation. Un pareil état s'observe assurément dans les délires démoniaques en général ; mais, relativement aux autres perturbations de la sensibilité, il y est rare, tandis que certains délires dont les autres perturbations de la sensibilité sont peu accusées, révèlent une hyperesthésie considérable. Quelques maniaques sont dans ce cas, non pas pour le système nerveux périphérique tout entier, mais pour plusieurs de ses départements; c'est ainsi que tels d'entre eux ne peuvent supporter le moindre contact, la moindre pression, sans éprouver aussitôt une sensation pénible. Ce résultat est réalisé beaucoup mieux encore chez plusieurs lypémaniaques, qui ont, à part la modification morbide dont il s'agit, la sensibilité en assez bon état ; l'impressionnabilité est plus souvent qu'on ne le croit excessive chez ces malades. Nous citerons encore et surtout bon nombre de cas de délires aigus où cette hyperesthésie est portée parfois à un degré excessif.

Les sujets présentant un délire démoniaque ordinaire ou par sortiléges, offrent rarement un état d'hyperesthésie générale ou locale, en proportion avec les autres altérations de la sensibilité, qui sont habituellement très-intenses chez eux; c'est un fait qui résulte de nos constatations cliniques et qu'il est utile de consigner comme caractère distinctif. L'observation de Mme M...[1], si remarquable à cause des altérations nombreuses et variées de la sensibilité que la malade a successivement éprouvées, semblerait infirmer cette proposition; mais un examen attentif montre que cette histoire vient à l'appui. En effet, Mme M... était naturellement douée d'une sensibilité sensorielle extraordinaire et telle qu'on en voit rarement de si intense. La musique, par exemple, à laquelle elle était habituée dès sa première jeunesse et qu'elle aimait beaucoup, provoquait chez elle, quand un morceau lui plaisait, une sorte de tremblement dans les jambes et au niveau du menton. Bien avant les perturbations intellectuelles, il se produisit des troubles nombreux dans le système nerveux périphérique. Plus tard les conceptions délirantes se réalisèrent; mais elles étaient encore peu considérables, relativement surtout à ce qu'elles sont devenues lorsque cette malade tomba dans un état d'hyperesthésie excessive, pendant l'hiver dernier: le froid, qu'antérieurement elle supportait parfaitement, l'impressionnait tellement qu'il lui semblait que cet agent atmosphérique lui mordait le visage. Ce qui doit être noté dans cette observation, c'est que plus tard, lorsque le délire démoniaque a acquis une véritable intensité, qu'il s'est complété, cette hyperesthésie a disparu et a même

[1] Observ. XIV, pag. 152.

été remplacée dans le même organe, l'appareil cutané, par une anesthésie, incomplète il est vrai, mais notable toutefois. Les perturbations de la sensibilité sont restées d'ailleurs très-considérables, mais d'une autre nature, comme nous aurons à le montrer dans quelques instants.

Il est une exagération morbide de la sensibilité qui a été peu étudiée dans son mode de manifestation et dans son origine, et qui est incontestablement beaucoup plus fréquente et beaucoup plus variée dans les délires démoniaques en général que dans les autres ; nous voulons parler de cet état de la sensibilité que, par opposition à l'analgésie, on pourrait appeler l'*hyperalgésie*. Dans certaines conditions morbides, en effet, un ou plusieurs organes internes donnent des sensations douloureuses plus ou moins intenses, à la suite d'une provocation locale saisissable ou même sans provocation appréciable. Pour ce qui concerne les organes internes, il est très-souvent impossible de savoir si la provocation locale a existé ou si elle a manqué.

Il est positif que, dans les délires démoniaques, les hyperalgésies sont très-fréquentes et parfois très-intenses. Tel organe dont la sensibilité est très-émoussée et ne se révèle que par des sensations obscures et non définies à l'état normal, deviendra chez certains démoniaques un foyer de douleurs intolérables. Nous citerons en première ligne, pour ces malades, l'appareil génital chez la femme, et l'appareil digestif avec ses annexes chez l'homme et parfois aussi chez la femme.

Si la douleur se produit sous la forme que chaque organe lui prête d'ordinaire, on n'a qu'une altération de quantité, on n'a pas à proprement parler une perversion. La douleur est alors, suivant l'expression de Bichat, le cri de l'organe souffrant. Mais lorsque la sensation morbide revêt une forme toute particulière, et qui parfois même ne représente plus une véritable douleur, la modification réalisée dans cette circonstance est véritablement une perversion se rapprochant plus ou moins de l'illusion, et même dans quelques cas paraissant confondue avec elle.

La sensibilité générale peut aussi éprouver une atténuation dans son énergie. Et sous ce rapport on a admis l'anesthésie et l'analgésie. La première n'est, à vrai dire, qu'une diminution de la sensibilité spéciale de l'organe malade; la seconde représente l'impossibilité plus ou moins complète pour cet organe de répondre par une douleur à l'action d'un agent matériel susceptible de la provoquer. Cette distinction nous paraît fondée, mais nous pensons qu'il serait bon de lui donner plus de précision. Un certain nombre de sensations internes perçues par beaucoup d'aliénés présentant le délire qui nous occupe, ont une valeur incontestable pour l'élucidation de cette question. Ils éprouvent toutes les modifications possibles de la sensibilité, et il n'y a qu'à recueillir soigneusement leurs paroles et à les interpréter. L'observation de Mme M... donne à cet égard des indications d'une utilité incontestable [1].

Cette malade, en effet, éprouve actuellement des sensations qui répondent parfaitement au premier mode de diminution de la sensibilité indiqué plus haut: « ses palpitations ont disparu, et elle affirme que son cœur ne bat plus;... elle n'est plus rien, puisqu'elle n'a plus d'âme et

[1] Observ. XIV, pag. 153.

que son corps est un morceau de bois, qu'elle ne le sent plus, qu'elle ne sent rien en elle qui lui appartienne.» Elle ajoute encore : «Le démon me fait souffrir, parce qu'il a changé mon corps en un morceau de bois ou de marbre, et que j'ai la sensation de n'être que cela : voilà le douleur que j'éprouve.»

Comment une pareille conception peut-elle s'établir dans l'esprit? Elle n'est pas spontanée, puisqu'elle est fondée évidemment sur une sensation, la malade le dit d'ailleurs clairement ; mais comment peut-on avoir la sensation de n'être qu'un morceau de bois ou de marbre ?

La plupart des organes internes accomplissent, à l'état normal, leur œuvre en silence, avons-nous dit. Mais le silence n'est absolu que pour un certain nombre d'entre eux; la plupart, même dans de bonnes conditions de santé, doivent accuser leur mise en jeu et pour ainsi dire leur existence, par des sensations qui leur sont propres. C'est ainsi, par exemple, qu'en ce qui concerne l'appareil digestif, une partie notable de l'œsophage et presque toute la portion gastro-intestinale donnent à l'homme, dans de certains moments, des impressions particulières qui lui font connaître non-seulement la présence de ces organes, mais aussi leur siége. Cette révélation est encore plus claire pour les muscles, surtout pour ceux qui sont soumis à la volonté. Qu'un de ces muscles se contracte, et aussitôt on s'en apercevra, non-seulement parce que l'acte voulu est réalisé, mais aussi parce que la contraction elle-même sera perçue directement, Les battements du cœur sont pareillement sentis, soit dans des circonstances accidentelles, comme à la suite d'une forte émotion, soit d'une manière à peu près habituelle chez certains sujets.

D'autres organes ne donnent normalement que des sensations infiniment plus obscures, soit limitées, soit diffuses. Il est certain que les appareils nerveux et circulatoire nous avertissent assez fréquemment d'une imperfection dans leur fonctionnement; la sensation d'engourdissement en est un exemple.

Quoique plus ou moins obscures, ces sensations sont suffisantes pour faire constater l'existence de l'organe. Les phénomènes de ce genre se réalisent surtout dans quelques conditions qui, sans être le résultat de véritables maladies, constituent momentanément une rupture de l'harmonie. Les impressions internes plus ou moins brusques dues à des modifications partielles de la calorification, rentrent dans cette classe de faits.

Il est donc toute une catégorie considérable de phénomènes qui, étant perçus non-seulement en eux-mêmes, mais encore dans leur siége, nous donnent la conscience directe de notre corporéité vivante, indépendamment des lumières que nous fournissent à ce sujet les organes des sens proprement dits.

Or lorsque, par suite d'une anesthésie réalisée dans la profondeur des tissus, ces sensations viennent à faire défaut en partie, l'individu tend à perdre la conscience immédiate de sa corporéité vivante ; et si alors il existe corrélativement des perturbations dans les facultés intellectuelles, ce qui arrive le plus ordinairement en pareil cas, le patient est entraîné à admettre une modification des plus importantes dans la nature de son organisme. Il n'ira pas jusqu'à croire que sa personnalité matérielle lui fait défaut, parce que, pour si grands que soient les troubles de l'intelligence et même de la sensibilité, les organes des sens spéciaux interviendront pour obliger cet individu à constater l'existence réelle de son propre corps. Mais il s'imaginera que ce corps a perdu ses principales qualités, qu'il ne représente plus un système organisé et vivant, qu'il est devenu un morceau de bois, de pierre, de marbre, en un mot un objet purement matériel et n'ayant plus aucune des propriétés qui attestent la vie.

Aucun malade, avons-nous dit, ne peut perdre entièrement la notion de l'existence réelle de son propre corps. Cette proposition peut paraître contradictoire aux affirmations de certains aliénés. Plusieurs démoniaques, en effet, déclarent que le diable s'est emparé de leur corps et l'a emporté. Marie A..., par exemple, proférait une assertion assez analogue[1]. Mais il importe de remarquer qu'on ne trouve une pareille affirmation exprimée d'une manière si absolue, que chez des personnes généralement ignorantes ou tout au moins peu habituées à analyser leurs impressions. Ces malades ne se rendent pas un compte exact de ce qu'ils éprouvent ; si on exige d'eux une explication précise, on reconnaît que ce qu'ils sentent en pareil cas devrait être exprimé autrement, et qu'ils devraient dire seulement que le diable s'est emparé de tout leur être et que, par suite, leur personnalité leur est enlevée et non pas leur personne. C'était du reste à peu près ce que prétendait la malade que nous venons de mentionner, Marie A... Examinées de près, les affirmations des aliénés chez lesquels la possession paraît la plus complète, se trouvent réduites aux proportions limitées que nous indiquons.

Nous avons insisté sur cette question, encore neuve,

[1] Observ., pag. 128.

parce que cet ordre de faits se rencontre à peu près exclusivement dans les délires démoniaques directs ou dans ceux qui dérivent de la conception des sortiléges. C'est donc un caractère que l'on peut, en général, considérer comme distinctif des délires de cet ordre.

Nous venons de voir comment la sensibilité est parfois modifiée dans son énergie, et nous avons trouvé une hyperesthésie et une hyperalgésie, une anesthésie et une analgésie. Mais en dehors de son augmentation ou de sa diminution morbide, la sensibilité est susceptible de subir des modifications plus ou moins graves. En effet, les divers organes peuvent être le siége de sensations essentiellement anormales; ces phénomènes ne répondant pas à l'exercice naturel de la fonction propre à chaque organe, on les appelle des sensations perverties. Nous y reconnaissons des douleurs, des sensations plus ou moins bizarres, des illusions et des hallucinations. Chacune de ces catégories de sensations exige un examen séparé.

Contrairement à l'opinion communément admise, nous regardons le phénomène douleur, quand il est le résultat d'un état morbide, comme une sensation pervertie. En effet, dans ce cas, la douleur ne se réalise pas avec un caractère semblable à celui qu'elle revêt lorsqu'elle n'est qu'une réponse à peu près physiologique à une provocation extérieure, telle qu'une action vulnérante. De plus, la douleur due seulement à un état morbide est spontanée ou paraît l'être, c'est-à-dire qu'aucun agent extérieur n'intervient et qu'elle puise entièrement son origine dans une altération morbide de l'organe ou dans une perturbation fonctionnelle ou nerveuse.

La douleur qui est en relation avec les délires démoniaques peut résider à peu près dans toutes les parties de l'économie; cependant il est, pour les cas qui nous occupent, des prédilections de siége remarquables. Les appareils digestif, génital, encéphalique, sont les sources les plus ordinaires de sensations douloureuses. D'autres appareils sont aussi le siége de ces phénomènes, mais assez rarement, dans les délires que nous étudions. Après les appareils que nous avons désignés, les organes contenus dans la cavité thoracique, surtout le cœur, sont ceux qui donnent davantage naissance à des sensations douloureuses; puis viennent les membres. Nous ne parlerons pas des phénomènes algésiques de ces derniers appareils, afin de réserver notre attention aux faits qui sont le plus souvent observés dans les délires démoniaques.

En premier lieu vient l'appareil digestif, et particulièrement l'estomac avec la région dont ce viscère est pour ainsi dire le centre. Là se trouvent les gastralgies souvent si pénibles et qui déterminent parfois des phénomènes réactifs de l'ordre somatique ou moral; dans quelques cas elles deviennent réellement intolérables. Les gastralgies se rattachent également à des formes de délire autres que celles qui nous occupent : telles sont la lypémanie particulièrement avec agitation et plus souvent encore l'hypochondrie morbide. Les gastralgies n'affectent rien de spécial quand elles sont unies au délire des sortiléges, quoiqu'elles fassent partie intégrante des perturbations de l'état morbide, comme symptômes hypochondriaques.

L'appareil génital peut être le siége de sensations douloureuses, mais dans la plupart des cas simplement pénibles. Ces sensations ont une importance plus grande encore que les précédentes dans la constitution des délires démoniaques ; elles sont le point de départ de l'érotisme, que nous aurons à examiner un peu plus tard ; pour le moment, nous ne nous y arrêterons pas.

Parfois aussi, quoique plus rarement chez les malades présentant un délire démoniaque, les douleurs ont l'encéphale pour siége. Elles n'ont pas habituellement un caractère prononcé d'acuité, mais consistent plutôt en une sensation de pesanteur extrême. Plusieurs malades disent qu'il leur semble que leur tête va éclater. Habituellement ces douleurs sont très-pénibles, souvent atroces et tout à fait intolérables, et poussent parfois le patient au suicide. Il est nécessaire de constater que les véritables douleurs encéphaliques ne sont pas fréquentes dans les délires démoniaques en général.

Nous en trouvons cependant quelques exemples dans les observations que nous avons publiées. Le sujet de la première histoire médicale est, de tous ces malades, celui dont les douleurs ont acquis la plus grande violence et sont devenues le plus intolérables et le plus persistantes. L'épileptique André R... en éprouvait aussi de très-intenses, mais seulement à l'approche des attaques [1].

Les douleurs véritables et plus ou moins aiguës, surtout les céphalalgies, se lient fréquemment à des troubles partiels de la circulation et notamment à l'engorgement des vaisseaux. Chez les deux sujets que nous mentionnons, elles avaient positivement pour cause essentielle une très-forte congestion encéphalique.

En général les douleurs proprement dites ne sont pas

[1] Observ. I, pag. 6, 8, 10.

étroitement liées au délire des sortiléges, elles ne forment que très-rarement avec ce délire un tout connexe, et le plus souvent elles leur sont antécédentes.

Après les douleurs, et dans le sens d'une perversion croissante, on trouve les sensations bizarres. Ces phénomènes n'ont pas constamment le même caractère, pas plus qu'ils n'ont le même siége.

Fréquemment les malades se plaignent de sensations internes indescriptibles, vagues, mobiles dans leur siége, leur apparition, leur durée et même leurs caractères. Ces sensations ne sont pas le produit de la croyance morbide à des maléfices, cette croyance en est plutôt le résultat. Elles se rattachent directement à divers états pathologiques qui en sont réellement la cause première, tels que l'épilepsie, l'hystérie, l'alcoolisme, etc. Elles ne présentent rien de particulier au délire dont nous traitons; néanmoins il existe une corrélation manifeste entre le mode de ces souffrances et le délire démoniaque ou des sortiléges. Généralement, quand elles sont liées à ce genre de perturbations psychiques, ces sensations pénibles sont plus insolites, plus bizarres, plus capricieuses pour ainsi dire.

Il en est qui affectent des rapports plus étroits avec le délire de la sorcellerie; ce sont celles qui ont pour siége, soit l'appareil génital, soit la région épigastrique, nous l'avons déjà constaté. Les premières ont des liens étroits de causalité avec l'érotisme, les secondes avec l'hypochondrie. Nous examinerons les unes et les autres dans un instant, quand nous décrirons les manifestations diverses de ces deux états morbides.

www.ingramcontent.com/pod-product-compliance
Ingram Content Group UK Ltd.
Pitfield, Milton Keynes, MK11 3LW, UK
UKHW020100200726
13856UKWH00002B/297

9 782012 977495